Jon Kabat-Zinn
Heilsame Umwege

SERIE WEGE ZUR
PIPER GANZHEIT
Band 2040

Zu diesem Buch

Der international anerkannte Verhaltensmediziner Jon Kabat-Zinn skizziert ein Acht-Wochen-Programm zur Reduzierung von Streß und zur Stärkung des Immunsystems. Mit den Methoden der Achtsamkeits- und Einsichtsmeditation kann jeder lernen, durch Aktivierung seiner Selbstheilungskräfte mit körperlichen Schmerzen und psychischen Problemen besser fertig zu werden und so Gesundheit und Lebensfreude wiederzugewinnen und zu erhalten.

»Kabat-Zinn beschreibt seine Arbeit derart überzeugend, allgemein verständlich und praxisorientiert, daß jeder Leser an dem Kurs teilnehmen und einen unschätzbaren Gewinn für sein Leben bekommen kann.« Körper, Geist, Seele, Hamburg

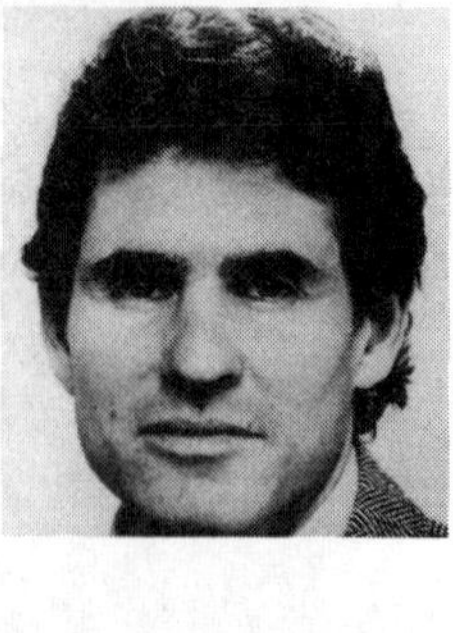

Jon Kabat-Zinn, geboren 1944 in New York. Professor für Medizin und Direktor der »Stress Reduction Clinic« an der University of Massachusetts.

Jon Kabat-Zinn

HEILSAME UMWEGE

Meditative Achtsamkeit und Gesundung

Aus dem Amerikanischen von
Marion B. Kroh

Piper
München Zürich

Wege zur Ganzheit
Herausgegeben von Helmut Milz
und Matthias Varga von Kibéd

In der Reihe Serie Piper Wege zur Ganzheit
liegen außerdem vor:
Robert O. Becker, Der Funke des Lebens (2002)
Rupert Sheldrake/Terence McKenna/Ralph Abraham, Denken am Rande des Undenkbaren (2004)
Alan W. Watts, Weisheit des ungesicherten Weges (2071)
Joseph Campbell, Der Flug der Wildgans (2076)
Helmut Milz, Mit Kopf, Hand, Fuß, Bauch und Herz (2077)
Idries Shah, Magie des Ostens (2078)
Dina Glouberman, Der Hund, die Möhre, der Samowar und das Fischerboot (2079)
Adriano Trevisan, Aikido (2080)
Tonius Timmermann, Die Musik des Menschen (2089)
Heiko Ernst, Die Weisheit des Körpers (2136)
Friedrich Weinreb, Selbstvertrauen, Aggression und Depression (2150)
Hildegard von Bingen, Gott sehen (2194)

Die Originalausgabe erschien 1990 unter dem Titel »Full Catastrophe Living« bei Delacorte Press, New York; die deutsche Ausgabe erschien 1991 im Scherz Verlag, Bern, unter dem Titel »Gesund und streßfrei durch Meditation«.

ISBN 3-492-12040-7
April 1995
R. Piper GmbH & Co. KG, München

Umschlag: Federico Luci
Foto Seite 2: Polly McRae
Druck und Bindung: Clausen & Bosse, Leck
Printed in Germany

Inhalt

Vorbemerkung

Dieses Buch beschreibt das Programm der Stress Reduction Clinic – kurz «Streßklinik» genannt – des University of Massachusetts Medical Center. Sein Inhalt reflektiert nicht unbedingt die offizielle Position des UMMC.

Der Leser, der den hier dargestellten Weg einschlagen möchte, um seine Gesundheit zu erhalten bzw. wiederzuerlangen, sollte dies, sofern er unter einer bestimmten Krankheit leidet oder ganz allgemein gesundheitliche Probleme hat, erst nach Konsultation eines Arztes oder Therapeuten tun.

Für Myla, Will, Naushon und Serena, für Sally und Elvin sowie für alle Patienten der Streßklinik – frühere, gegenwärtige und zukünftige –, die bereit waren und sind, der «ganzen Katastrophe» des Lebens ins Gesicht zu sehen und so innerlich zu wachsen und zu reifen.

Vorwort

Dieses lesenswerte, lebensnahe Buch wird dem Leser auf vielerlei Weise zum Nutzen gereichen, denn es veranschaulicht die praktischen Aspekte der Meditation in einer leicht verständlichen Art und Weise. Meditation ist keineswegs etwas Weltfremdes, vielmehr hat sie ganz konkret mit unserem Leben und Alltag zu tun. Sie eröffnet einem sogar gleich zwei Wege: einen, der von der Welt zum Dharma führt, und einen zweiten, der vom Dharma zur Welt führt.

Wenn das Dharma sich für unser tägliches Leben als nützlich erweist, wenn es uns hilft, das Leben zu meistern, dann ist es echtes Dharma. Dieses Buch ist daher eine wirkliche Lebenshilfe. Ich danke dem Autor dafür, daß er es geschrieben hat.

THICH NHAT HANH

Einleitung

Ich erinnere mich noch genau an jenen Tag im Winter 1981, als ich den Konferenzsaal der Medizinischen Fakultät der Universität von Massachusetts betrat. Ungefähr dreißig Personen jüngeren und mittleren Alters saßen bereits voller Spannung und Erwartung im Kreis beieinander. Die Gruppe traf sich im Rahmen eines Programms zum Abbau von Streß. Es war die sechste von insgesamt acht Sitzungen mit Dr. Jon Kabat-Zinn. Viele der Gesichter zeigten die verräterischen Spuren von chronischem Schmerz und Streß – tiefe Furchen, verhärmte Züge, ruhelose Augen, aber in manchen leuchtete auch neue Hoffnung. Besonders erinnere ich mich an einen Mann mittleren Alters, dessen Enthusiasmus und Offenheit richtig ansteckend waren. Obwohl ich mit meinem Kollegen Dr. Ilan Kutz nur als Beobachter an dieser Sitzung teilnehmen wollte, begann ich, mich auf die vor uns liegenden Stunden zu freuen.

Schon nach wenigen Minuten wurde die Meditation spürbar tief, und das feine Zusammenspiel subtiler Energien, aus dem Anspannung und Schmerz, aber auch angenehme Gefühle und unzählige weitere Körperempfindungen entstehen, drang zunehmend in unser Bewußtsein. Jon lenkte unsere Gedanken mit großem Geschick in die Gegenwart, weg von der gewohnheitsmäßigen, meist sinnlosen Beschäftigung mit bereits Vergangenem und Zukünftigem. Anstatt vom reißenden Strom unserer unkontrollierten Gedanken mitgerissen zu werden, wurden wir zu Zeugen unserer inneren Erfahrung, die sich jeden Augenblick, gleich einem Fluß, verändert. Wir spürten die enorme Kraft dieser scheinbar so simplen Achtsamkeitsübung und erlebten, daß wir nicht Opfer sind, sondern Beobachter des Lebens und Erfahrende in einem.

Als wir unsere Augen wieder öffneten, fühlte ich mich völlig entspannt und wollte kaum glauben, daß fünfundvierzig Minuten vergangen waren! Obwohl ich bereits seit über zehn Jahren meditiere, kommen mir meine zwanzig Minuten am Morgen manchmal noch recht lange vor. In dieser Gruppe von Meditationsneulingen aber hatte sich jeder dazu verpflichtet, zu Hause täglich wenigstens fünfundvierzig Minuten zu meditieren, und das, obwohl viele aufgrund chronischer Schmerzen Schwierigkeiten hatten, überhaupt stillzusitzen. Daß ein solch engagiertes, persönliches Bemühen nicht ohne Folgen bleibt, merken viele Teilnehmer schon nach einigen Wochen. Unter anderem stellen sie positive Veränderungen an sich selbst, in ihrer Beziehung zum eigenen Körper wie auch in ihren zwischenmenschlichen Beziehungen fest.

Nach der Meditationssitzung wurden Erfahrungen ausgetauscht. Jon beantwortete alle Fragen mit einer faszinierenden Mischung aus erfrischend verständlich formulierten wissenschaftlichen Fakten, gesundem Menschenverstand und einer tiefen inneren Weisheit, die das Ergebnis jahrlangen, unermüdlichen Meditierens ist. Die Hingabe, mit der die Gruppe sich seinen Meditationsanweisungen und den Übungen widmete, spiegelte ganz offensichtlich Jons eigene, innere Hingabe wider. Seine Klarheit und Zielgerichtetheit, gepaart mit der Kraft der Zuversicht, brachte diese von Schmerzen, Krankheiten und Schicksalsschlägen gezeichneten Menschen dazu, enorme Anstrengungen zu unternehmen und über ihre Krankheiten hinauszuwachsen. Sicherlich werden Sie die sanfte Kraft seiner Ausstrahlung auch beim Lesen des vorliegenden Buches spüren.

So nimmt es denn auch nicht wunder, daß er von Ihnen denselben kompromißlosen Einsatz wie von seinen Patienten fordert, eine uneingeschränkte Bereitschaft, die Übung der Achtsamkeit zu erlernen und sich selbst anzunehmen. Was ihm dabei besonders zur Ehre gereicht ist die Tatsache, daß er nichts fordert, was er nicht selbst zu tun bereit wäre. Darin liegt wohl auch das Geheimnis seines Erfolgs als Lehrer.

Dr. Ilan Kutz und ich begegneten Dr. Kabat-Zinn, als wir noch zum Mitarbeiterstab der Abteilung für Verhaltensmedizin am Bostoner Beth Israel Hospital gehörten. Unser gemeinsames Interesse galt der Geist/Körper-Medizin und der Meditation. Wir arbeiteten damals unter der Leitung von Dr. Herbert Benson an verschiedenen Forschungsprojekten, während wir unsere Patienten gleichzeitig auch klinisch betreuten. Dr. Kabat-Zinn hatte einer Einladung Folge geleistet und uns über die Ergebnisse seiner Arbeit mit der sogenannten Achtsamkeitsmeditation berichtet. Um den Erfahrungsaustausch zu vertiefen, lud er uns ein, der «Streßklinik» einen Gegenbesuch abzustatten. Seine Arbeit inspirierte uns dermaßen, daß sie zum Vorbild für die Geist/Körper-Klinik wurde, die wir bald darauf im Beth Israel Hospital einrichteten.

Jon stützt seine Vorgehensweise auf die traditionellen Schulen der Selbsterforschung und Heilung. Dementsprechend unterrichtet er Meditation und Hatha-Yoga als Teile einer umfassenden, holistisch orientierten Methode, anstatt sich nur mit einem Teilaspekt zu befassen, sei es nun der physiologische oder der psychologische. Er ist in jeder Hinsicht ein Lehrer der Ganzheit, des Ganz-Seins – ein spirituelles Konzept, das immer mehr Beachtung sowohl in der Medizin als auch in der Psychologie findet und von dessen heilender Kraft man inzwischen überzeugt ist. Der zweite Teil des Buches ist daher ausschließlich diesem Thema gewidmet.

Jeder von uns hat schon Augenblicke erlebt, in denen er sich der Natur oder einem anderen Menschen zutiefst nahe fühlte. Jeder hat schon Augenblicke außerordentlicher innerer Ruhe erfahren und deren heilende Tiefenwirkung erahnt. Für Menschen, die nach Ganzheit streben, wird dieses Buch von ungeheurem Nutzen sein. Und – daran erinnert Jon uns immer wieder – die Suche danach braucht nicht ewig zu dauern. Ganzheit ist so nah wie der nächste Atemzug oder wie der nächste Augenblick, den bewußt zu erfassen wir bereit sind.

Die Übung der Achtsamkeit, die Jon unterrichtet, folgt ganz jener ehrwürdigen Tradition, die sie vor zweitausendfünfhundert Jahren hervorgebracht hat. Damals wie heute erfuhren und erfahren Menschen das Leid der Armut, der Krankheit, des Alterns, der Vergänglichkeit und des Todes. Die Vergänglichkeit streckt ihre Fangarme zielstrebig nach all unseren Errungenschaften aus und läßt sie unweigerlich wieder zu Staub werden. Damals wie heute suchten und suchen Menschen nach einer Möglichkeit, um das, was Jon die «ganze Katastrophe» nennt, nämlich das Leben mit all seinen Facetten, zu meistern. Unter Achtsamkeit ist wesentlich mehr als nur eine Meditationspraxis mit positiven Auswirkungen auf die Gesundheit zu verstehen. Es ist vor allem eine Art, bewußt zu leben, die dann jene Ganzheit zutage fördert, die der eigentlichen Natur unseres Wesens entspricht, und zwar nicht nur, wenn es uns gutgeht, sondern gerade auch in Zeiten leidvoller Erfahrungen. Der Erfolg der Streßklinik liegt teilweise sicher in einem gelungenen Brückenschlag zwischen Ost und West, namentlich zwischen östlicher Meditation und Yoga einerseits sowie westlicher Wissenschaft und Medizin andererseits, aber auch in Jons Gabe, sowohl die Kunst der Meditation als auch wissenschaftliche Erkenntnis klar, verständlich und auf faszinierende Weise relevant für unser Leben darzustellen.

Ich bin von Herzen dankbar für das vorliegende Buch. Es erscheint im rechten Augenblick in einer Welt, in der Streß und innere Nöte überhandnehmen und die ein solches Buch dringend gebrauchen kann.

DR. JOAN BORYSENKO
Präsidentin der Mind/Body Health
Sciences, Inc.

Streß, Schmerz und Krankheit gehören dazu

Das vorliegende Buch möchte den Leser einladen, sich selbst zu erforschen und seine Persönlichkeit zu entfalten. Dieses Unterfangen ist einer Reise vergleichbar, in deren Verlauf eine tiefgreifende Heilung der Persönlichkeit stattfindet. Über viertausend Patienten haben in den vergangenen zehn Jahren die achtwöchigen Kurse besucht, die wir an der Medizinischen Fakultät der Universität von Massachusetts durchführen und als «Entspannungsprogramm zum Abbau von Streß» bezeichnen. Das Entspannungsprogramm oder die «Streßklinik», wie es auch genannt wird, ist eine neue Form klinischer Betreuung im Rahmen der Verhaltensmedizin, einem relativ jungen Forschungszweig der Medizin. Die Verhaltensmedizin mißt mentalen und emotionalen Faktoren bei der Wiederherstellung der Gesundheit entscheidende Bedeutung bei. Sie geht davon aus, daß Denk- und Verhaltensgewohnheiten unser physisches Befinden sowohl positiv als auch negativ beeinflussen und den Prozeß der Heilung fördern beziehungsweise beeinträchtigen können.

Die Menschen, die zu uns in die Streßklinik kommen, scheuen keine Anstrengung, um die Kontrolle über ihre Gesundheit, aber auch ihre innere Ruhe wiederzuerlangen, und das bedeutet, den Umgang mit krank machenden Umständen zu erlernen. Sie leiden an Kopfschmerzen, Bluthochdruck, Rückenschmerzen, Herzerkrankungen, Krebs, AIDS und einer Vielzahl anderer Beschwerden. Sie kommen, weil sie von ihren Ärzten zu uns geschickt werden, um zu lernen, verantwortungsvoll mit sich umzugehen, und zwar nicht anstelle einer medizinischen Behandlung, sondern als lebenswichtige Ergänzung dazu.

Im Laufe der Jahre hat es zahlreiche Anfragen von Menschen gegeben, die sich für unsere Methode interessieren. Die Kurse lassen sich am besten beschreiben als ein intensives Übungsprogramm mit dem Ziel, achtsam zu leben. Das vorliegende Buch ist eine Antwort auf diese Anfragen. Es ist als praktischer Ratgeber für Kranke *und* Gesunde gedacht, für alle, die ihren Horizont erweitern und eine tiefinnere Art des Wohlbefindens, der Gesundheit, erfahren möchten.

Das Programm der Streßklinik basiert auf dem systematischen Training der Achtsamkeit, einer Form der Meditation, die in den buddhistischen Traditionen Asiens entwickelt wurde. Vereinfacht ausgedrückt bedeutet Achtsamkeit oder Aufmerksamkeit, jeden Augenblick bewußt zu erfassen. Es ist ein Bewußtseinszustand, der dadurch entwickelt wird, daß man seine Aufmerksamkeit vorsätzlich, also ganz bewußt, auf all jene Dinge richtet, über die man für gewöhnlich nie nachdenkt. Diese Vorgehensweise beruht einmal auf der Fähigkeit, die Aufmerksamkeit schulen zu können, sowie zweitens auf der Fähigkeit zur Einsicht, und führt zur Entwicklung einer völlig neuen Art von «Kontrolle» über unsere Lebensumstände, zu einer tiefen, inneren Weisheit.

Die Streßklinik ist keineswegs ein Not-Rettungsdienst, das heißt, niemand darf erwarten, hier einfach nur schnell verarztet zu werden. Vielmehr ist sie als eine Anlaufstelle für aktive Selbsthilfe zu verstehen. Mit anderen Worten: Hilfe- und Ratsuchende lernen, aufbauend auf dem ihnen innewohnenden Selbstheilungspotential, sich selbst für ihre Gesundheit verantwortlich zu fühlen und ihr Wohlbefinden durch mehr Aufmerksamkeit entscheidend zu verbessern.

Solange wir noch atmen können, brauchen wir die Hoffnung nicht aufzugeben, egal wie krank oder entmutigt wir uns auch fühlen mögen. Trotzdem bedarf die Aktivierung der inneren Ressourcen einiger Anstrengung. Wer hofft, mit ihrer Hilfe Heilung zu finden und seine Lebensumstände besser in den Griff zu bekommen, wird feststellen, daß das Unterfangen bisweilen in Streß ausartet. Man könnte sagen, daß es manchmal nötig ist, ein neues Feuer anzuzünden, ehe man ein anderes löscht. Es gibt kein gegen Streß oder Schmerz immunmachendes Wundermittel. Vielmehr bedarf es der eigenen Anstrengung, des eigenen Antriebs, des persönlichen Wunsches nach Heilung und innerem Frieden, und das bedeutet, daß wir lernen müssen, mit eben jenem Streß und Schmerz umzugehen, unter dem wir leiden.

In der heutigen Zeit ist schon der ganz normale Alltag derart «stressig», daß immer mehr Menschen nach den Ursachen dafür fragen, um herauszufinden, was sie selbst dagegen tun können. Sie haben erkannt, daß es müßig ist, auf fremde Hilfe zu warten. Es gibt tatsächlich niemanden, der die Dinge für Sie regeln und wieder ins rechte Lot bringen kann. Niemand ist dazu besser in der Lage als Sie selbst. Diese Einsicht oder besser Entschlossenheit ist unabdingbar, besonders wenn zu den Alltagssorgen noch die Last einer chronischen Krankheit oder Behinderung hinzukommt.

Angesichts der Komplexität unserer Lebensumstände sind einfache oder schnelle «Reparaturen» unzureichend. Streß gehört zu unserer Daseinsform, er ist ein natürlicher Bestandteil des Lebens, und als solchem kann man ihm ebensowenig entrinnen wie den anderen Bedingungen der menschlichen Existenz. Zwar gibt es Menschen, die es immer wieder versuchen, indem sie sich vor jeglicher Lebenserfahrung drücken oder abschotten. Andere betäuben sich lieber auf die eine oder andere Art und hoffen, ihm so zu entgehen. Es ist durchaus nichts dagegen einzuwenden, wenn man sich bemüht, unnötige Schmerzen und Mühsal zu vermeiden; das sollte man sogar. Ebenso ist es äußerst hilfreich, sich ab und zu von seinen Schwierigkeiten zu distanzieren, um sie mit einigem Abstand neu zu betrachten. Wenn daraus aber ein gewohnheitsmäßiges Vermeidungs- oder Fluchtverhalten wird, schaffen wir selbst die Ursachen für noch größere Probleme, ja, wir verlieren die Kraft, an unseren Problemen zu wachsen, uns positiv zu verändern und Heilung zu erfahren.

Die einzige Möglichkeit, um mit einem Problem fertig zu werden, ist, sich ihm zu stellen. Nur so findet man wirklich problembezogene Lösungen und inneren Frieden. Wenn wir diese Kunst erlernen, das heißt, wenn wir in der Lage sind, unsere inneren Ressourcen angesichts drängender Probleme zu aktivieren, stellen wir fest, daß wir auch in der Lage sind, mit der Dynamik zu arbeiten, die jedem Problem innewohnt, und sie zu nutzen, um uns durch die Schwierigkeiten hindurchzukatapultieren, vergleichbar dem Kapitän eines Segelschiffs, der die Segel so zu setzen weiß, daß die Kraft des Windes ihn noch schneller voranbringt. Niemand kann geradewegs gegen den Wind segeln, und jemand, der nur bei Rückenwind segeln kann, landet eben dort, wo der Wind ihn hinbläst, nur nicht da, wo er vielleicht hinwollte. Anders derjenige, der gelernt hat, mit der Energie des Windes umzugehen. Geschick und Ausdauer helfen ihm, sein Ziel zu erreichen, auch wenn es stürmt. Er ist der Herausforderung gewachsen und wird deshalb die Kontrolle nicht verlieren.

Wenn Sie also die Dynamik eines Problems für sich nutzen möchten, müssen Sie das richtige Gespür dafür entwickeln, wie ein Seemann, der ein sicheres Gespür für sein Schiff, die Wellen, den Wind und den Kurs entwickelt haben muß. Die vor Ihnen liegende Aufgabe besteht darin, sich in allen Situationen völlig in der Hand zu haben, also nicht nur bei gutem Wetter und Rückenwind, sondern auch auf hoher See, wenn die Wellen einer Streßsituation Sie umwogen. Sie müssen sich genau kennen und sich im klaren darüber sein, was Sie wann, wie zu tun haben.

Das Wetter ist einer der Faktoren, die sich unserer Kontrolle entziehen, daher treffen wir der Wetterlage entsprechende Vorkehrungen. Ein erfahrener Seemann hat gelernt, auf alle Zeichen zu achten. Er hat die unbändige Kraft von Stürmen kennen- und fürchten gelernt und wird es tunlichst vermeiden, in einen Sturm zu geraten. Wenn ein Unwetter aber unausweichlich ist, weiß er, wann er die Segel streichen und den Anker werfen muß und was sonst noch nötig ist, um den Sturm zu überstehen. Er überwacht, was sich seiner Kontrolle nicht entzieht, alles andere läßt er geschehen. Eine solche Souveränität, ein solches Geschick, ist das Ergebnis eines harten Trainings und vieler Schlechtwettererfahrung. Dieses Geschick zu erwerben und angesichts persönlicher Höhen und Tiefen anwenden zu können, das ist die Bedeutung der eingangs erwähnten Kunst, achtsam zu leben.

Der Begriff «Kontrolle» ist somit ein Schlüsselbegriff im Umgang mit Schwierigkeiten und Streß. Natürlich gibt es Faktoren, die sich unserer Kontrolle entziehen, aber viele, von denen wir dies ganz selbstverständlich annehmen, tun es in Wirklichkeit nicht. Die Fähigkeit, unsere Lebensumstände zu beeinflussen, hängt zum Großteil davon ab, wie wir die Dinge sehen, welche innere Einstellung wir ihnen gegenüber haben. Unsere tiefinnersten Überzeugungen, die Welt und uns selbst betreffend, bleiben nicht ohne Wirkung auf das, was wir für möglich beziehungsweise unmöglich halten, und entsprechend groß oder klein fällt die Menge an Energie aus, die wir uns selbst zuteilen. Mehr steht uns dann zur Bewältigung einer schwierigen Situation nicht zur Verfügung. In gleicher Weise beeinflußt die innere Einstellung auch unsere Entscheidung darüber, in welche Kanäle die Energien geleitet werden.

So gibt es Zeiten, in denen man sich von den Anforderungen des Alltags schlicht und ergreifend überfordert fühlt. Man hat das Gefühl, daß alle eigenen Anstrengungen umsonst sind, daß sie nichts bewirken, und unweigerlich verfällt man in Depressionen oder Hilflosigkeit. Nichts scheint mehr kontrollierbar oder auch nur wert, kontrolliert zu werden. Zu anderen Zeiten mag man das Leben wohl als schwierig empfinden, ohne sich deswegen völlig hilflos zu fühlen. Statt unter Depressionen leidet man vielleicht eher an einer Art Unsicherheit, was dazu führt, daß man sich ständig Gedanken über möglicherweise drohende Gefahren macht, die das ohnehin auf wackligen Beinen stehende Gefühl der Kontrolle zunichte machen könnten. Oft existieren diese Gefahren überhaupt nur in unserer Einbildung, aber der Streß, der durch sie ausgelöst wird und unser Wohlbefinden beeinträchtigt, ist so real wie jeder andere Streß.

Das Gefühl, bedroht zu werden, kann Zorn, Wut und ein feindselig-aggressives Verhalten auslösen. Die Triebfeder ist ein in uns tiefverwurzelter Instinkt, der das eigene Überleben (im übertragenen Sinn auch das «Überleben» in einer Position z. B.) und das Gefühl, alles unter Kontrolle zu haben, über alle anderen Erwägungen stellt. Wenn wir dieses Gefühl haben, empfinden wir vorübergehend eine gewisse Zufriedenheit. Sobald aber irgend etwas unserer Kontrolle entgleitet oder zu entgleiten *scheint*, brechen unsere tiefsitzenden Ängste wieder auf. Nicht selten handeln wir dann in äußerst selbstzerstörerischer Weise, wobei wir anderen ebenfalls Leid zufügen. Glücklicher werden wir dadurch auch nicht.

Chronische Krankheiten oder Behinderungen, die die Bewegungsfreiheit einschränken, bedeuten oft, daß ein Lebensbereich, vielleicht sogar mehrere Bereiche, nicht mehr richtig kontrolliert werden können. Ist eine Krankheit überdies mit Schmerzen verbunden, die auf eine medizinische Behandlung nicht ansprechen, wird das Leid noch größer, da der Zustand sich scheinbar auch der Kontrolle des Arztes entzieht.

Die immerwährende Sorge um Kontrolle beschränkt sich keineswegs auf die großen Probleme des Lebens. Nicht selten entstehen Augenblicke allergrößten Stresses aus übertriebenen Reaktionen auf kleine, im Grunde genommen bedeutungslose Ereignisse, die uns in irgendeiner Form bedrohen könnten oder zu bedrohen scheinen, sei es, daß der Wagen just dann nicht anspringt, wo wir zu einer wichtigen Verabredung müssen; sei es, daß die Kinder zum x-ten Mal nicht hören wollen oder daß die Schlange an der Kasse im Supermarkt ausgerechnet dann extrem lang ist, wenn wir es furchtbar eilig haben.

Es ist nicht einfach, das ganze Spektrum an Erfahrungen, die uns

Kummer und Schmerzen bereiten und unsere unterschwelligen Ängste schüren, in einem Satz wirklich treffend zu beschreiben, aber wenn wir eine Liste anfertigen würden, dürfte ganz sicher unsere eigene Verletzlichkeit nicht fehlen, ebensowenig unsere Sterblichkeit, unsere Grausamkeit, unsere kolossale Ignoranz und Gier und unsere ausgeprägte Fähigkeit zur Selbsttäuschung. Die Summe unserer Unzulänglichkeiten, verwundbare Stellen, Begrenzungen und Schwächen, die Krankheiten, Verletzungen und Behinderungen, mit denen wir uns herumschlagen, die persönlichen Niederlagen und Fehlschläge, die wir erlitten haben oder vor denen wir uns fürchten, die Ungerechtigkeiten, die wir erleiden oder die uns drohen, der Verlust von Freunden und eines Tages auch der unseres Körpers – all das läßt sich vielleicht am besten in einer Metapher zusammenfassen, die zweierlei zum Ausdruck bringt: einmal, daß es kein Unglück ist, zu leben, nur weil wir dabei Furcht empfinden und leiden, und zweitens, daß es Glück *und* Leid gibt, Hoffnung *und* Verzweiflung, Ruhe *und* Erregung, Liebe *und* Haß, Gesundheit *und* Krankheit.

Bei dem Versuch, alle diese Aspekte des menschlichen Daseins adäquat zu erfassen, stieß ich auf einen Satz aus dem Film *Alexis Sorbas*. Auf die Frage, ob er schon einmal verheiratet gewesen sei, erwidert Sorbas sinngemäß: «Bin ich etwa kein Mann? Natürlich war ich auch verheiratet. Frau, Haus, Kinder, einfach alles . . . die ganze Katastrophe!«

In dieser Antwort klingt weder Klage noch Vorwurf an, noch bedeutet sie, daß verheiratet zu sein und Kinder zu haben einer Katastrophe gleichkommt. Sorbas' Erwiderung ist vielmehr Ausdruck des Wissens um das ganze Spektrum möglicher Lebenserfahrungen sowie ihrer unvoreingenommenen Wertschätzung, inklusive aller unvermeidbaren Sorgen, Tragödien und Ironien. Mitten im Fluß des Lebens, zu dem auch Stürme gehören, tanzt er, zelebriert das Leben und lacht über sich selbst, auch angesichts eigener Fehlschläge. Er fühlt sich von ihnen nicht besiegt, denn anstatt sich mit ihnen zu identifizieren, erkennt er sie als Teil des Lebens an.

Ich empfand diese Aussage nie als etwas Negatives, im Gegenteil. Die «ganze Katastrophe» ist im Grunde genommen eine positive Aussage über die Fähigkeit des Geistes, sich auch mit den schwierigsten Situationen im Leben auszusöhnen und in ihnen die Möglichkeit zu entdecken, zu wachsen, zu erstarken und wahrhaft weise zu werden. Sich der Katastrophe zu stellen bedeutet, sich mit dem auszusöhnen, was uns zutiefst menschlich macht. Das Wort *Katastrophe* ist also nicht automatisch gleichbedeutend mit Unglück. Es bringt vielmehr die ganze Komplexität und Vielfalt des Lebens zum Ausdruck, zu dem existentielle Krisen ebenso gehören wie all die kleinen Widrigkeiten, aber auch Freude und Glück. Der Ausspruch impliziert, daß Leben Fließen bedeutet. Es fließt und verändert sich ununterbrochen, nie bleibt es sich gleich. Alles, von dem wir annehmen, daß es beständig sein müsse, ist in Wirklichkeit unbeständig und in Veränderung begriffen, manchmal schneller, manchmal langsamer, manchmal deutlich sichtbar, manchmal äußerst subtil. Dazu gehören unsere Ideen, unsere Meinungen, Beziehungen, Tätigkeiten, unser Besitz, unsere Kreationen, unser Körper. Alles.

In diesem Buch geht es darum, die großen und kleinen Katastrophen als Helfer auf dem Weg zu erkennen, anstatt sie wie Feinde zu bekämpfen. Der Zweck einer solchen Übung ist es, den Umgang mit den Stürmen des Lebens zu lernen und zu begreifen, daß sie uns weder unserer Kräfte und Hoffnungen berauben noch uns kaputtmachen, sondern stärken und voranbringen. Nur ein sturmerprobter Kapitän ist ein guter Kapitän. In einer Welt, die von Natur aus unbeständig und nicht frei von Leid ist, bringen sie uns Grundsätzliches über das Leben bei, über inneres Wachstum und Gesundheit. Es ist eine Kunst, die uns lehrt, uns selbst und die Welt auf eine andere, neue Weise zu sehen und mit unserem Körper, mit unseren Gedanken, Gefühlen und Wahrnehmungen bewußt umzugehen. Sie bringt uns bei, das Leben und uns selbst nicht ganz so ernst zu nehmen und öfter mal zu lachen, während wir nach bestem Vermögen versuchen, unser Gleichgewicht, den Ort der inneren Mitte, zu finden und in ihm zu bleiben.

Wir leben in einer Zeit, in der die Katastrophe von allen Seiten über uns hereinbricht. Ein kurzer Blick in die Tagespresse genügt, um uns nicht enden wollendes Leid vor Augen zu führen, Leid, das vielen Menschen oft von einigen wenigen zugefügt wird. Rohe, alles verachtende Gewalt und Not werden sachlich abgehandelt, als wäre das Leiden und Sterben unserer Mitmenschen in Südafrika, Kambodscha, El Salvador, Nord-Irland, Chile, Nicaragua, Peru, Bolivien, Äthiopien, den Philippinen, in Beirut oder Jerusalem, in Paris, Peking, Lhasa oder Boston nicht wichtiger als die Wettervorhersage. Dennoch scheint die Unsäglichkeit einer solchen Nebeneinanderstellung niemandem aufzufallen.

Selbst wenn wir weder Nachrichten hören noch fernsehen, ist irgendeine Katastrophe nicht weit. Fertig zu werden mit dem Druck, unter dem wir zu Hause und bei der Arbeit stehen, den Problemen, die sich uns stellen und den Enttäuschungen, die wir verarbeiten müssen, verlangt von uns einen ständigen Balanceakt, um den Kopf über Wasser zu halten. All das ist Teil der Katastrophe.

Jeder Mensch, der in die Streßklinik kommt oder hier arbeitet, hat seine eigene Katastrophe erlebt. Obwohl unsere Patienten mit ganz bestimmten Diagnosen zu uns geschickt werden, verschleiern diese oft mehr als sie enthüllen. Sie sagen nichts über die wahre Katastrophe aus, die sich hinter einem komplexen Gewebe aus vergangenen und gegenwärtigen Erfahrungen und Beziehungen, aus Hoffnungen und Ängsten verbirgt. Jeder von ihnen hat seine ganz individuelle Geschichte, die für die Lebenseinstellung *dieses* Menschen, *seine* Krankheit und für das, was *er* für möglich hält, von Bedeutung ist.

Viele haben das Gefühl, nicht nur ihr Körper sei aus den Fugen geraten, sondern ihr ganzes Leben. Sie sehen sich nicht mehr in der Lage, Ängste und Sorgen unter Kontrolle zu halten. Nicht selten wurzeln diese in gestörten familiären Beziehungen, die man für irreparabel hält. Dazu kommen Enttäuschungen, oft auch ein Gefühl der Ohnmacht angesichts einer unpersönlichen, institutionalisierten Medizin sowie Schuldgefühle über eigenes Versagen oder Wut über mangelndes Selbstvertrauen. Andere wurden physisch und/oder psychisch mißhandelt. Die meisten der Patienten haben trotz jahrelanger medizinischer Behandlung keine Besserung ihres Krankheitszustandes erfahren. Ohne recht zu wissen, was sie hier eigentlich sollen, kommen sie zu uns, skeptisch, aber willens, einen weiteren Strohhalm zu ergreifen, um vielleicht doch noch Hilfe zu finden. Um so erstaunlicher ist es, daß fast alle schon nach einigen Wochen enorme Fortschritte verzeichnen können. Die Beziehung zum eigenen Körper, zu sich selbst und zu den Problemen, die man hat, wandelt sich, und parallel dazu verändern sich Gesichtsausdruck und Körperhaltung.

Obwohl sie ursprünglich zu uns geschickt wurden, um eine Entspannungs- beziehungsweise Streßkontrolltechnik zu erlernen, ist offensichtlich, daß sie mehr als nur das gelernt haben. Die meisten verlassen die Klinik mit wesentlich gebesserten Symptomen, mit einem größeren Selbstvertrauen, Optimismus und Durchsetzungsvermögen. Sie sind mit sich selbst geduldiger, können sich so, wie sie sind, akzeptieren und hadern nicht länger mit ihren Schwierigkeiten und Behinderungen. Sie fühlen sich ihren physisch-emotionalen Belastungen und widrigen Lebensumständen besser gewachsen. Sie sind weniger ängstlich, seltener deprimiert und nicht mehr so aufbrausend. Sie fühlen sich auch solchen Streßsituationen gewachsen, die sie früher in Panik versetzt hätten. Kurz, sie meistern alle Aspekte des Lebens mit größerer Souveränität, und nicht nur das – auch dem in manchen Fällen kurz bevorstehenden Tod sehen sie gelassener entgegen.

Vor kurzem besuchte ein älterer Mann einen unserer Kurse. Ein Herzinfarkt hatte ihn dazu gezwungen, sein Geschäft aufzugeben, das er vierzig Jahre lang geführt hatte, ohne sich auch nur einen Tag Erholung zu gönnen. Er war aufgrund einer Empfehlung seines Herzspezialisten zu uns gekommen, nachdem seine verengte Herzarterie hatte erweitert werden müssen.

Als ich im Wartezimmer an ihm vorüberging, sah er mich mit einem Blick an, der seine ganze innere Verzweiflung und Verwirrung widerspiegelte. Er war den Tränen nahe. Eigentlich wartete er auf meinen Kollegen Saki Santorelli, aber seine Verzweiflung war so spürbar, daß ich mich zu ihm setzte. Er sagte, daß er nicht mehr leben wolle, und was er in einer Streßklinik solle, wisse er nicht. Sein Leben sei vorbei, es sei bedeutungslos geworden. Nichts freue ihn mehr, nicht einmal seine Frau und die Kinder. Er verspürte keinerlei Antrieb und Lebenswillen mehr.

Drei Wochen später war er nicht wiederzuerkennen. Seine Augen sprühten vor Lebensfreude. Als wir uns am Ende des Kurses unterhielten, sagte er mir, daß die Arbeit sein Leben förmlich aufgefressen habe, ohne daß er dies erkannt oder auch nur geahnt hätte, was er alles versäumte. Er hatte seinen Kindern nie gesagt, was sie ihm bedeuteten, als sie heranwuchsen. Das wollte er nun nachholen, solange er noch Zeit hatte. Obwohl er noch immer herzkrank war, strahlte er eine große Zuversicht aus und konnte sich zum ersten Mal ein Leben ohne das Geschäft vorstellen. Beim Abschied drückte er mich kurz an sich – vielleicht war es die erste Umarmung, die er je einem anderen Mann hatte zukommen lassen. Trotz seiner Herzbeschwerden fühlte er sich jetzt, nach Beendigung des Kurses, nicht mehr als ein dem Untergang Geweihter. Vorher hatte er unter schweren Depressionen gelitten; im Laufe von nur acht Wochen war er glücklicher und gesünder geworden. Er konnte das Leben wieder bejahen, samt Herzbeschwerden und vielen anderen Problemen. Der Wandel vom todkranken Herzpatienten zu einem ganzheitlich bewußten Menschen vollzog sich in seinem Innern, in seinem Geist und in seinem Denken.

Was diese Transformation bewirkte, läßt sich nicht mit Sicherheit sagen. Zweifellos spielten viele verschiedene Faktoren eine Rolle. Entgegen meinem ersten Eindruck nahm er nicht nur am ganzen Kurs teil, sondern widmete sich auch den Hausaufgaben voller Ernst, und das, obwohl er fast siebzig Kilometer fahren mußte, um an den Sitzungen teilzunehmen – eine enorme Überwindung für einen deprimierten Menschen.

Ein anderer, fast siebzigjähriger Patient erschien wegen starker Schmerzen in den Füßen im Rollstuhl zur ersten Sitzung. Er gestand den anderen Kursteilnehmern, daß er sich die Füße am liebsten abhacken würde, so unerträglich seien die Schmerzen, und daß er sich beim besten Willen nicht vorstellen könne, wie das Meditieren ihm da helfen sollte. Aber er sei bereit, es auszuprobieren. Vielleicht könnte es die Schmerzen doch wenigstens ein wenig lindern. Er tat uns allen furchtbar leid.

Irgend etwas in dieser ersten Sitzung muß ihn tief berührt haben, denn in den folgenden Wochen legte er eine bewundernswerte Disziplin an den Tag. Zur zweiten Sitzung erschien er auf Krücken, danach bediente er sich nur mehr eines Gehstocks. Der Wechsel vom Rollstuhl zum Gehstock sprach Bände für uns, die wir Zeugen der Verwandlung wurden. Am Ende des Kurses berichtete er, daß die Schmerzen selbst sich kaum verändert hätten, wohl aber seine Einstellung ihnen gegenüber. Sie seien kein so schreckliches Problem mehr, denn er fühle sich generell glücklicher und unternehmungslustiger.

Eine junge Ärztin kam wegen Bluthochdrucks und extremer Angstzustände zu uns. Sie steckte in einer äußerst schwierigen Lebensphase, die sie «voller Zorn, Depressionen und selbstzerstörerischer Tendenzen» beschrieb. Sie fühlte sich ausgebrannt und allein. Der Hausarzt hatte ihr die Streßklinik empfohlen, aber unsere Methode erschien ihr höchst suspekt. Es wollte ihr nicht einleuchten, wie man einem kranken Menschen helfen wollte, ohne ihn äußerlich irgendwie zu therapieren. Daß Meditation ein Bestandteil des Programms war, verstärkte ihre Bedenken noch. So erschien sie ganz einfach nicht zur ersten Sitzung. Kathy Brady, eine der Sekretärinnen der Klinik, erkundigte sich telefonisch nach den Gründen und wirkte so aufrichtig besorgt, daß die junge Ärztin sich, um mit ihren eigenen Worten zu sprechen, «ziemlich dumm» vorkam und daraufhin an der ersten Sitzung einer anderen Gruppe teilnahm.

Zu ihren beruflichen Aufgaben gehörte die erste notärztliche Versorgung und Bergung Schwerverletzter mit dem Rettungshubschrauber. Weil sie aber das Fliegen nicht vertrug, haßte sie den Hubschrauber leidenschaftlich. Gegen Ende des Kurses stellte sie fest, daß ihr nicht mehr schlecht wurde. Sie haßte das Fliegen nach wie vor, konnte es nun aber als Teil ihrer Arbeit akzeptieren. Der Blutdruck normalisierte sich so weit, daß sie – auf eigenes Risiko – die Medikamente absetzte, um zu sehen, ob er auch dann stabil bleiben würde. Er blieb es. Ihr physischer Erschöpfungszustand war unverändert, und sie reagierte nach wie vor hypersensibel, war sich dieser wechselnden Gemütszustände nun aber voll bewußt. Am Ende des Kurses beschloß sie, ihn gleich zu wiederholen, weil sie das Gefühl hatte, gerade erst richtig «einzusteigen». Sie wiederholte nicht nur den Kurs, sondern hat in den Jahren, die seither vergangen sind, ihre Meditationspraxis beibehalten.

Ihre Erfahrungen in der Streßklinik riefen in dieser jungen Ärztin einen bisher unbekannten Respekt für Patienten hervor. Ihre «Rolle» als Patientin mit vielen eigenen Problemen eröffnete ihr eine Sichtweise, die ihr als Ärztin bisher verborgen geblieben war. Hier war sie selbst eine von vielen Hilfesuchenden, tat, was alle anderen auch taten, hörte ihnen beim Erfahrungsaustausch zu und stellte im Laufe der Wochen die eine oder andere Veränderung an sich fest. Sie war tief betroffen über das Ausmaß an Leid, das manche erfahren und erduldet hatten, sowie darüber, was sie mit ein wenig Ermutigung und Übung für sich tun konnten. Langsam änderte sich ihre Einstellung der Meditation gegenüber, und sie begann, deren Wert zu sehen und anzuerkennen. Innerhalb der Gruppe erlebte sie, auf welch erstaunliche Weise jeder sich selbst zu helfen in der Lage war, indem er sich gewissermaßen innerlich therapierte, das heißt, die innere Arbeit der Achtsamkeit verrichtete. Schließlich wuchs in ihr die Überzeugung heran, daß ihr ähnliches auch gelingen müßte.

Ein solcher Sinneswandel stellt einen Wendepunkt dar, weil der Patient seine eigenen, selbstgesteckten Grenzen erweitert und erfährt, daß ihm sehr viel mehr möglich ist, als er bisher glauben wollte. Oft danken die Patienten *uns* für etwas, das sie selbst zuwege gebracht haben, denn jeder Fortschritt ist nur auf eigene Anstrengungen zurückzuführen. Unser Beitrag besteht lediglich darin, daß wir ihnen zu der Möglichkeit verhelfen, Zugang zu den eigenen inneren Ressourcen zu finden, und daß wir an sie glauben, anstatt sie aufzugeben. Man könnte vielleicht sagen, daß wir ihnen im Umgang mit ihrem Rüstzeug einige hilfreiche Tips geben.

Um an unserem Programm teilzunehmen, ist die Bereitschaft, sich der persönlichen Katastrophe zu stellen, unbedingt erforderlich, denn es geht darum, *alle* Erfahrungen, *alle* Gefühle und *alle* Gedanken als eine Art Rohmaterial oder Werkstoff für die Heilung zu betrachten und zu gebrauchen. Viele denken zunächst, daß das Programm vermutlich nichts für sie ist, weil es zum einen nicht der herkömmlichen ärztlich-klinischen Betreuung und zweitens nicht ihren persönlichen Vorstellungen entspricht. Was sie statt dessen herausfinden, ist, daß sie selbst Entscheidendes für sich tun können, etwas, das niemand anders für sie tun kann.

In den oben genannten Beispielen stellte sich jede Person der Herausforderung, jeden Augenblick als wichtig zu empfinden, als einen Augenblick, der zählt und mit dem man arbeiten kann, auch wenn es ein Augenblick der Trauer, des Schmerzes, der Verzweiflung oder der Angst ist. Damit zu «arbeiten» bedeutet, regelmäßig und diszipliniert die Achtsamkeit auf die Gegenwart zu richten und die Fähigkeit zu entwickeln, in jedem Augenblick bewußt zu sein, jeden Moment einer jeden Erfahrung vollständig «in Besitz zu nehmen», sei es eine unangenehme oder eine angenehme Erfahrung. Das ist wesentlich, will man lernen, die Katastrophe zu meistern.

Jeder Mensch hat die Fähigkeit zu solcher Achtsamkeit – sie muß allerdings geschult werden. Bei allen Veränderungen, die unsere Patienten an sich feststellen, spielt Übung die zentrale Rolle. Man könnte die Übung der Achtsamkeit mit einer Linse vergleichen, die die aufgefächerten Energien unseres Geistes sammelt und im Brennpunkt der Aufmerksamkeit bündelt. Diese gebündelte Energie ist die Quelle für jede Heilung, für jede Problemlösung.

Nur selten kommt uns zu Bewußtsein, wieviel Energie wir gewohnheitsmäßig und aus Unwissenheit mit automatischen, unreflektierten Reaktionen auf unsere Umwelt oder das eigene innere Erleben vergeuden. Achtsamkeit zu kultivieren bedeutet, zu lernen, wie man seine Energien konzentriert und bewußt lenkt, anstatt sie zu verschwenden, und das wiederum bedeutet, Geist und Körper so weit zu beruhigen, daß ein tiefer innerer Entspannungszustand eintritt – Voraussetzung für jede körperliche und geistige Regeneration. Gleichzeitig gewinnt man ein klareres Verständnis hinsichtlich des eigenen Lebens und ist so fähig, Veränderungen herbeizuführen, die der Gesundheit zuträglich sind und die Lebensqualität entscheidend verbessern. Überdies ist man dann in der Lage, aufgewühlte Energien, zum Beispiel wenn man sich bedroht oder hilflos fühlt, in sinnvolle Kanäle zu lenken. Diese Energien sind stets in uns vorhanden und stehen uns deshalb auch ständig zur Verfügung. Und sie sind keineswegs so unkontrollierbar, wie man gemeinhin annimmt.

Die Übung der Achtsamkeit kann tiefe Entspannungszustände bewirken, zu großer innerer Ruhe und zu Einsichten führen, die aus der eigenen inneren Weisheit entstehen. Es ist, als erschlösse man sich ein bislang unbekanntes Terrain der eigenen Seele, von dem man gar nicht wußte, daß es vorhanden ist oder von dem man höchstens vage Vorstellungen hatte. Dieses Terrain ist jener Teil des Selbst, den man als die Quelle aller positiven Energie bezeichnen könnte, jener Energie, die zu einem wirklichen Selbst-Verständnis führt und Heilung bewirkt. Der Zugang dazu ist nicht einmal besonders schwer. Er liegt nur einen Augenblick weit entfernt im eigenen Körper, im Geist und in der Atmung. Egal, welche Probleme einen gerade drücken, er ist immer offen.

Die systematische Schulung der Achtsamkeit ist das Herzstück buddhistischer Meditation, die seit zweitausendfünfhundert Jahren nichts von ihrer Kraft verloren hat und in vielen Ländern Asiens keineswegs nur in den Klöstern gepflegt wird. In den vergangenen Jahren nun hat das Interesse an Meditation weltweit zugenommen. Viele westliche Jugendliche lernten in den Klöstern Asiens zu meditieren und wurden später selbst Meditationslehrer. Und viele Zen- und andere Meditationsmeister haben den Westen besucht und hier gelehrt.

Obwohl die Achtsamkeitsmeditation vor allem im Rahmen des Buddhismus gelehrt und praktiziert wird, ist ihre Essenz doch von universeller Gültigkeit. Achtsamkeit bedeutet im wesentlichen, auf eine bestimmte Art und Weise aufmerksam zu sein. Es ist eine Methode, mit der man tief ins eigene Innere schaut, um sich selbst und die Art unseres Bestehens zu erforschen. Es ist eine Methode, die auch außerhalb des buddhistischen Kontextes angewendet werden kann, weswegen wir sie in der Streßklinik unterrichten. Die

Übung der Achtsamkeit ist immer ein äußerst wirksames Mittel zur Selbsterforschung und Heilung. Ihre besondere Kraft liegt ja gerade darin, daß sie unabhängig von Glaubenssystemen und Ideologien funktioniert. Damit stehen ihre Vorzüge jedermann zur Verfügung. Jeder kann sie ausprobieren und für sich testen. Allerdings ist es wiederum kein Zufall, daß die Schulung der Achtsamkeit gerade im Buddhismus entwickelt wurde, dessen Hauptanliegen es ist, Leid zu lindern und Täuschungen zu beseitigen.

Dieses Buch hat sich zum Ziel gesetzt, dem Leser das Trainingsprogramm unserer Patienten zugänglich zu machen. Vor allem soll es aber ein praktischer Ratgeber sein, mit dessen Hilfe Sie zu einer eigenen Meditationspraxis finden und lernen können, Achtsamkeit zu üben und Ihre Gesundheit zu verbessern.

Im ersten Teil, «Die Praxis der Achtsamkeit», wird dargelegt, worum es bei unserem Programm geht, und von den Erfahrungen der Kursteilnehmer berichtet. Der Leser lernt die Techniken kennen, die wir in der Klinik anwenden. Sie sind mit leicht nachvollziehbaren Anweisungen versehen, so daß jeder Interessierte sie selbst erlernen und die Achtsamkeit in den Alltag integrieren kann. Sie können dem Verlauf des achtwöchigen Kurses genau folgen. Wenn Sie es wünschen, können Sie also das gleiche Programm in genau denselben Schritten wie unsere Patienten absolvieren, während Sie die anderen Teile vorab schon einmal lesen.

Der zweite Teil, «Die neue Sicht von Gesundheit und Krankheit», gibt einen leicht verständlichen Überblick über die neuesten Erkenntnisse in der Verhaltensmedizin, welche die Grundlage für ein tieferes Verständnis des Zusammenhangs zwischen Achtsamkeit und Gesundheit bilden. In diesem Teil des Buches wird eine umfassende «Gesundheitsphilosophie» entwickelt, die einerseits auf der Vorstellung von *Ganzheit* und *Einheit* basiert, andererseits auf dem, was Wissenschaft und Medizin derzeit über die wechselseitigen Beziehungen zwischen Geist und Gesundheit beziehungsweise Heilung wissen und weiter herausfinden.

Teil drei, «Streß», beschäftigt sich mit dem Phänomen Streß – wie wir es besser verstehen und besser mit ihm umgehen können. Anhand eines Modells wird verdeutlicht, wie es sich auswirkt, wenn man in einer Streßsituation jeden Augenblick bewußt erfaßt und so in der Lage ist, die Situation adäquater zu handhaben.

Im vierten Teil «Praktische Anwendungen im Alltag», wird aufgezeigt, wie die Achtsamkeit sich im täglichen Leben, aber auch in Fällen von besonderem Streß anwenden läßt, bei Krankheiten, bei physischem und emotionalem Schmerz, bei Angst- und Panikzuständen, unter Zeitdruck, in Beziehungskrisen, im Hinblick auf Ernährungsfragen und angesichts der vielschichtigen globalen Probleme.

Teil fünf, «Der Pfad der Achtsamkeit», schießlich, enthält praktische Anweisungen dafür, wie man den Schwung in der Meditationspraxis aufrechterhält, sowie eine Liste von Büchern, die zu weiterem Studium anregen soll.

Wenn Sie tatsächlich bereit sind, hart an sich arbeiten, und Ihr Leben mit Hilfe der Achtsamkeitsmeditation verändern möchten, können Sie die Kassetten bestellen (siehe S. 342), mit denen die Patienten in der Klinik meditieren lernen. Gerade am Anfang ist es für den einen oder anderen vielleicht leichter, die Übungen nach einer Kassette durchzuführen, als sie sich nach dem Buch anzueignen. Später, wenn die grundsätzlichen Dinge klar sind und Sie verstanden haben, worum es geht, können Sie auf die Kassette verzichten. Ob Sie sie nun aber verwenden oder nicht, wenn Sie ähnliche Ergebnisse wie die Kursteilnehmer erzielen möchten, muß Ihnen klar sein, daß unsere Patienten sich verpflichten, täglich fünfundvierzig Minuten zu investieren, sechs Tage pro Woche, und zwar acht Wochen lang. Die meisten von ihnen behalten diese Praxis auch nach dem Kurs bei. Für sie ist es der Beginn einer neuen Lebensweise.

Sollten Sie sich zu dieser Reise ins eigene Innere entschließen, denken Sie daran, daß Sie nichts weiter zu tun brauchen, als den inneren Kommentator, der fortwährend alles beurteilt, für eine Weile abzuschalten, die im Buch beschriebenen Techniken regelmäßig anzuwenden und zu beobachten, was dabei geschieht. Auf diese Weise gewinnen Sie eigene Erkenntnisse und verlassen sich nicht auf eine äußere Autorität. Ihr ganzes Leben entfaltet sich vor Ihnen, Augenblick um Augenblick, während Sie in sich hineinschauen und horchen. Es gibt keinen besseren Experten für Ihr Leben, Ihren Körper und Ihren Geist, als Sie selbst. Zumindest sind Sie in der Lage, es zu werden. Meditation ist nicht zuletzt deswegen ein Abenteuer, weil man sich selbst zum Forschungsobjekt macht, an dem man herauszufinden versucht, wer man ist und wozu man in der Lage ist. Um mit dem Yogi Berra zu sprechen: «Man kann vieles erkennen, wenn man einfach nur hinschaut.»

Teil eins

Die Praxis der Achtsamkeit

1 Das Leben besteht aus Augenblicken

> «O ja, ich hatte meine Augenblicke, und wenn ich noch einmal von vorne anfangen könnte, würde ich dafür sorgen, daß ich noch mehr davon hätte. Wenn Sie's genau wissen wollen: Ich würde versuchen, nichts anderes zu haben. Einfach nur Augenblicke, einen nach dem anderen, anstatt ein Leben lang immer auf die Zukunft zu warten.»
>
> Nadine Stair, 85 Jahre, Louisville/Kentucky

In den Gesichtern neuer Kursteilnehmer lese ich oft die Frage, was sie hier eigentlich sollen. Edward zum Beispiel hat ein freundliches, offenes Gesicht, und ich überlege, welche Last er wohl täglich mit sich herumschleppt. Er ist vierunddreißig, Versicherungsagent und AIDS-infiziert. Peter ist ein siebenundvierzig Jahre alter Geschäftsmann. Vor achtzehn Monaten erlitt er einen Herzanfall. Nun ist er hier, um zu lernen, die Dinge etwas leichter zu nehmen und einem weiteren Herzanfall vorzubeugen. Neben ihm sitzt die intelligente, fröhliche und gesprächige Beverly mit ihrem Mann. Ein sogenanntes zerebrales Aneurysma, eine Schlagadergeschwulst, veränderte ihr Leben im Alter von zweiundvierzig Jahren von einem Tag auf den anderen. Dann ist da noch Marge, vierundvierzig, von Beruf Krankenschwester, bis sie sich eines Tages eine schwere Knie- und Rükkenverletzung zuzog, als sie einen Patienten vor einem Sturz bewahren wollte. Sie leidet unter großen Schmerzen und kann sich nur mit Hilfe eines Stockes vorwärts bewegen. Eine Operation brachte wenig Linderung. Die Verletzung und ihre Folgen haben sie völlig aus der Bahn geworfen. Sie ist ständig angespannt und schon Kleinigkeiten bringen sie oft völlig aus der Fassung.

Neben Marge sitzt Arthur, sechsundfünfzig, Polizist. Er leidet an schwerer Migräne und Panikanfällen. Margret, neben ihm, ist fünfundsiebzig. Sie hat Schlafstörungen. Dann kommt Phil aus Kanada, ein ehemaliger Trucker. Chronische Rückenschmerzen zwangen ihn dazu, seinen Beruf aufzugeben. Er muß lernen, mit den Schmerzen umzugehen, und darüber nachdenken, womit er von nun an Geld verdienen und seine Familie ernähren kann (Phil hat vier kleine Kinder). Hector kommt aus Puerto Rico, wo er sich als Profiboxer durchschlug. Er ist hier, weil er sich nicht beherrschen kann und die Folgen seines aufbrausenden Temperaments in Form von stechenden Brustschmerzen und Gewaltausbrüchen zu spüren bekommt.

Sie alle sind von ihren Ärzten zu uns geschickt worden, um eine Streßkontrolltechnik zu erlernen. Während der nächsten acht Wochen werden wir uns einmal wöchentlich zu einer Sitzung treffen. Das kollektive Leid dieser Menschen ist an diesem Morgen besonders spürbar. Sie leiden nicht nur physisch, sondern auch psychisch unter den Umständen ihres Lebens. Ich habe mich schon oft gefragt, was wir eigentlich in acht kurzen Wochen für sie zu erreichen hoffen.

Es ist ein scheinbar kühnes Unterfangen, denn im herkömmlichen Sinn «tun» wir für unsere Patienten eigentlich nichts. Ich bin überzeugt, daß wir hoffnungslos scheitern würden, wollten wir es versuchen. Statt dessen inspirieren wir sie dazu, selbst etwas für sich zu tun, etwas völlig Neuartiges auszuprobieren. Ein Experiment gewissermaßen. Wir versuchen ihnen beizubringen, wie sie ihr Leben bewußt leben können, jeden Augenblick. Als ich dies einer Journalistin erklärte, rief sie: «Aha, Sie meinen, man muß den Augenblick genießen!» Ganz so will ich es jedoch nicht verstanden wissen. Ich spreche nicht von einer hedonistischen Lebenseinstellung, sondern davon, den Augenblick bewußt zu erfassen.

Ausgangspunkt unserer Arbeit in der Klinik ist zunächst einmal die persönliche Situation jedes einzelnen. *Wir* sind bereit, jedem einzelnen zu helfen, an sich zu arbeiten. Niemand wird aufgegeben, auch nicht, wenn sein Mut einmal sinkt oder Versagensängste sich einstellen. Nach unserem Verständnis ist jeder Augenblick ein neuer Anfang, eine neue Chance, um weiterzumachen.

Manche Menschen brauchen dazu nur eine Art «Erlaubnis» und eine Methode. Wir helfen ihnen, auf die Signale des Körpers zu achten, die Funktionsweise des Geistes besser zu verstehen und Vertrauen in ihre eigenen, inneren Erfahrungen zu entwickeln. Wir möchten ihnen vermitteln, daß es möglich ist, *mit* der totalen Katastrophe zu leben und trotzdem ganz und gar Mensch zu sein, Glück und Freude zu erleben, kurz: Alles Sein als vollkommen zu erfahren. Das nennen wir den *Weg der Achtsamkeit*.

Wenn Sie uns bei einer unserer Sitzungen beobachten könnten, würden Sie uns vermutlich fünf Minuten, fünfzehn Minuten oder auch fünfundvierzig Minuten lang mit geschlossenen Augen auf dem Boden sitzen oder liegen sehen.

Einem unbeteiligten Beobachter mag dies eigenartig erscheinen. Man hat ganz den Eindruck, als geschähe rein gar nichts. In gewisser Weise stimmt das ja auch, aber dieses «Nichts» ist nicht einfach gar nichts, sondern ein sehr komplexes vielseitiges Nichts, das weder etwas mit Schlafen noch mit Tagträumen zu tun hat. Auch wenn man es diesen Menschen äußerlich nicht ansieht, so leisten sie doch Schwerstarbeit. Sie üben sich darin, nichts zu *tun*. Sie arbeiten daran, jeden Augenblick aktiv zu erfassen, von Augenblick zu Augenblick wach und aufmerksam zu sein. Sie üben sich in der Kunst der Achtsamkeit oder, anders ausgedrückt, sie üben sich darin, einfach nur zu *sein*.

Zum ersten Mal in ihrem Leben unterbrechen sie bewußt alles Tun, das ihr Leben normalerweise bestimmt und entspannen sich in das Jetzt hinein, so wie es sich darbietet, ohne es zu manipulieren. Absichtlich geben sie Geist und Körper die Gelegenheit, im Augenblick zu verweilen, und zwar unabhängig davon, was den Geist gerade beschäftigt oder wie der Körper sich gerade (an)fühlt. Sie schaffen die Möglichkeit, im Augenblick zu *sein*, zu sehen, wie die Dinge wirklich sind, ohne sie zu manipulieren oder irgend etwas daran ändern zu wollen. Sie bringen diese Zeit täglich auf, um sich im heilsamen *So-Sein* zu üben, und mitten im Ozean des Tuns, von dem unser Leben für gewöhnlich umtost wird, eine Insel des Seins zu schaffen, einen Raum, in dem wir zulassen, daß alle Aktivitäten, auch die des Geistes, völlig zur Ruhe kommen.

Die Lektionen der Achtsamkeit sind vielfältiger Natur. So lernt man, vom Aktions-Modus in den Seins-Modus umzuschalten, Zeit für sich selbst zu reservieren, eine langsamere Gangart einzulegen, innere Ruhe und Selbstakzeptanz zu üben, den Geist kontinuierlich zu beobachten, die Gedanken zu beobachten, ohne sich von ihnen beeinflussen und davontragen zu lassen, aber auch ohne sie festzuhalten. Man lernt, alte Schwierigkeiten in einem neuen Licht zu sehen, und begreift, daß alle Dinge in Abhängigkeit voneinander existieren.

Zu diesem Lernvorgang gehört die Gewöhnung an die innere Stille, die wir So-Sein genannt haben, sowie die Gewöhnung des Geistes an die Übung der Achtsamkeit.

Je systematischer und regelmäßiger Sie üben, um so mehr wird sich die Fähigkeit zur Achtsamkeit zu Ihrem Vorteil entwickeln. Das Buch soll Ihnen dabei ein Ratgeber sein. Die innere Arbeit müssen Sie allerdings selbst verrichten. Niemand kann sie Ihnen abnehmen, weder der Hausarzt noch Freunde, noch Verwandte. Es ist vollkommen unerheblich, wie viele Menschen Ihnen dabei helfen wollen oder könnten, die Initiative muß von Ihnen ausgehen. Schließlich lebt auch niemand Ihr Leben für Sie, und niemand kann jene Pflege und Fürsorge ersetzen, die nur Sie selbst sich angedeihen lassen können. Es kann ja auch niemand für Sie essen. Das vorzuschlagen wäre ziemlich absurd. Sie müssen die Nahrung schon selbst zu sich nehmen, erst dann wird Sie Ihrem Körper zugute kommen. Ebenso müssen Sie die Übung der Achtsamkeit regelmäßig praktizieren, um in den Genuß ihrer Vorzüge zu gelangen und zu verstehen, warum sie tatsächlich so wertvoll ist.

So hat es auch wenig Zweck, sich die Kassetten zu bestellen und nur ab und zu einmal hineinzuhören. Sie müssen intensiv damit arbeiten, sonst lassen Sie die Investition besser sein. Kassetten sind keine magischen Gegenstände. Es kann zwar entspannend sein, sie hin und wieder anzuhören, einen dauerhaften Nutzen werden Sie allerdings nicht daraus gewinnen. Erst wenn Sie das Gehörte in die Praxis umsetzen, geschieht etwas.

Bis vor kurzem rief das Wort «Meditation» bei den meisten Menschen steile Falten auf der Stirn und einen skeptischen Gesichtsausdruck hervor. Die Vorstellungen, worum es sich dabei handeln könnte, reichten von mystischen Ritualen bis hin zu reinem Hokuspokus. Daß Meditation etwas mit *aufmerksam sein* zu tun hat, war nur wenigen bekannt. In der Zwischenzeit ist das Bild ein etwas klareres geworden. Und da jeder Mensch Momente der Aufmerksamkeit kennt, ist die Meditation doch nicht so exotisch oder belanglos wie viele Menschen zunächst dachten.

Sobald wir beginnen, unsere Aufmerksamkeit zu erhöhen und zu beobachten, wie unser Geist sich verhält (genau das tun wir in der Meditation), finden wir ziemlich schnell heraus, daß unsere Gedanken sich weitaus öfter mit Vergangenem und Zukünftigem beschäftigen als mit der Gegenwart. Konsequenterweise können wir uns dessen, was in einem gegebenen Augenblick alles tatsächlich geschieht, gar nicht voll bewußt sein. Wir verpassen unzählige Momente, die wir eigentlich erleben könnten, weil wir unsere Aufmerksamkeit nur teilweise auf sie gerichtet haben.

Solches *Nicht-bewußt-Sein* kann unserem Geist zur Gewohnheit werden, was unser ganzes Leben und alles, was wir tun, beeinträchtigt, angefangen damit, daß wir auf Situationen automatisch, wie ein Autopilot, *re-agieren*, anstatt bewußt zu *agieren*. Wenn Sie das nächste Mal Auto fahren, können Sie diese Beobachtung an sich selbst machen. Man fährt, ohne das Umfeld bewußt wahrzunehmen. Man ist gerade «anwesend» genug, um sicher ans Ziel zu kommen. Selbst wenn man versucht, sich auf eine bestimmte Aufgabe vollkommen zu konzentrieren, fällt es einem doch schwer, länger dabeizubleiben. Allzuleicht und allzugern lassen wir uns ablenken und unsere Gedanken umherschweifen. Manchmal lassen wir uns von ihnen völlig überwältigen. Vor allem in Krisensituationen verdunkeln sie unsere Sicht.

Beobachten Sie einmal, wieviel Zeit Sie untertags damit verbringen, an Vergangenes oder Zukünftiges zu denken. Möglicherweise schockiert Sie das Ergebnis. Sie können aber auch jetzt sofort ein kleines Experiment anstellen. Schließen Sie die Augen, setzen Sie sich aufrecht, aber nicht steif hin, und beobachten Sie bewußt Ihren Atem. Beobachten Sie ihn einfach nur, versuchen Sie nicht, ihn zu kontrollieren. Seien Sie sich nur bewußt, daß er da ist, wie er ein- und ausströmt. Versuchen Sie, Ihre Aufmerksamkeit drei Minuten lang auf den Atem gerichtet zu halten und nicht davon abzuschweifen.

Wenn sich nach einiger Zeit der Gedanke einschleicht, daß es eigentlich ja recht langweilig ist, hier zu sitzen und den Atem zu beobachten, machen Sie sich klar, daß dies lediglich ein Gedanke ist, eine Beurteilung des logisch-rationalen Verstandes, der keine anderen Maßstäbe außer logisch-rationalen kennt. Dann lassen Sie den Gedanken los, das heißt, Sie schenken ihm keine weitere Aufmerksamkeit, sondern lenken diese erneut auf den Atemvorgang. Sollten Sie es auch weiterhin langweilig finden, den Atem zu beobachten, brauchen Sie sich nur die Nase zuzuhalten und gleichzeitig den Mund fest zu verschließen. Sie werden staunen, wie schnell Sie das Atmen äußerst interessant finden.

Nach der dreiminütigen Übung überlegen Sie, wie Sie sich dabei gefühlt haben und wie abgelenkt Sie waren. Was wäre wohl geschehen, wenn Sie die Übung fünf oder zehn Minuten lang fortgesetzt hätten? Oder gar eine Stunde lang?

Die meisten Menschen haben einen sprunghaften Geist, der problemlos von Objekt zu Objekt springt. Diese Tendenz erschwert es ungemein, die Aufmerksamkeit über einen längeren Zeitraum hinweg ungeteilt auf ein Objekt, zum Beispiel den Atemvorgang, zu konzentrieren. Deshalb ist es nötig, den Geist zu beruhigen und zu stabilisieren. Die eben durchgeführte kurze Übung vermittelt einen kleinen Vorgeschmack davon, worum es in der Meditation geht. Die Meditation ist ein Vorgang der bewußten Beobachtung von Geist und Körper, in der man alle Erfahrungen so, wie sie auftauchen, zuläßt, ohne einzugreifen. Es geht nicht darum, die Gedanken zu unterdrükken oder zu manipulieren, sondern darum, die Aufmerksamkeit auf ein Objekt – in diesem Fall den Atem – zu konzentrieren.

Allerdings wäre es falsch, die Meditation als einen passiven Zustand mißzuverstehen. Es bedarf sogar einer außerordentlichen Anstrengung, um die Aufmerksamkeit derart konstant zu halten und auf Ablenkungen nicht zu reagieren. Ebensowenig sollte man die Meditation als ein Mittel mißverstehen, um außergewöhnliche Zustände zu erfahren. In der Meditation geht es darum, da zu sein, wo man gerade ist, und nicht darum, irgendwo anders hinzukommen. Wenn Sie sich während der kurzen Übung nicht sonderlich entspannt fühlen oder die Vorstellung, den Atem eine halbe Stunde lang zu beobachten, Ihnen unerträglich erscheint, so ist dies völlig normal. Die Entspannung entsteht als Nebenprodukt regelmäßiger Übung, sie ist nicht das Ziel. Das Ziel besteht darin, den Atem aufmerksam zu beobachten und festzustellen, was dabei geschieht, bis einem diese Wachsamkeit schließlich zur Gewohnheit wird. Unschwer stellt man hierbei fest, wieviel Zeit man mit Erinnern, Wünschen oder Bedauern verbringt. Ebensoviel Energie verwendet man darauf, zu planen und sich auszumalen, was wäre wenn, im Guten wie im Schlechten.

Diese innere Geschäftigkeit artet schnell in Hektik und Streß aus. Sie ist dafür verantwortlich, daß wir die meisten Erfahrungen nur teilweise mitbekommen, oder ihren wahren Wert, ihre wirkliche Bedeutung, unterschätzen. Nehmen wir beispielsweise einen Sonnenuntergang. Für einen Augenblick sind Sie von der Intensität des Lichts und dem Zusammenspiel der Farben am Himmel überwältigt. Für die Dauer dieses Augenblicks *sind* Sie voll bewußt, nehmen das Schauspiel mit jeder Faser wahr beziehungsweise in sich auf. Dann setzt das Denken ein. Dieser Sonnenuntergang ist so schön wie ... Er erinnert Sie an ... und die direkte Erfahrung des Augenblicks ist unterbrochen. Sie sind von der Sonne, dem Licht und dem Himmel durch Ihre Gedanken und den Wunsch, sie zu äußern, abgelenkt worden. Doch auch wenn Sie schweigen, lenkt der aufgetauchte Gedanke Sie von dem tatsächlichen Sonnenuntergang ab, dessen Zeuge Sie gerade werden, und in Wirklichkeit genießen Sie einen längst vergangenen, in Ihrem Kopf gespeicherten Sonnenuntergang, aber nicht den, der in diesem Augenblick stattfindet! Sie *denken* vielleicht, daß Sie ihn erleben, Tatsache aber ist, daß Sie ihn durch den Filter Ihrer Erinnerungen an vergangene Sonnenuntergänge und andere Vorstellungen erleben, die er in Ihnen hervorruft.

All dies mag unbewußt geschehen und zudem nur wenige Augenblicke dauern, bevor der Eindruck wieder verblaßt. Nun werden Sie fragen, was daran denn so schlimm sein soll. Das Schlimme ist, daß Sie, daß wir, einen Großteil der Augenblicke, die unser Leben ausmachen, und die Erfahrungen, die diese Augenblicke beinhalten, nicht bewußt, nicht vollständig erfassen, wie zum Beispiel die wirkliche Erfahrung eines Sonnenuntergangs oder das Gefühl tiefer Verbundenheit mit Menschen, die uns etwas bedeuten. Statt dessen projizieren wir unentwegt unsere eigenen Vorstellungen in Menschen und Situationen hinein. Was wirklich stattfindet, sehen, fühlen oder hören wir nicht. Wir haben uns im Reaktions-Modus verstrickt, essen, ohne wirklich zu schmecken, sehen, ohne wirklich wahrzunehmen, hören, ohne wirklich zu verstehen, berühren, ohne wirklich zu spüren, und sprechen, ohne wirklich zu wissen, was wir sagen.

Natürlich liegt der Wert der Achtsamkeit nicht einfach darin, daß wir Sonnenuntergänge tiefer erfahren können. Unser gewohnheitsmäßig aufrechterhaltener Zustand von Nichtbewußtsein beeinflußt logischerweise alle Entscheidungen und Handlungen – bis hin zu unserem Welt- und Selbstverständnis. Er beeinträchtigt außerdem die Beziehung zum eigenen Körper, dessen Signale und Botschaften wir nicht mehr verstehen. Zahlreiche Beschwerden werden von uns selbst verursacht, ohne daß wir uns dessen bewußt wären. Der halbkonzentrierte Zustand unseres Geistes ist also nicht nur wenig konstruktiv, sondern auch noch der Gesundheit abträglich. Auf Dauer führt er ebenso wie Alkohol- oder Drogenmißbrauch zu einer Art Sucht, in diesem Fall nach Aktivität oder Arbeit und schließlich entweder zu einem überraschend schnellen oder quälend langsamen Ende.

Wenn man anfängt, den Geist zu beobachten, wird man schnell des unaufhörlichen Gedankenstroms und einer Vielzahl von Emotionen gewahr, die unsere Energien im wahrsten Sinne des Wortes «auffressen». Sie hindern uns daran, auch nur kurze Augenblicke der Stille und Zufriedenheit zu erfahren.

Wenn der Geist von Unzufriedenheit und Zerstreuung beherrscht wird (was häufiger der Fall ist, als man zugeben mag), fällt es schwer, sich zu entspannen. Innerlich umgetrieben, weiß man nicht, was man eigentlich will, und kommt zu keinem Entschluß. Einmal will man dies, dann wieder etwas anderes oder beides gleichzeitig. In einem solchen Zustand ist die Fähigkeit, eine Situation klar zu erfassen, eingeschränkt, aber noch schlimmer ist, daß wir uns dessen nicht einmal bewußt sind! Wir meinen zu wissen, worum es geht, aber in Wirklichkeit lassen wir uns lediglich von einer willkürlichen Zuneigung oder Abneigung leiten und sind uns der Tyrannei unserer Gedanken wie auch unserer selbstzerstörerischen Verhaltensweisen, die daraus entstehen, nicht bewußt.

Zu Lebzeiten des Sokrates war im alten Athen der Ausspruch des Philosophen «Mensch, erkenne dich selbst» ein vielzitierter Satz. Ein Schüler soll Sokrates eines Tages gefragt haben, ob er, Sokrates, sich denn selbst erkannt habe, was dieser verneinte, aber durch jene ebenfalls berühmt gewordene Sentenz ergänzte: «Ich *weiß,* daß ich nichts weiß.»

Durch die Achtsamkeitsmeditation werden Sie den Zustand des Nicht-Wissens besser verstehen lernen. Sie ist kein Patentrezept, sondern bewirkt, daß Probleme, durch die Augen eines klaren Geistes betrachtet, auch klarer erkannt werden. Es ist schon viel erreicht, wenn man feststellt, daß der Geist sowieso davon ausgeht, alles zu wissen. Nun kann man sich daranmachen, den Filter vorgefaßter Meinungen zu entfernen, um die Dinge so zu sehen, wie sie wirklich sind.

Unsere gewohnheitsmäßige geistige Unachtsamkeit zieht auch den Körper arg in Mitleidenschaft. Wir ignorieren und mißbrauchen ihn immer wieder, bis er schließlich aus dem Gleichgewicht gerät. Wir unterschätzen den Einfluß, den unsere Gedanken und Handlungen auf ihn haben, oder schenken dieser Wechselbeziehung einfach keine Beachtung, obwohl wir eigentlich wissen, daß physische Symptome Warnsignale des Körpers sind. Sie zu verstehen, bedeutet zu wissen, was ihm fehlt und worauf wir achten sollten.

Wenn das Bewußtsein für den Körper gestört ist, kann sogar eine einfache Entspannungsübung relativ kompliziert werden. Alltagsstreß macht sich gern in Form von Verspannungen bemerkbar, die sich vor allem in den Muskelgruppen der Schultern, im Kieferbereich und in der Stirn festsetzen. Um die Verspannung zu lösen, muß man zuerst einmal bemerken und anerkennen, daß sie da ist. Man muß sie bewußt spüren. Dann braucht man eine Methode, die einem erlaubt, mit Geist und Körper zu arbeiten und gezielt auf beide einzuwirken, zum Beispiel indem man die ganze Aufmerksamkeit in den Körper lenkt, genau spürt, wie die Muskeln sich anfühlen und die Verspannung sich vollständig auflöst. Damit braucht man nicht zu warten, bis die Verspannung sich festgesetzt hat und chronisch geworden ist. Manche Menschen haben regelrecht vergessen, wie es sich anfühlt, völlig entspannt zu sein.

Einer unserer Patienten litt an chronischen Rückenschmerzen. Selbst nachdem ich ihn gebeten hatte, sich zu entspannen, um seine Beweglichkeit zu testen, war er überaus steif und seine Beinmuskulatur so hart wie ein Stück Holz. Er selbst hielt dies für einen relativ entspannten Zustand. Später erfuhr ich, daß er in Vietnam auf eine Mine getreten und schwer verwundet worden war. Das Erlebnis saß ihm im wahrsten Sinne des Wortes noch in den Knochen. Der wohlgemeinte Rat, sich zu entspannen, half ihm allein herzlich wenig. Er mußte von Grund auf lernen, Anspannungen in Geist und Körper zu erspüren und loszulassen. Als ihm das gelang, wurde seine Beinmuskulatur schon nach kurzer Zeit geschmeidiger.

Wenn wir seelisch angeschlagen oder krank sind, nehmen wir ganz selbstverständlich an, daß das Problem mit einem Medikament zu beheben sei. Oft ist das ja auch der Fall. Dennoch ist unser eigenes Zutun bei jeder Art von Behandlung von grundlegender Bedeutung. Wir werden später noch darauf zu sprechen kommen. Im Fall von chronischen Erkrankungen und anderen pathologischen Zuständen, für die die Medizin kein Heilmittel kennt, ist es sogar unerläßlich. Hier können Lebensgefühl und Lebensqualität entscheidend davon abhängen, wie gut der Kranke seinen Körper und seine geistige Verfassung kennt und ob er in der Lage ist, seine Gesundheit im

Rahmen des Möglichen zu optimieren. Hier kommen wir wieder auf die Meditation zurück. Sie verleiht Ihren Bemühungen Kraft und Substanz. Sie ist, wenn Sie so wollen, ein Katalysator für die Gesundheit.

Für die meisten Patienten in der Streßklinik hat die Meditation zunächst etwas leicht Befremdliches. Um falsche Vorstellungen jedweder Art gleich am Anfang zu korrigieren, verteilen wir an jeden Patienten drei Rosinen, die langsam und bewußt, eine nach der anderen gegessen werden müssen, wobei jeder sich genau beobachten soll. Sie können es selbst versuchen, wenn Sie möchten.

Zuerst werden Farbe, Haut und Beschaffenheit jeder Rosine genau betrachtet, so, als hätte man noch nie eine Rosine gesehen. Gleichzeitig versucht man, sich alle Gedanken und Assoziationen in bezug auf Rosinen ins Bewußtsein zu rufen, ob diese nun angenehm sind oder nicht. Dann lassen wir uns Zeit, um ihren Geruch wirklich wahrzunehmen, und schließlich wird sie ganz bewußt zum Mund geführt. Man konzentriert sich auf den Arm, der die Hand zum Mund führt, man registriert, daß sich vermehrt Speichel bildet. Als nächstes nehmen wir die Rosine in den Mund, kauen sie ganz langsam und werden uns des Geschmacks dieser einen Rosine völlig bewußt. Sobald das Gefühl aufsteigt, sie hinunterschlucken zu wollen, machen wir uns auch diesen Impuls bewußt und erleben ihn vom Augenblick des Entstehens bis zu dem Augenblick, wo die Rosine aufgegessen wurde. Wir stellen uns vor, daß unser Körper nun um eine Rosine «schwerer» ist.

Die Reaktion auf diese Übung ist ausnahmslos positiv, sogar bei den Leuten, die normalerweise keine Rosinen mögen. Sie berichten, wie sehr sie die Erfahrung des bewußten Essens genossen hätten, daß sie erstmals im Leben den Geschmack einer Rosine wirklich wahrgenommen hätten und daß der Verzehr von nur einer Rosine erstaunlicherweise befriedigend sein kann. Manch einer zieht daraus sogar den Schluß, daß wir alle das Essen mehr genießen und gleichzeitig weniger essen würden, wenn wir immer bewußt äßen. Andere erzählen, sie hätten sich dabei ertappt, wie sie die nächste Rosine ganz automatisch in den Mund schieben wollten, noch ehe sie die erste ganz aufgegessen hatten, wodurch ihnen klar wurde, wie wenig aufmerksam wir normalerweise essen.

Viele Menschen suchen Trost im Essen, wenn sie deprimiert oder erregt sind. Die beschriebene Übung, bei der der Vorgang des Essens bewußt verlangsamt wird, illustriert in besonderer Weise, wie stark und unkontrolliert viele unserer Impulse – in diesem Fall das Essen – sind. Gleichzeitig macht sie aber auch deutlich, wie einfach und befriedigend es sein kann und um wieviel kontrollierbarer diese Impulse sind, wenn wir die ganze Aufmerksamkeit auf jede unserer Handlungen lenken.

Wenn Sie beginnen, die Aufmerksamkeit auf diese Weise zu schulen, ändert sich allmählich auch Ihre innere Einstellung den Dingen gegenüber. Sie *sehen* mehr, und Sie sehen tiefer. Sie beginnen, die Zusammenhänge und die feine, allen Dingen zugrundeliegende Ordnung wahrzunehmen, für die Sie vorher einfach keine Antenne hatten. Zum Beispiel der Zusammenhang zwischen einem Impuls beziehungsweise einer Meldung des Geistes und der Tatsache, daß Sie übermäßig essen, alle Meldungen des Körpers diesbezüglich aber standhaft ignorieren. Wenn Sie lernen, darauf zu achten, werden Sie im wahrsten Sinn des Wortes erwachen. Es ist, als ob Sie durch die gewöhnliche Sichtweise mit den daraus resultierenden, automatischen Reaktionen hindurchstoßen, hinein in eine neue Dimension. Erst wenn Sie achtsam und unabgelenkt essen, wenn die Gedanken ausschließlich beim Essen, nicht woanders, weilen, kommen Sie mit dem Essen wirklich in Berührung. Wenn Sie die Rosinen so betrachten, sehen Sie sie wirklich, wenn Sie sie essen, schmecken Sie sie wirklich.

Genau das ist die Essenz der Schulung des Geistes in der Achtsamkeit: in jedem Augenblick zu wissen, was man tut. Deshalb nennen wir die Übung mit den Rosinen auch die «Eß-Meditation», um zu verdeutlichen, daß Meditieren oder Achtsamsein weder etwas Ungewöhnliches noch etwas Mystisches ist. Die Schulung der Achtsamkeit führt allerdings zu einer neuen Sicht- und Seinsweise, weil sie dem Meditierenden die Kraft und Bedeutung des gegenwärtigen Augenblicks erschließt. *Der gegenwärtige Augenblick, das Jetzt, ist der einzige Augenblick, in dem wir wirklich leben.* Vergangenes ist vorüber, Zukünftiges noch nicht geschehen. Nur die Gegenwart steht uns zum Leben zur Verfügung. Das Jetzt ist die einzige Möglichkeit, die wir haben, um wirklich zu sehen, wirklich zu handeln, wirklich heil und gesund zu werden. Deshalb ist jeder Moment so unendlich kostbar. Deshalb lenken wir unsere *ganze* Aufmerksamkeit auf das, was wir in jedem Augenblick tun. Auch wenn wir uns in dieser Kunst erst noch üben müssen, ist doch die Anstrengung allein bereits lohnenswert. Sie bedingt, daß wir intensiver und bewußter leben und erleben.

Um sich in der Achtsamkeit zu üben, ist es unumgänglich, täglich eine gewisse Zeit ganz bewußt damit zu verbringen, sie zu schulen und zu entwickeln. Dabei werden die lebenswichtigen Funktionen, wie zum Beispiel der Atemvorgang, Denkabläufe und Körperempfindungen genau beobachtet. Im Alltag wirkt sich diese Übung schon nach relativ kurzer Zeit positiv aus. Es fällt einem leichter, bei allem, was man tut, aufmerksamer zu sein – nicht nur beim Meditieren. Man kann den Müll achtsam hinaustragen, achtsam essen, achtsam Auto fahren. Man kann die Höhen und Tiefen des Lebens aufmerksam beobachten, das manchmal stürmische Hin und Her der Gedanken und Gefühle. So lernt man, Ängste, Wunden und Schmerzen bewußt anzuschauen. Indem man sich ihnen stellt, entwickelt man gleichzeitig ein Gefühl für die feinen, inneren Zusammenhänge, aus denen jene unterscheidende Weisheit entsteht, die uns hilft, über Ängste hinauszuwachsen und Schmerzen zu transzendieren. Diese Erfahrung zu machen bedeutet, Frieden und Kraft in jeder Situation zu finden, da beide Bestandteil auch jeder schmerzlichen Erfahrung sind. Frieden und Hoffnung sind in jeder Situation, *genauso wie sie gerade ist,* zu finden.

Im Zusammenhang mit der Meditation bedeutet Achtsamkeit willentlich im Augenblick zu sein, das heißt, Mittel und Ziel der Meditation sind genaugenommen ein und dasselbe. Das Ziel ist nicht, irgendwo anders hinzugelangen, sondern da, wo man ist, wirklich zu *sein, ganz* zu sein. Sicherlich wird die Meditationspraxis sich im Laufe der Jahre vertiefen, aber auch das ist nicht das Ziel der Meditation, sondern eine ganz natürliche Entwicklung. Achtsamkeit, Einsicht und sogar eine stabilere Gesundheit sind die natürliche Folge unserer Bereitschaft, im Augenblick zu leben.

2 Grundlagen der Praxis: Innere Einstellung und Engagement

Das bloße Befolgen von Instruktionen allein reicht nicht aus, um die heilende Kraft der Achtsamkeit zu aktivieren. Wirkliches Lernen hat damit wenig zu tun. Die Grundvoraussetzung dafür, daß überhaupt gelernt wird, ist ein offener Geist, der willens ist, zu sehen und zu lernen. Erst dann können Veränderungen stattfinden. Die Praxis der Achtsamkeit durchdringt alle Bereiche des Lebens, das ganze Sein. Einfach nur die Meditationshaltung einzunehmen, eine Kassette laufen zu lassen und zu erwarten, nun werde sich von selbst etwas tun, ist der falsche Weg.

Die innere Einstellung eines Menschen ist von grundlegender Bedeutung für die Praxis der Achtsamkeit. Sie ist gewissermaßen wie die Erde, in die man den Samen der Achtsamkeit legt, beziehungsweise das Fundament, auf dem man die Fähigkeit entwickelt, die Gedanken zu beruhigen, den Körper zu entspannen, sich zu konzentrieren und klarer zu sehen und zu denken. Ist die Erde allerdings trocken, das heißt, wenn Sie ohne rechten Enthusiasmus an die Sache herangehen, wird es schwierig sein, innere Ruhe und Entspannung zu erfahren. Andererseits läßt Entspannung sich nicht erzwingen, und auch die verkrampfte Erwartung, es müsse Außerordentliches geschehen, wird keine andere Wirkung zeitigen als die Schlußfolgerung, daß das Meditieren eben nicht «funktioniert», zumindest nicht in Ihrem Fall.

Wir müssen also den Vorgang des Lernens neu beleuchten. Da in uns die Überzeugung, genau zu wissen, was wir brauchen, sehr tief verwurzelt ist, laufen wir Gefahr, alles unseren Wünschen entsprechend manipulieren zu wollen. Diese Überzeugung steht im Widerspruch zur inneren Arbeit der Achtsamkeit. Achtsam zu sein heißt, ständig wachen Geistes, ständig aufmerksam zu sein, um die Dinge so sehen zu können, wie sie sind. Wir brauchen nicht einzugreifen, um sie zu ändern.

So sind die Ursachen für eine Heilung Offenheit und Akzeptanz, das heißt ein Einstimmen auf das Ganz-Sein und die feinen inneren Zusammenhänge. Keins von beiden läßt sich erzwingen. Auch zum Einschlafen braucht man die richtigen Umstände. Man kann versuchen, sie zu schaffen, muß dann aber loslassen. Das gleiche Prinzip gilt für die Entspannung. Jeder Versuch, sie erzwingen zu wollen, führt unweigerlich zu weiteren Spannungen und Streß.

Auch wenn Sie in dem Glauben meditieren, daß es doch nichts nützt, geben Sie sich selbst schlechte Karten. Denn sobald Sie den vertrauten Schmerz oder irgendein Unbehagen verspüren, werden sie sich in dieser Überzeugung bestätigt fühlen. Vielleicht geben Sie sich auch noch selbst die Schuld daran – «Ich kann mich eben nicht gut genug konzentrieren» – und lassen die ganze Sache wieder fallen.

Andererseits, selbst wenn Sie die Meditationspraxis mit der ehrlichen Überzeugung beginnen, daß es genau das Richtige für Sie sei, werden Sie wahrscheinlich ebenfalls eine Enttäuschung erleben. Wenn Sie nämlich nach einiger Zeit herausfinden, daß Sie immer noch dieselbe Person sind wie vorher und daß der Weg, der vor Ihnen liegt, viel harte Arbeit erfordert und es mit dem bloßen romantischen Glauben an den Wert der Meditation oder Entspannung nicht getan ist, so versetzt dies der anfänglichen Begeisterung einen schweren Dämpfer.

Wir machen in der Streßklinik immer wieder die Erfahrung, daß Menschen mit einer skeptischen, aber offenen Grundeinstellung die wenigsten Probleme haben. Sie haben zwar ihre Zweifel, sind aber bereit, ihr Bestes zu tun und sich selbst und der Sache eine faire Chance einzuräumen.

Die Einstellung, mit der man die Praxis der Achtsamkeit beginnt, bestimmt also weitgehend, welchen Langzeitwert sie für einen hat. Deshalb wird man von der Meditation dann am meisten profitieren, wenn man ganz bestimmte innere Einstellungen entwickelt, die dazu angetan sind, uns den Sinn der Meditation ins Bewußtsein zu rufen und helfen, die Energien gezielt für inneres Wachstum und Heilung einzusetzen.

Zu der Achtsamkeitsmeditation, die wir in der Klinik unterrichten, gehören sieben Faktoren: 1. Nicht-Beurteilen; 2. Geduld; 3. den Geist des Anfängers bewahren; 4. Vertrauen; 5. Nicht-Greifen; 6. Akzeptanz; 7. Loslassen. Diese Einstellungen werden während der Meditation bewußt entwickelt. Sie sind voneinander abhängig. Die

Arbeit an einer Einstellung führt unweigerlich zu den anderen sechs. Da sie gemeinsam die Grundlage der Meditationspraxis bilden, werden wir uns zunächst eingehend mit jedem einzelnen dieser Faktoren beschäftigen und erst dann auf die eigentlichen Techniken eingehen. Auch später, wenn Sie bereits einige Erfahrungen mit der Meditation gesammelt haben, ist es nützlich, sich von Zeit zu Zeit wieder mit diesen Faktoren zu beschäftigen, um das Fundament zu überprüfen. So kann sich die Praxis allmählich entwickeln und vertiefen.

Die Achtsamkeitspraxis

1. Nicht-Beurteilen

Achtsamkeit wird erreicht, indem man den eigenen Erfahrungen gegenüber die Rolle eines neutralen Beobachters einnimmt. Man macht sich bewußt, daß man fortwährend damit beschäftigt ist, auf innere und äußere Erfahrungen zu reagieren oder sie zu beurteilen, und lernt, sie mit Abstand zu betrachten. Wenn man beginnt, die Aktivitäten des Geistes genau zu beobachten und bewußt zu registrieren, ist man gewöhnlich überrascht über diese pausenlosen inneren Kommentare. Alles, was wir sehen, wird vom Geist sofort kategorisiert. Jede unserer Erfahrungen wird danach bewertet, ob und welchen scheinbaren Wert sie für uns hat, und entsprechend fällt unsere Reaktion darauf aus. Menschen und Ereignisse, die uns ein gutes Gefühl vermitteln, fallen in die Kategorie «positiv», andere, die uns eher Unbehagen bereiten, in die Kategorie «negativ». Alle übrigen Erfahrungen landen in der Schubalde «neutral», weil wir ihnen keine große Bedeutung beimessen. «Neutrale» Personen oder Ereignisse werden aus unserem Bewußtsein ausgeblendet und haben das große Glück, nicht ständig unseren Beurteilungen unterworfen zu werden.

Dieses Schubladendenken und die Gewohnheit des Beurteilens verdammen uns zu unreflektiertem, reaktivem Handeln, dem jegliche Objektivität fehlt. Und was noch schlimmer ist: Wir sind uns dessen nicht einmal bewußt. Automatisch gehen wir davon aus, daß unsere Absichten der Realität entsprechen und daß wir alles unter Kontrolle haben. Die Gewohnheit, alles zu beurteilen, beherrscht unser Denken so vollständig, daß es nahezu unmöglich ist, innerlich ruhig zu werden und Frieden zu erfahren. Es ist, als hauste in unserem Geist ein Wesen, das Tag und Nacht an der Strickleiter unserer Gedanken auf- und abklettert. Wenn Sie mit der Beschreibung dieser Eigenschaft des Geistes nicht einverstanden sind, beobachten Sie sich einmal nur zehn Minuten lang. Egal, was Sie gerade tun, stellen Sie nur fest, wie oft Sie während dieser Zeit in Gedanken mit Zustimmung oder Ablehnung beschäftigt sind.

Wenn wir mit dem Streß in unserem Leben tatsächlich konstruktiv umgehen wollen, ist der erste Schritt dahin zweifellos der, sich der Gewohnheit des Urteilens und ihrer Auswirkungen bewußt zu werden. Erst dann kann man durch den Filter der eigenen Vorurteile und Ängste hindurchsehen und sich von ihrer Tyrannei befreien.

Die Praxis der Achtsamkeit schult einen darin, diese Gewohnheit sofort, wenn sie auftritt, zu erkennen, und bewußt in die Rolle des neutralen Beobachters zu schlüpfen, der ein Ereignis registriert, ohne sich jedoch damit zu identifizieren. Wenn der Geist etwas beurteilt, brauchen Sie ihn nicht dafür zu schelten oder zu versuchen, es zu verhindern. Die Aufgabe besteht nicht im Abblocken des Beurteilens, sondern darin, zu erkennen, daß es geschieht. Es ist vollkommen überflüssig, die Gewohnheit des Beurteilens selbst auch zu beurteilen und so alles noch weiter zu verkomplizieren.

Nehmen wir an, Sie beobachten den Atemvorgang. Plötzlich bemerken Sie, daß der Geist diese Tätigkeit als «langweilig» kommentiert, etwa so: «Zeitverschwendung, es klappt ja doch nicht», oder einfach nur: «Das kann ich nicht». Er fällt ein Urteil. Wenn ein Urteil im Geist entsteht, sollte man es als solches erkennen und sich gleichzeitig daran erinnern, daß man dabei ist, das, was geschieht, lediglich zu beobachten, ohne es zu bewerten, ohne es festzuhalten, zu verfolgen oder in irgendeiner Form darauf zu reagieren. Danach setzen Sie die Übung fort.

2. Geduld

Geduld ist Weisheit, eine Art inneres Wissen. Sie bringt zum Ausdruck, daß wir verstehen und akzeptieren, daß Dinge manchmal ihre eigene Zeit benötigen, um sich beziehungsweise ihre Wirkung zu entfalten. Ein Kind mag eine Larve aus Unwissenheit aufbrechen, um den Schmetterling daraus zu befreien. Dem Tier tut es damit keinen Gefallen. Ein Erwachsener weiß, daß man den Wachstumsprozeß nicht beschleunigen kann und daß der Schmetterling in seiner ganzen Pracht eines Tages ganz von selbst zum Vorschein kommt.

Wenn wir die Praxis der Achtsamkeit aufnehmen, üben wir uns ebenfalls in Geduld. Immer wieder erinnern wir uns daran, daß es vollkommen sinnlos ist, ungeduldig zu sein, weil unser Geist trotz aller Anstrengungen nach wie vor seine Urteile fällt oder wir angespannt, angestrengt oder nervös sind, oder weil wir trotz beharrlichen Übens keine positiven Veränderungen sehen können. Wir lassen diese Erfahrungen bewußt zu. Warum? Weil wir die Gefühle so oder so haben! In dem Augenblick, wo sie sich einstellen, sind sie Teil unserer Realität, Teil des Lebens, das sich in diesem Augenblick in Form dieser bestimmten Gefühle entfaltet. Wir sollten uns selbst gegenüber ebensoviel Rücksicht und Verständnis aufbringen wie gegenüber einer Schmetterlingslarve.

Wenn man sich auf diese Weise beobachtet, stellt man schnell fest, daß der Geist seinen eigenen «Willen» hat. Im ersten Kapitel haben wir uns mit seiner Neigung beschäftigt, ständig aus der Gegenwart in die Vergangenheit oder Zukunft zu wandern und sich in Betrachtungen zu verlieren, die ihm gerade attraktiver erscheinen als die, auf die man ihn lenken möchte. Einige seiner Gedankenausflüge sind anregend und angenehm, andere das genaue Gegenteil; die Wirkung dieser Gedanken auf das Bewußtsein ist jedoch immer gleich stark. Oft können wir dem Ansturm der Gedanken kaum standhalten, sie überwältigen uns regelrecht und verzerren die Erfahrung des Augenblicks.

Die Übung der Geduld erweist sich als besonders hilfreich, wenn der Geist erregt ist. Sie kann uns helfen, seine «Wandertendenz» zu akzeptieren, ohne uns davon gefangennehmen zu lassen. Sie erinnert uns daran, daß wir die einzelnen Augenblicke unseres Lebens nicht mit rastlosem Tun und Denken anfüllen müssen, um ihnen Bedeutung zu verleihen. Tatsächlich lehrt sie uns auf sanfte, unaufdringliche Art und Weise genau das Gegenteil. Geduldig zu sein bedeutet zu wissen, daß jedes Ding seine eigene Zeit hat, daß es sich entfaltet, wenn der richtige Moment dafür gekommen ist.

3. Den Geist des Anfängers bewahren

Die ganze Fülle des Lebens liegt in der Erfahrung des gegenwärtigen Augenblicks, im Jetzt, aber viel zu oft stehen wir dieser Erfahrung selbst im Weg. Wir sehen nichts so, wie es wirklich ist, weil wir allem ständig unsere vorgefaßte Meinung überstülpen. Wir nehmen an, daß unsere alltägliche Sicht selbstverständlich die einzig richtige ist und sind völlig blind für die außerordentliche Vielfalt, die auch den «gewöhnlichen» Dingen innewohnt. Um den Reichtum des Augenblicks sehen zu können, müssen wir den Geist des Anfängers entwikkeln, das heißt eine innere Einstellung der Offenheit gewinnen, die bereit ist, alles so zu sehen, als wäre es das erste Mal.

Für die formale Meditationspraxis ist der Geist des Anfängers besonders wichtig. Unabhängig davon, ob wir den sogenannten Body-Scan anwenden – eine Technik, bei der wir den Körper in der Vorstellung systematisch «abtasten» –, die Sitzmeditation oder Yoga, in jedem Fall ist es angebracht, die Übung mit dem Geist des Anfängers durchzuführen, damit wir frei von den Erwartungen vergangener Erfahrungen sind. Diese Geisteshaltung ermöglicht es uns, für neue, andere Erfahrungen empfänglich zu sein und verhindert, daß wir in Routine erstarren und uns vorgaukeln, mehr zu wissen, als dies in Wirklichkeit der Fall ist. Kein Augenblick gleicht dem anderen, jeder ist einzigartig und birgt einzigartige Möglichkeiten in sich. Daran erinnert uns der Geist des Anfängers.

Versuchen Sie diese Geisteshaltung mit Hilfe eines Experiments in Ihrem Alltag zu entwickeln. Wenn Sie zum Beispiel das nächste Mal einen Bekannten treffen, fragen Sie sich, wie gut Sie ihn wirklich kennen, ob Sie ihn unvoreingenommen sehen, nämlich so, wie er ist, oder ob Sie hauptsächlich die Projektion Ihrer Gedanken in ihm erkennen. Dieselbe Überlegung wenden Sie bei Ihren Kindern an, bei Ihrem Partner, den Arbeitskollegen, Ihrem Hund oder Ihrer Katze und schließlich in ganz konkreten Problemfällen. Sie können sich auch fragen, ob Sie den Himmel, die Sterne, die Bäume, das Wasser und die Steine wirklich so sehen, wie sie sind, das heißt, mit einem klaren Geist, der frei von den unzähligen Verzerrungen seiner Gewohnheiten ist, oder ob Sie sie durch den Filter Ihrer Erwartungen, Erfahrungen und Meinungen wahrnehmen.

4. Vertrauen

Integraler Bestandteil der Meditation ist das Entwickeln von Vertrauen in die eigene innere Weisheit. Die meisten Menschen verlassen sich lieber auf äußere Autoritäten anstatt ihrer eigenen inneren Stimme zu vertrauen. Wenn Ihnen irgend etwas Unbehagen bereitet – warum sollten Sie dieses Gefühl ignorieren oder für eine Täuschung halten, nur weil jemand anderes das behauptet?

Für alle Aspekte der Meditation, insbesondere aber beim Yoga, brauchen Sie sowohl Selbstvertrauen als auch Vertrauen in das grundlegende Gutsein allen Seins. Sie müssen das Vertrauen besitzen, daß Ihr Körper Ihnen die richtigen Signale sendet und diesen «Service» zu Ihrem eigenen Schutz annehmen. Andernfalls werden Sie sich aus Unachtsamkeit oder falschem Ehrgeiz heraus überdehnen und verletzen.

Manche Menschen sind so von der Reputation und Autorität eines Lehrers abhängig, daß sie eigene Gefühle und Neigungen nicht mehr beachten. Da sie ihn für sehr viel fortgeschrittener halten als sich selbst, versuchen sie, ihm nachzueifern, allen Anweisungen möglichst gleichzeitig nachzukommen, und überfordern sich vollkommen. Diese Einstellung widerspricht dem Wesen der Meditation, das darin besteht, nicht jemand anders, sondern man selbst zu sein. Wer versucht, anders zu sein als er ist, hat diese grundlegende Tatsache nicht verstanden.

Es ist unmöglich, so wie jemand anders zu werden, wohl aber immer mehr und vollkommener man selbst zu sein. Deshalb meditieren wir. Lehrer, Bücher und Kassetten sind nichts weiter als Ratgeber oder Hinweisschilder, wenn Sie so wollen. Natürlich sollte man offen sein und auch aus anderen Quellen schöpfen, aber letztendlich muß jeder sein eigenes Leben leben und jeden Augenblick neu die Verantwortung dafür übernehmen. Je mehr Vertrauen Sie in das eigene innere, grundlegende Ganz-Sein entwickeln, desto besser können Sie es auch in Ihren Mitmenschen sehen und anerkennen.

5. Nicht-Greifen

Mit jeder Handlung verfolgen wir einen Zweck. Manchmal möchten wir etwas Bestimmtes erreichen, manchmal hierhin, manchmal dorthin gelangen. Diese Einstellung ist ein echtes Hindernis für die Meditation, die sich von unseren üblichen Aktivitäten grundlegend unterscheidet. Meditation ist aktives Nicht-Tun. Meditierend lernen Sie, Sie selbst zu sein, und zwar auf eine bisher ungewohnte Weise. Sie versuchen nicht länger, so oder anders zu sein, sondern *sind* einfach so, wie Sie sind. Diese Einstellung wird als Nicht-Greifen bezeichnet.

Wenn Sie sich beispielsweise zur Meditation hinsetzen und denken: «Gleich werde ich entspannter sein» oder: «Gleich wird es mir bessergehen», dann suggerieren Sie dem Geist die Vorstellung, daß es Ihnen im Augenblick nicht gutgeht, daß Ihnen dies oder jenes fehlt, mit anderen Worten, daß Sie nicht ganz sind. Der Geist der Achtsamkeit aber bewertet nicht, sondern beobachtet lediglich, was geschieht. Wenn Sie angespannt sind, registrieren Sie es, ohne ein Urteil darüber zu fällen; haben Sie Schmerzen, registrieren Sie diese; sind Sie selbstkritisch, beobachten Sie diese Aktivität des urteilenden Geistes. Schauen Sie unparteiisch zu, ohne sich auch nur einen Augenblick lang zu identifizieren. Was auch immer geschieht, da es in dem Augenblick, wo Sie es wahrnehmen, bereits da ist, lassen Sie es zu und gleichzeitig auch wieder los.

Am Anfang unserer Kurse bitten wir alle Teilnehmer, drei Ziele zu nennen, die sie sich im Zusammenhang mit dem Programm gesteckt haben. Dann ermutigen wir sie, während der acht Wochen *keinerlei* Anstrengung zu unternehmen, um diese Ziele zu erreichen, das heißt, *nicht* zu versuchen, den Blutdruck zu normalisieren, Angst zu überwinden oder schmerzfrei zu werden, sondern sich ausschließlich auf die Gegenwart zu konzentrieren und den Meditationsanweisungen genau zu folgen.

Der beste Weg, um in der Meditation Ziele zu erreichen, ist, diese loszulassen und nicht etwa, sie mit allen Mitteln erreichen zu wollen. Die ganze Aufmerksamkeit wird darauf gerichtet, die Dinge vorurteilsfrei zu sehen, Augenblick für Augenblick. Mit Geduld und regelmäßiger Übung werden Sie wie von selbst Fortschritte in der gewünschten Richtung machen.

6. Akzeptanz

Akzeptanz bedeutet, Schmerzen, die man hat, anzunehmen. Wenn Sie übergewichtig sind, akzeptieren Sie Ihre Pfunde als Teil Ihres Körpers zum gegenwärtigen Zeitpunkt. Es kann auch bedeuten, den Tod eines nahestehenden Menschen anzunehmen. Immer wieder gibt es Situationen oder Gegebenheiten, mit denen wir uns früher oder später, oft erst nach heftigem, innerem Widerstand, arrangieren müssen. Dieses Stadium gehört zum inneren Aussöhnungsprozeß und ist gleichzeitig unerläßlich für jede Heilung.

Einmal abgesehen von den großen Tragödien des Lebens, deren Wunden nur langsam heilen, vergeuden wir viel kostbare Energie damit, uns gegen Dinge aufzulehnen, die nun mal anders sind, als wir es gern hätten. Starr, ja unerbittlich halten wir an unseren Vorstellungen fest und sind unfähig, etwas anderes zu akzeptieren oder dessen

Vorzüge zu sehen. Sturheit aber erzeugt Spannung und Druck und verhindert oft, daß eine Situation sich zum Positiven wendet. Wir können uns sogar so sehr in unsere Ablehnung hineinsteigern, daß kaum Kraft für Wachstum und Heilung übrigbleibt, und selbst dieser Rest wird noch durch unseren Mangel an Achtsamkeit vergeudet. Nehmen wir an, Ihr Übergewicht macht Ihnen zu schaffen. Um sich selbst wieder zu mögen, ist es wenig ratsam zu warten, bis Sie Ihr Idealgewicht erreicht haben. Viel wichtiger und heilsamer ist die Erkenntnis, daß es vollkommen legitim ist, sich samt dem Übergewicht zu mögen, das in diesem Augenblick zu Ihrem Leben gehört. Wann wollen Sie beginnen, sich zu akzeptieren, wenn nicht in dem Augenblick, der Ihnen wirklich gehört, nämlich jetzt? Bevor Sie sich wirklich ändern können, müssen Sie sich erst einmal annehmen. Ein Problem, das sich stellt, anzunehmen, bedeutet, das Klima zu schaffen, in dem Heilung stattfinden kann.

Akzeptanz bedeutet *nicht*, einfach alles gut zu finden oder mit allem zufrieden zu sein. Es bedeutet auch nicht, destruktiven Gewohnheiten freien Lauf zu lassen oder den Wunsch nach Veränderung aufzugeben, Ungerechtigkeit zu tolerieren, in Passivität oder gar Fatalismus zu verfallen. Vielmehr sollte man darunter die Bereitschaft verstehen, Menschen und Geschehnisse möglichst unvoreingenommen, möglichst frei von eigenen Interpretationen zu betrachten. Ein klarer, von Ängsten und vorgefaßten Meinungen ungetrübter Geist erkennt die wirklichen Anforderungen einer Situation ungleich besser und ist in der Lage, entsprechend zu handeln.

In der Meditation wird die innere Einstellung der Akzeptanz dadurch erzeugt, daß man lernt, jeden Augenblick als absolut vollwertig zu betrachten und ihn so, wie er sich entfaltet, anzunehmen. Man versucht bewußt, *keine* Vorstellungen zu projizieren, *keine* Erwartungen damit zu verbinden, *nicht* zu beurteilen. Statt dessen versucht man, offen und empfänglich zu sein und alles, was man sieht, fühlt oder hört, genauso zu akzeptieren, wie es sich darbietet. Wenn man seine Aufmerksamkeit dergestalt auf die Gegenwart richtet, macht man die Feststellung, daß das Objekt der Aufmerksamkeit sich ständig verändert. So hat man die Gelegenheit, jeden Augenblick als gleichwertig zu betrachten und Akzeptanz zu üben.

7. Loslassen

Es heißt, daß die Inder sich beim Affenfang einer besonders geschickten Methode bedienen. Sie schneiden in das eine Ende einer Kokosnuß eine Öffnung, gerade groß genug für eine Affenhand, bohren zwei Löcher in das andere Ende, ziehen einen Draht hindurch und befestigen die Kokosnuß an dem Baum, auf dem der Affe hockt, den sie fangen möchten. Dann schieben sie eine Banane in die Kokosnuß und verstecken sich. Der neugierige Affe kommt alsbald vom Baum, steckt die Hand in die Kokosnuß, fühlt die Banane und packt sie. Das Loch ist so beschaffen, daß die schmale, ausgestreckte Affenhand zwar hineinpaßt, die zur Faust geballte Hand samt Banane aber nicht mehr herausgezogen werden kann. Er brauchte die Banane nur loszulassen, um wieder frei zu sein, aber die meisten Affen schaffen es einfach nicht, ihre Beute freizugeben.

Das Prinzip des Loslassens oder Nicht-Anhaftens beziehungsweise die Entwicklung dieser Einstellung gehört zu den Grundvoraussetzungen der Achtsamkeitsmeditation. Wenn man lernt, das innere Geschehen aufmerksam zu beobachten, kristallisieren sich sehr schnell die Anschauungen, Gefühle und Gewohnheiten heraus, an denen man unbedingt festhalten möchte, in der Regel solche, die uns positiv stimmen. An ihnen hängen wir so sehr, daß wir sie am liebsten immer wieder heraufbeschwören möchten, um uns an ihnen zu erfreuen.

Anders unliebsame, unangenehme oder gar beängstigende Gedanken und Gefühle. Diese wäre man am liebsten los oder zumindest wüßte man gern, wie sie sich vermeiden ließen. Die Gewohnheit, sich an manche Dinge zu klammern und andere abzulehnen, wird in der Meditation als unbrauchbar erkannt und abgelegt. Statt dessen läßt man *jede* Erfahrung, so, wie sie ist, zu, und übt sich darin, sie einfach nur zu beobachten. Sie loszulassen bedeutet, sie zu akzeptieren. Wird man gewahr, daß der Geist nach der einen Sache greift, die andere ablehnt, ruft man sich die Einstellung des Loslassens in Erinnerung, beobachtet, was geschieht, und läßt auch diese Vorstellung wieder los. Klammern und Ablehnen sind beides nichts weiter als Impulse, die wir fälschlicherweise für absolute Größen halten. Indem man ihnen keine weitere Bedeutung beimißt, sie nicht weiter verfolgt, läßt man sie zu und gleichzeitig auch los.

Manche Gedanken üben eine enorme Macht auf uns aus, und sie loszulassen erscheint fast unmöglich. In diesem Fall richtet man die

Aufmerksamkeit auf den Vorgang des Festhaltens. Festhalten ist das Gegenteil von Loslassen. Die Art und Weise, wie wir etwas festhalten, lehrt uns eine ganze Menge über das Loslassen. Ob es uns nun gelingt, loszulassen oder nicht – durch die Übung der Achtsamkeit erwirbt man das Geschick, sich mit einer Sache gründlich auseinanderzusetzen, sofern man dazu bereit ist.

Übrigens ist das Loslassen keine uns völlig fremde Kunst. Im Schlaf tun wir es nämlich ganz natürlich und völlig problemlos. Wir brauchen den Kopf nur auf ein weiches Kissen zu betten, und schon lassen wir Körper und Geist los. Tun wir es nicht, finden wir auch keinen Schlaf, ein Zustand, der uns ebenfalls nicht fremd ist und auf erhöhten Streß hinweist. Falls Sie trotz Streß einschlafen können, dürfen Sie sich bereits als Experte im Loslassen betrachten. Was Ihnen jetzt noch fehlt, ist die Übung des Loslassens im Wachzustand.

Entschlossenheit, Disziplin und Zielstrebigkeit

Das Entwickeln der eben erörterten sieben inneren Einstellungen – Nicht-Beurteilen, Geduld, Bewahren des Geistes eines Anfängers, Vertrauen, Nicht-Greifen, Akzeptanz und Loslassen – kommt Ihrer Meditation zugute, egal, welche Methode Sie anwenden, und hilft Ihnen, diese zu vertiefen.

Achtsamkeit entsteht nicht einfach wie von selbst, nur weil man zu der Überzeugung gelangt ist, daß es nützlich und wünschenswert wäre, bewußter zu leben. Es bedarf vielmehr einer starken Entschlossenheit sowie einer wirklichen Überzeugung vom Wert solchen Tuns, um jene nötige Disziplin aufzubringen, die man als Grundpfeiler einer effektiven Meditationspraxis bezeichnen könnte.

In der Streßklinik werden keine Ausnahmen von dieser Regel gemacht. Jeder muß praktizieren. Partner werden nur zugelassen, wenn sie bereit sind, zusammen mit den Patienten sechs Tage in der Woche täglich fünfundvierzig Minuten zu meditieren. Auch die Ärzte, Praktikanten, Therapeuten und Krankenschwestern der Klinik haben sich verpflichtet, diese Grundregel einzuhalten, sonst werden sie gar nicht erst eingestellt. Ohne persönliche Erfahrungen könnten sie kaum Verständnis für die Patienten aufbringen, weder für deren Schwierigkeiten noch für die Anstrengungen, die erforderlich sind, wenn man mit seinen Energien bewußt arbeiten will.

Die Disziplin, die wir von unseren Patienten verlangen, läßt sich mit der Disziplin eines Hochleistungssportlers vergleichen. Ein Athlet trainiert regelmäßig, egal ob ihm danach zumute ist oder nicht, jeden Tag, bei jedem Wetter, ob er sich gut oder schlecht fühlt, ob er glaubt, daß er sein Ziel erreicht oder nicht. Dieselbe Geduld und Disziplin brauchen Sie, wenn Sie meditieren möchten. Es geht nicht darum, ob Sie Lust haben oder nicht, Sie müssen es *tun*. Am Ende des Kurses können Sie immer noch überlegen, ob es sich nun wirklich gelohnt hat. Bis dahin aber zählt nur, daß Sie praktizieren.

Das bedeutet in der Regel einen Eingriff in den Tagesablauf, denn irgendwie muß die fünfundvierzigminütige Meditationssitzung sinnvoll eingeplant werden. Möglicherweise muß man seine Prioritäten neu überdenken, was in der Übergangszeit zu vermehrtem Streß führen kann, bis man eine zufriedenstellende Lösung gefunden hat. Daß wir unseren Patienten diese Anstrengung trotzdem abverlangen, liegt daran, daß die Meditation für uns Betreuer integraler Bestandteil des Lebens ist, das heißt, wir fordern nichts, was wir nicht selbst einhalten, und wissen sehr wohl um die vielen Stolpersteine, aber auch um den Wert einer solchen Disziplin. Für die meisten Patienten ist diese Art der Beschäftigung mit der eigenen Person eine neue, interessante und lohnende Erfahrung. Sie spüren, daß sie sich hier nicht passiv irgendeiner Behandlung unterziehen, sondern daß sie gefordert sind, ihre innersten Ressourcen zu aktivieren und daß wir ihnen dabei helfen können. Das Gefühl, bei diesem Unterfangen nicht allein zu sein, erleichtert es vielen, die Disziplin für die tägliche Praxis aufzubringen. Letztlich aber geht es auch nicht darum, acht Wochen lang einfach nur brav zu üben, sondern die Meditation ins Leben zu integrieren, damit sie ihre volle Wirkung entfalten kann.

Wer bereit ist, acht Wochen lang seinen Tagesablauf um die Meditation herum zu planen, damit die Sitzung unter günstigen Umständen stattfinden kann, wird schon bald eine positive Wirkung auf sein Leben bemerken.

Diese Extraanstrengung ist nötig, denn unser Lebensstil ist so komplex geworden, der Geist ständig so aktiv, daß wir tatsächlich günstige Umstände für die Meditationssitzungen schaffen müssen. Es soll ja eine Zeit ohne Unterbrechungen sein, an einem Ort, der der Entwicklung und Aufrechterhaltung der richtigen inneren Einstellung förderlich ist und an dem Sie sich überdies wohl fühlen. Deshalb sollten Sie versuchen, von Ihrer Seite aus alle nötigen Vorkehrungen zu treffen. Das kann zum Beispiel bedeuten, daß Sie Ihren Lebensgefährten bitten, ans Telefon zu gehen, während Sie meditieren, oder daß Sie den Apparat für die Dauer der Meditation abstellen. Haben Sie erst einmal damit begonnen, Ihren Entschluß in die Tat umzusetzen, benötigen Sie ein gewisses Maß an Disziplin, um an Ihrem Vorhaben festzuhalten. Spätestens wenn die ersten Schwierigkeiten auftauchen oder Sie auch nur glauben, keine Fortschritte zu machen, zeigt sich Ihre wirkliche Entschlossenheit. Angesichts von Problemen sind Ausdauer und Zielstrebigkeit gefragt. Die Entschlossenheit, zu üben, ob Sie sich nun danach fühlen oder nicht, ob es Ihnen nun gerade paßt oder nicht, ist dabei Ihr stärkster Verbündeter.

Andererseits ist es auch nicht ganz so schwierig, wie man aufgrund des bisher Gesagten meinen könnte. Die meisten Menschen haben sich im Laufe ihres Lebens ohnehin eine gewisse innere Disziplin angewöhnt. Es erfordert Disziplin, jeden Tag um eine bestimmte Zeit eine fertige Mahlzeit auf den Tisch zu bringen oder jeden Morgen aufzustehen, um rechtzeitig zur Arbeit zu kommen, und selbstverständlich erfordert es Disziplin, jeden Tag eine Dreiviertelstunde zu meditieren. Als Lohn für diese Anstrengung gelingt es Ihnen immer besser, auch in Streßsituationen gelassen zu bleiben, fühlen Sie sich ganz allgemein wohler, entspannter und selbstsicherer und werden toleranter. Manche Menschen haben ein so geringes Selbstwertgefühl, daß sie glauben, es stünde ihnen nicht zu, täglich so viel Zeit für sich in Anspruch zu nehmen. Wenn Sie ähnlich denken, überprüfen Sie diese Auffassung in der Meditation. Warum haben Sie dieses Gefühl? Worauf gründet es sich? Warum akzeptieren Sie es? Hält diese Auffassung einer genauen Prüfung stand?

Und selbst wenn Sie es wirklich für Eigennutz halten und denken, es wäre viel sinnvoller, in dieser Zeit irgend jemandem zu helfen, der Ihre Hilfe brauchen kann, so hängt doch die Fähigkeit zu helfen von Ihrer eigenen inneren Stärke und Ausgeglichenheit ab. Um besser helfen zu können, müssen Sie also Ihre Reserven wieder auffrischen, und das ist keine selbstsüchtige, sondern eine ausgesprochen vernünftige Handlungsweise. Glücklicherweise verlieren solche Überlegungen schnell an Gewicht, wenn man die positiven Auswirkungen der Meditation auf die Qualität des Lebens, das Selbstwertgefühl und zwischenmenschliche Beziehungen erfährt.

Finden Sie also heraus, wann Sie am besten meditieren können. In meinem Fall ist es zum Beispiel der frühe Morgen, wenn der Rest der

Familie noch tief schläft und kein Telefon klingelt. Es ist ein gutes Gefühl, dann schon auf zu sein und Zeit zu haben, um mit einem wachen, offenen Geist einfach nur im Augenblick zu verweilen. Andere sind morgens zu müde und ziehen die Abendstunden vor. Wichtig ist eigentlich nur, daß man nicht zu schläfrig ist und aufmerksam bleiben kann. So empfiehlt es sich zumindest am Anfang sicher nicht, spät in der Nacht zu meditieren. Der Geist muß wach sein, wenn man meditieren will, weder erschöpft noch erregt.

Achtsamkeit ist ein wacher, höchst konzentrierter Zustand. Die Meditation wird nur so stark sein wie Ihre Entschlossenheit, den Nebel der Unachtsamkeit aufzulösen. Solange Sie in diesem Nebel herumtappen, fällt es schwer, den Einflußbereich bestimmter Anschauungen und Gewohnheiten genau zu orten. Verwirrung, Erschöpfung, Depression, Erregbarkeit und so weiter sind ungemein mächtige Geisteszustände, die den Entschluß, regelmäßig zu meditieren, schnell aus den Angeln heben können. Genau dann ist Ihre Entschlossenheit am wichtigsten. Zumal diese Zeiten oft sogar die fruchtbarsten sind, weil man sich besonders anstrengen muß, sich nicht zu identifizieren, nicht zu bewerten, sondern zu akzeptieren und loszulassen. Dafür entwickeln Sie im bewußten Umgang mit einer schwierigen Situation auch eine größere geistige Stabilität und Widerstandskraft.

Die meisten Patienten der Klinik erhoffen sich von unserem Programm nicht nur gesundheitliche Verbesserungen, sondern auch inneren Frieden. Um aber inneren Frieden zu erlangen, bedarf es einer klaren Vorstellung von dem, was man anstrebt, einer Vision, die Schwierigkeiten und Hindernisse überdauert.

Früher dachte ich, daß man einfach nur durch die formale Meditation die gewünschten Resultate erzielen würde. Die Zeit hat mich gelehrt, daß man darüber hinaus eine Art persönlicher Vision braucht, eine Vorstellung, die für einen selbst von allergrößtem Wert ist, etwa wie es wäre, wenn man die selbstgesteckten Beschränkungen aufgeben könnte, oder eine Vorstellung von Tatkraft, Gesundheit, tiefer Entspannung, Güte, Frieden, Harmonie und Weisheit. Eine solche Vision trägt den Praktizierenden durch die unvermeidlichen Phasen der Unlust und verleiht der Praxis Kontinuität.

Nach Darlegung dieser für die Meditationspraxis so wichtigen inneren Einstellungen können wir uns nun den praktischen Übungen zuwenden.

3 Der Atem ist ein starker Verbündeter

Dichter und Wissenschaftler haben einen ausgeprägten Sinn für die Rhythmen des Lebens. Rhythmische, pulsierende Bewegungen und Vibrationen gehören zu jeder Form von Leben, angefangen vom Schlagen der Flimmerhärchen einer Bakterie bis hin zu den wechselnden Zyklen von Photosynthese und Atmung in Pflanzen oder dem 24-Stunden-Rhythmus unseres Körpers und der biochemischen Prozesse, die ihn am Leben erhalten. Die Rhythmen unseres Lebens sind in die größeren Rhythmen des Planeten eingebettet – Ebbe und Flut, Kohlenstoff-, Stickstoff- und Sauerstoffzyklen der Biosphäre, Tag/Nacht-Rhythmus, Wechsel der Jahreszeiten – und eng mit ihnen verbunden. Zwischen beiden findet ununterbrochen ein rhythmischer Austausch von Energie und Materie statt. Man hat festgestellt, daß im Laufe von sieben Jahren alle Atome des menschlichen Körpers ausgetauscht werden! Eine faszinierende Tatsache, die die Frage aufwirft, wer man dann eigentlich ist, wenn nach sieben Jahren auch nicht ein «altes» Atom des früheren «Selbst» mehr übrig ist.

Dieser Austausch findet unter anderem über die Atmung statt. Mit jedem Atemzug werden Kohlendioxidmoleküle aus dem Körper gegen Sauerstoffmoleküle aus der Luft ausgetauscht. So befreit der Körper sich mit jedem Atemzug von schlechter, verbrauchter Energie und führt sich frische Energie zu. Wird dieser Vorgang unterbrochen, erleidet das Gehirn schon nach wenigen Minuten aufgrund akuten Sauerstoffmangels irreversible Schäden.

Neben der Atmung spielt das Herz eine wichtige Rolle. Dieses ganz und gar erstaunliche Muskelpaket pumpt zeit unseres Lebens unermüdlich, ohne Pause, Blut durch unseren Körper. Es schlägt schon lange vor unserer Geburt und kann sogar nach unserem Tod mit Hilfe entsprechender Apparaturen noch eine Weile am Leben gehalten werden. Atmung und Herzschlag sind lebenserhaltende Rhythmen. Das Herz pumpt sauerstoffreiches Blut von den Lungen in die Arterien, in die kleineren Kapillargefäße und schließlich in jede Körperzelle. Die roten Blutkörperchen geben den Sauerstoff ab und nehmen Kohlendioxid, das Hauptabfallprodukt aller lebenden Gewebe, auf. Das Kohlendioxid wird mit dem Blut durch die Venen wieder zum Herzen zurücktransportiert, von dort in die Lunge gepumpt und beim Ausatmen ausgeschieden. Mit dem nächsten Einatmen werden die Hämoglobinträgermoleküle automatisch erneut mit Sauerstoff versorgt, der vom Herzen wiederum in den Körper gepumpt wird. Das ist der verinnerlichte Rhythmus des Urmeeres, der Rhythmus von Ebbe und Flut, von Energie und Materie. Der Atem ist eine Funktion dieses Lebens, und sein Rhythmus gleicht sich unseren Aktivitäten und emotionalen Zuständen an. Körperliche Anstrengung oder Gefühlsausbrüche beschleunigen ihn, während er sich im Schlaf oder in Phasen der Entspannung verlangsamt. Beobachten Sie Ihren Atem, wenn Sie nervös, ängstlich, freudig erregt, überrascht oder auch entspannt sind. Sie werden feststellen, daß er sich jedesmal verändert. Einmal ist er regelmäßig, dann unregelmäßig, manchmal flach und kurz, manchmal schwer. Man kann ihn aber auch für kurze Zeit bewußt anhalten oder Häufigkeit und Tiefe der Atemzüge willentlich variieren.

In der Regel machen wir uns weiter keine Gedanken um das Atmen. Es geht ja ganz automatisch, und das halten wir so lange für selbstverständlich, bis irgend etwas unsere normale Atmung stört oder gar behindert. In der Meditation spielt der Atem eine zentrale Rolle. Er ist Lehrer und mächtiger Verbündeter in einem. Menschen, die nicht meditieren, können mit so einer Aussage wenig anfangen.

Die Beobachtung des Atemrhythmus ist in der Meditation sogar eine besonders gewinnbringende Übung, da er ja aufs engste mit unseren Lebenserfahrungen verknüpft ist. Theoretisch könnte man sich auch auf den Herzschlag konzentrieren, doch läßt sich der Atem leichter beobachten. Die Tatsache, daß er sich unserer jeweiligen emotionalen Verfassung anpaßt und sich zusammen mit ihr manchmal recht dramatisch verändert, zeigt, daß Veränderungen ein natürlicher Bestandteil des Lebens und keineswegs als negativ zu bewerten sind. Im Gegenteil, in der Flexibilität liegt eine große Kraft.

Solange wir leben, ist der Atem unser ständiger Begleiter beziehungsweise der unseres Bewußtseins. Sich auf den Atem zu konzentrieren bedeutet, das Jetzt, den Augenblick zu erleben. Er verankert unser Bewußtsein fest im Körper.

Erregte Menschen atmen oft schnell und flach und laufen Gefahr zu hyperventilieren, das heißt, sie atmen nicht genug Sauerstoff ein und zuviel Kohlendioxid aus. Das Ergebnis ist ein plötzliches Schwindelgefühl, oft begleitet von extremen Beklemmungen. Wenn man plötzlich glaubt, nicht mehr genug Luft zu bekommen, gerät man leicht in Panik. Diese wiederum erschwert die in diesem Fall notwendige Atemkontrolle. Menschen, die hyperventilieren, mögen denken, daß sie sterben oder einen Herzanfall erleiden. Tatsächlich könnten sie bewußtlos werden. Die Ohnmacht ist ein Mittel, das der Körper einsetzt, um den Teufelskreis der Hyperventilation zu unterbrechen. Indem er das Bewußtsein für eine Weile ausschaltet, gibt er dem Atem die Möglichkeit, sich wieder selbst zu regulieren.

Die Beobachtung des Atems ist also gewissermaßen die Grundübung, der erste Schritt jeder formalen Meditationspraxis, auch wenn einem auf Anhieb nicht einleuchten will, was Atembeobachtung mit Meditation zu tun haben soll. Je vertrauter man mit diesem Vorgang in der Meditation wird, desto mehr verliert man auch die Angst davor.

Gregg, ein siebenunddreißigjähriger Feuerwehrmann, hatte bei einem Einsatz eine schwere Rauchvergiftung erlitten. Seither hyperventilierte er jedes Mal, wenn er beim Löschen die Maske aufsetzte und ein brennendes Gebäude betreten mußte.

Die erste Woche, in der die Konzentration auf den Atemvorgang im Mittelpunkt steht, wurde für ihn zu einer Tortur. Sobald er sich auf das Ein- und Ausströmen des Atems einzustellen versuchte, bauten sich die Angst und das gefürchtete Beklemmungsgefühl auf. Da er aber zu schüchtern war, um aufzuspringen und hinauszulaufen, biß er die Zähne zusammen. Irgendwie gelang es ihm durchzuhalten, und er bewältigte sogar die tägliche Pflichtsitzung zu Hause, wohl aus purer Verzweiflung über seinen Zustand. Er hatte das Gefühl, der Atem sei sein persönlicher Feind geworden, eine unkontrollierbare Kraft, die seine Arbeitsfähigkeit, seine Beziehung zu den Kollegen und sein Selbstwertgefühl stark beeinträchtigte.

Nachdem er zwei Wochen lang stur seine Atemübungen gemacht hatte, fiel ihm eines Tages auf, daß er die Maske wieder aufsetzen und ein brennendes Gebäude betreten konnte, ohne zu hyperventilieren. Völlig unbemerkt hatte sich in ihm eine höchst dramatische Wandlung vollzogen. Während der Übungen entspannte er sich nämlich zunehmend, und mit der Entspannung änderte sich auch seine Einstellung dem Atem gegenüber. Er stellte fest, daß er sich weniger in seine Gedanken und Ängste verstrickte und begriff, daß der Atem kein Feind, sondern ein Verbündeter war, mit dem er sogar gezielt arbeiten konnte.

Die einfachste und zugleich wirkungsvollste Art, um Achtsamkeit zu üben, ist die Konzentration auf den Atem über einen längeren Zeitraum hinweg. Man kann sich zum Beispiel auf das Gefühl des Ein- und Ausströmens der Luft durch die Nasenlöcher konzentrieren. Oder man beobachtet das Heben und Senken der Bauchdecke oder konzentriert sich darauf, wie der Brustkorb sich weitet beziehungsweise zusammenzieht. Immer geht es darum, sich das Gefühl des Atems an der betreffenden Stelle zu vergegenwärtigen und es von Moment zu Moment im Bewußtsein aufrechtzuerhalten. Das heißt, man *fühlt*, wie die Luft beim Ein- und Ausatmen durch die Nasenlöcher streicht, *spürt* die Kontraktion der Muskeln beim Atmen, spürt wie die Bauchdecke sich hebt und senkt. Es bedeutet nicht, krampfhaft ein- und auszuatmen, den Atemrhythmus zu verändern oder sonstwie zu manipulieren. Sie haben zeit Ihres Lebens geatmet, ohne sich bewußt darum zu kümmern, und auch jetzt besteht kein Anlaß dazu, den Atem zu *kontrollieren* – Sie haben lediglich beschlossen, ihn aufmerksam zu *beobachten*. Mit «Kontrolle» würden Sie genau das Gegenteil dessen erreichen, was Sie erreichen möchten. Atembeobachtung bedeutet auch nicht, darüber nachzudenken, wie man denn nun atmet. Es bedeutet eigentlich nur, den Atem mit dem Bewußtsein zu begleiten, ihn zu fühlen. Man macht sich das Ein- und Ausströmen der Luft bewußt und stellt fest, daß es sich verändert.

In der Streßklinik beginnen wir mit der Konzentration auf das Heben und Senken der Bauchdecke, was gleichzeitig sehr entspannend wirkt. Sänger, Musiker, Tänzer und Schauspieler, aber auch Ausübende fernöstlicher Kampfsportarten wie Karate oder Aikido kennen den Wert der Bauchatmung und arbeiten gezielt mit der Konzentration auf diesen Bereich der Mitte. Die Bauchatmung kräftigt den Atem insgesamt und ermöglicht eine bessere Atemkontrolle.

Es kann in der Tat sehr beruhigend sein, die Aufmerksamkeit auf die Bauchatmung zu lenken. Unser Geist ähnelt bisweilen einer von Stürmen gepeitschten Meeresoberfläche, doch sosehr die Stürme auch auf der Oberfläche toben mögen, die tieferen Regionen des Meeres bleiben davon unberührt. Wenn wir die Aufmerksamkeit auf die Bauchatmung lenken, stimmen wir uns – bildlich gesprochen – auf tiefere Regionen des Geistes ein, die unterhalb der Agitation unseres Denkens liegen, und stellen so das Gleichgewicht zwischen Kopf und Bauch wieder her.

In der Meditation übernimmt der Atem die Funktion eines Ankers. Mit seiner Hilfe können wir unsere Aufmerksamkeit fest im Körper verankern und in die tiefer gelegenen Regionen der Ruhe und Entspannung hinabsinken. Die Bewegungen des Geistes mögen dann zwar an der Oberfläche weitertoben, wenn wir aber unsere Aufmerksamkeit auf den Atem lenken, sind wir ihnen nicht mehr ausgesetzt. In dem Augenblick, wo wir «auf Grund stoßen», wo der Geist ruhig und stabil ist, verändert sich die Perspektive schlagartig. Man sieht die Dinge klarer und kann von einem Standpunkt innerer Stabilität aus handeln, anstatt von den aufgepeitschten Wellen an der Oberfläche des Geistes hin- und hergeworfen zu werden. Der Bauch ist buchstäblich ein physisches «Zentrum der Schwerkraft».

Jeder Augenblick, in dem wir unsere Aufmerksamkeit auf die Atmung lenken, ist ein Augenblick meditativer Achtsamkeit, sei es während der formalen Sitzung oder im Alltag.

Manche Menschen finden es hilfreich, die Augen zu schließen, während sie den Atem beobachten, nötig ist es jedoch nicht. Lassen Sie die Augen ruhig offen, und richten Sie den Blick auf den Boden vor sich, ohne etwas Bestimmtes zu fixieren. Dann richten Sie die volle Aufmerksamkeit, so gut es eben geht, zuerst auf das Einatmen, dann auf das Ausatmen. Sobald Sie bemerken, daß Ihre Gedanken von dieser Übung abschweifen, holen Sie sie zurück.

Zwerchfellatmung

Viele unserer Patienten haben die Zwerchfellatmung oder Bauchatmung (wie sie auch genannt wird, weil sie den gesamten Bauchbereich erfaßt) schätzen gelernt und durch sie jene Kraft gefunden, die dem Atem innewohnt. Auch Sie werden wahrscheinlich immer öfter automatisch zur langsameren und tieferen Bauchatmung übergehen, die ohnehin die natürliche Form des Atmens ist. Babys atmen noch aus dem Bauch; erst mit den Jahren gewöhnen wir uns die kurze, flache Brustatmung an. Das Zwerchfell ist ein großer, kuppelförmig gewölbter Muskel, der Brust- und Bauchraum voneinander trennt und mit den unteren Rippen verbunden ist, wodurch diese beim Atmen stabilisiert werden (siehe Abbildung 1). Beim Einatmen zieht es sich zusammen und wird, da es, wie eben erwähnt mit den unteren Rippen verbunden ist, straff. Dieser Zug nach unten bewirkt eine

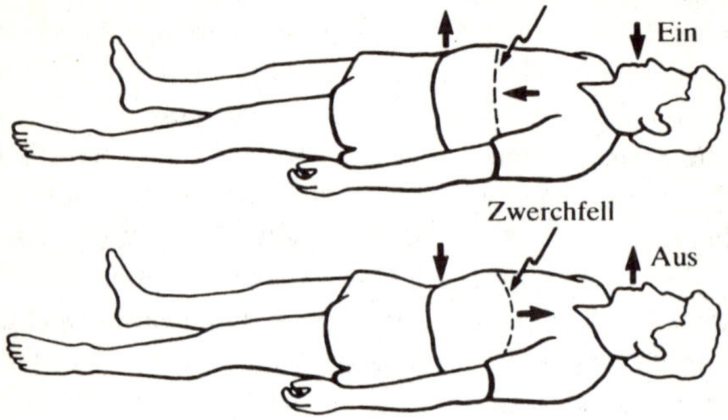

Abbildung 1

Erweiterung des Brustraums, was zu einer Abnahme des Luftdrucks in den Lungen führt. Die eingeatmete Luft gleicht dieses Defizit wieder aus.

Nach der Kontraktion des Zwerchfells folgt eine Phase der Entspannung. Dabei kehrt es in seine ursprüngliche, nach oben gewölbte Position zurück, wodurch der Brustraum wieder kleiner wird, der Druck jedoch zunimmt. Dies führt dazu, daß die Luft aus den Lungen gepreßt und durch die Nase oder den offenen Mund ausgeatmet wird. Bei jeder Art der Atmung wird die Luft durch die Kontraktion des Zwerchfells und sein damit verbundenes Absinken also in die Lungen gezogen und während der Phase der Entspannung, in der es in seine ursprüngliche Position zurückkehrt, wieder ausgestoßen.

Sind nun die Muskeln der Bauchdecke angespannt, wird das Zwerchfell bei der Kontraktion (wobei es normalerweise den Magen, die Leber und die anderen Organe in der Bauchhöhle sanft massiert) auf Widerstand treffen und nicht sehr weit absinken können. Das Resultat ist ein flacher Atem, an dem nur die Lungen beteiligt sind.

Bei der Bauch- oder Zwerchfellatmung geht es darum, die Bauchmuskulatur so gut wie möglich zu *entspannen*. Beim Einatmen wölbt sich die Bauchdecke ganz von selbst leicht nach außen, denn das Zwerchfell übt von oben einen sanften Druck auf den Magen aus. Da es nicht auf Widerstand stößt, kann es sich weiter absenken, das Einatmen verlängert sich, und die Lungen werden mit mehr Luft gefüllt. Beim Ausatmen wird entsprechend mehr Luft abgegeben, so daß alles in allem mehr Luft ausgetauscht wird.

Die Umstellung von der flachen Brustatmung auf die tiefere Bauchatmung ist anfangs manchmal ein wenig frustrierend, aber schon nach kurzer Zeit spürt man ihre wohltuende Wirkung und beginnt wieder, völlig natürlich mit dem Bauch zu atmen.

Legen Sie sich auf den Rücken, schließen Sie die Augen, und legen Sie eine Hand auf den Bauch. Konzentrieren Sie sich ganz auf die Hand, spüren Sie, wie sie sich mit jedem Atemzug auf- und abbewegt. Wenn sie beim Einatmen hochgehoben wird und beim Ausatmen sinkt, machen Sie es richtig. Die Bauchdecke sollte sich sanft auf- und abbewegen, so daß Sie Ihre Aufmerksamkeit darauf richten und den Atem beobachten können.

Die Meditation verändert die Qualität der Atmung. Wenn man den Atem regelmäßig beobachtet, bleibt dies nicht ohne tiefgreifende Folgen. Wir haben bereits gesehen, daß die Beobachtung des Atemvorgangs die Konzentration unterstützt. Darüber hinaus hilft sie uns, achtsam mit unserem Körper, mit den Gedanken und letztlich mit allen Erfahrungen umzugehen.

Über einen längeren Zeitraum hinweg entspannt, ja beruhigt sie Körper und Geist und versetzt uns in die Lage, innere und äußere Geschehnisse von diesem inneren «Ort der Ruhe» aus mit großer Klarheit wahrzunehmen. Dabei erschließt man sich den Reichtum tieferer Verständnisebenen, der nicht nur die eigene Sicht immens erweitert, sondern auch unseren Handlungsspielraum vergrößert, und das alles nur, weil wir wacher und achtsamer werden. Anstatt in Streßsituationen aus dem Gleichgewicht zu geraten, weil wir uns den Anforderungen nicht gewachsen fühlen, können wir ihnen in angemessener Weise begegnen.

Außerdem werden Sie feststellen, daß es möglich ist, den Atem ganz präzise in die verschiedenen Körperregionen zu lenken, um Schmerzen zu lindern und Spannungen aufzulösen, während der Geist durch diese bewußte Übung gleichzeitig beruhigt und stabilisiert wird.

Ebenso kann der Geist darin geschult werden, im Zustand tiefer Ruhe und erhöhter Achtsamkeit zu verweilen. Die Fähigkeit zu intensiver und ausdauernder Konzentration wird dadurch gesteigert, daß man den Geist auf ein Objekt richtet, mit dem er sich beschäftigen soll – in diesem Fall auf den Atem. Gelingt es während der Meditation, diese Konzentration aufrechtzuerhalten, führt dies über kurz oder lang unweigerlich zu einer Erfahrung tiefer innerer Ruhe und erhöhter Achtsamkeit. Man könnte sagen, daß dem Atem eine Kraft innewohnt, die sich entfaltet, wenn man bei ihm bleibt und ihm folgt, wie man einem Pfad folgt. Daraus erwächst Schritt um Schritt die Erkenntnis, daß der Atem ein zuverlässiger Verbündeter ist. Patienten behaupten noch Jahre nach dem Training, daß die wichtigste Erfahrung in der Streßklinik die des bewußten Atmens war. Der Atem ist eine Kraftquelle, die unser Leben nachhaltig verändert, wenn wir lernen, unsere Aufmerksamkeit in ihm zu verankern und ihn geduldig zu beobachten.

Die Kraft der Achtsamkeitsübung liegt darin, daß sie uns sanft, aber effektiv aus dem Strom der gewohnheitsmäßigen, nicht selten zwanghaften Aktivitäten des Geistes befreit. Yogis aller Zeiten wußten darum und bedienten sich ihrer. Der Atem ist die Grundlage jeder Meditationspraxis.

Es gibt die formale und die sogenannte «informale» Methode der Atembeobachtung. Bei der formalen beobachtet man ihn im Rahmen der Meditationssitzung, für die man sich extra Zeit nimmt, alle anderen Aktivitäten stoppt, eine bestimmte Haltung einnimmt und über einen längeren Zeitraum hinweg die Aufmerksamkeit in der zuvor beschriebenen Art und Weise auf den Atem richtet.

Solche Sitzungen, regelmäßig durchgeführt, schulen nicht nur die Fähigkeit, die Aufmerksamkeit über längere Zeit hinweg aufrechtzuerhalten, sondern stärken ganz allgemein die Konzentrationsfähigkeit. Die Gedanken werden ruhiger und zielgerichteter, man reagiert weniger hektisch und weniger voreilig. Durch die fortwährende Übung stabilisiert sich die innere Ruhe immer mehr. Die Zeit der Meditation wird dann zu einer Zeit der Regeneration, zu einer Begegnung mit dem eigenen Höheren Selbst, unabhängig von der Methode, die man anwendet.

Bei der «informalen» Achtsamkeitsübung richtet man die Aufmerksamkeit während des Tages immer wieder auf den Atem, egal, wo man gerade ist und was man gerade tut. So wird der Faden des meditativen Bewußtseins mit jedem Aspekt des (Alltags-)Lebens verwoben, woraus physische Entspannung, innere Ruhe und Einsicht entstehen. Diese Methode ist ebenso wirksam wie die zuerst erwähnte, da sie in der Hektik des Alltags aber leicht vergessen wird, sollte sie stets in Verbindung mit der formalen Methode geübt werden. Beide ergänzen sich in idealer Weise und sind für alle Arten der Meditation von grundlegender Bedeutung, sei es für die Sitzmeditation, den Body-Scan, die Hatha-Yoga-Übungen oder die Gehmeditation. Selbst bei den allgemeineren Übungen, mit denen wir untertags die Kontinuität der Achtsamkeit aufrechtzuerhalten versuchen, profitieren wir von der simplen Beobachtung des Atems. Es dauert nicht lange, bis die Atemübung zu einer vertrauten, liebgewordenen Gewohnheit wird.

Übung I

1. Legen Sie sich auf den Rücken, oder setzen Sie sich bequem hin. Wenn Sie sich für das Sitzen entscheiden, achten Sie auf einen geraden Rücken. Lassen Sie die Schultern ein wenig hängen.
2. Schließen Sie die Augen, wenn Sie möchten.
3. Richten Sie die Aufmerksamkeit auf die Bauchdecke. Spüren Sie, wie sie sich beim Einatmen hebt und beim Ausatmen senkt.
4. Bleiben Sie bei der Atmung, Atemzug um Atemzug, als würden Sie auf den Wellen des Atems reiten.
5. Wenn Sie merken, daß die Gedanken sich verselbständigen wollen, stellen Sie fest, wovon Sie abgelenkt werden, dann kehren Sie zur Bauchatmung zurück.
6. Auch wenn die Gedanken unzählige Male vom Atem abschweifen, bringen Sie sie ebensooft zurück, ohne sich zu ärgern, ohne ungeduldig zu werden.
7. Üben Sie dies täglich eine Viertelstunde, eine Woche lang, ob Sie nun Lust dazu haben oder nicht. Beobachten Sie, wie es sich anfühlt, jeden Tag für eine kurze Zeit einfach nur zu *atmen* und zu *sein*, ohne etwas anderes zu *tun*.

Übung II

1. Stimmen Sie sich mehrmals täglich zu verschiedenen Zeiten auf den Atem ein, indem Sie sich ganz bewußt ein- oder zweimal das Heben und Sinken der Bauchdecke vergegenwärtigen.

2. Werden Sie sich der Gedanken und Gefühle bewußt, die währenddessen auftreten, ohne sie weiter zu verfolgen oder zu bewerten.
3. Werden Sie sich gleichzeitig gedanklicher oder emotionaler Veränderungen bewußt, zum Beispiel neuer Gedankenimpulse oder daß Sie mit Emotionen anders umgehen als bisher und dergleichen mehr.

4 Die Sitzmeditation

Es war bereits die Rede davon, daß der Geist ständig auf der Suche nach Beschäftigungen ist, die seinen Neigungen entsprechen und seine Bedürfnisse befriedigen. Aus diesem Drang heraus werden Pläne geschmiedet, die sicherstellen sollen, daß alles so läuft, wie man es selbst gern hätte, wobei man alles, was unangenehm sein könnte, zu vermeiden sucht. Aus all diesen Plänen entstehen fortwährend neue Verbindlichkeiten und Aktivitäten, denen man sich verpflichtet fühlt, bis die Tage randvoll ausgefüllt sind. Um dieses Soll zu erfüllen, strengen wir uns unglaublich an, jagen Terminen, Geld und einflußreichen Leuten hinterher, stehen ständig unter Druck und können nichts wirklich genießen. Wir leben in einer Welt ständiger Aktivitäten, die wenig Berührungspunkte mit der Welt des Seins aufweist.

Die Meditation ist eine Art von Beschäftigung, wenn nicht gar die einzige, bei der es nicht darum geht, etwas zu erreichen oder irgendwohin zu gelangen, sondern darum, vollkommen da zu sein. Es geht im wahrsten Sinn des Wortes um unser *Da-Sein*. Verständlicherweise gewöhnt man sich nicht von heute auf morgen an dieses zunächst reichlich fremd wirkende *Nur-Sein* oder *Nicht-Tun*, das sich so sehr von unseren sonstigen Aktivitäten unterscheidet. Es verhält sich ein wenig wie mit einem alten Freund, den man nach langer Zeit der Trennung wieder einmal trifft. Zunächst ist man unsicher, wie man sich ihm gegenüber verhalten soll. Um die frühere Vertrautheit wiederherzustellen, muß man sich eben erneut miteinander «bekannt» machen, Zeit miteinander verbringen, sich aufmerksam beobachten, ein Gespür füreinander entwickeln. Aus ebendiesem Grund nehmen wir uns jeden Tag Zeit für eine formale Meditationssitzung, halten in unserem Tun inne, besinnen uns, und für einige Zeit *sind* wir einfach nur. Das mag dem einen oder anderen am Anfang wohl gekünstelt oder komisch vorkommen oder gar wie eine andere Art von Aktivität, wieder etwas Neues, was man *tun* kann und für das man sich nun zusätzlich Zeit nehmen soll. Dabei hat man ja wahrlich auch ohne das Meditieren schon genug zu tun.

Hat man aber erst einmal eingesehen, daß es durchaus vernünftig, wenn nicht gar notwendig ist, so oft wie möglich im Seins-Modus zu verweilen, anstatt einfach nur wahllos aktiv zu sein, und hat man darüber hinaus auch einmal einen Vorgeschmack von dem bekommen, was mit jener vielzitierten inneren Ruhe gemeint ist, aus der heraus man sich den Anforderungen und Stürmen des Lebens stellen kann, dann entwickelt man ohne Murren und wie von selbst den Wunsch, sich diese Zeit freizuhalten, ja, ihr Priorität vor anderen Dingen einzuräumen sowie die notwendige Disziplin aufzubringen. Plötzlich ist es kein so großes Problem mehr, Zeit für die Meditation zu finden. Und schließlich, wenn man spürt, daß es einem rundum guttut, wird man sich die Zeit gerne nehmen.

Die Sitzmeditation ist das Herzstück der formalen Meditationspraxis. Weder das Atmen noch das Sitzen fällt uns schwer, da wir es andauernd und völlig natürlich tun. Was das Sitzen in der Meditation vom normalen Sitzen unterscheidet, ist die innere Einstellung der Achtsamkeit, die ja auch dem Atem in der Meditation seine besondere Qualität verleiht.

Für die Sitzmeditation benötigt man zunächst einen festen Zeitpunkt sowie einen Ort, an dem man relativ ungestört ist (siehe Kapitel 2), sodann eine aufrechte Sitzhaltung, in der es sich eine Weile aushalten läßt, wobei Kopf, Nacken und Rücken eine Gerade bilden, damit der Atem ungehindert ein- und ausströmen kann. Diese Haltung strahlt außerdem eine gewisse Würde aus und kann als Ausdruck der inneren Einstellung des Selbstvertrauens, der Selbstakzeptanz und der konzentrierten Aufmerksamkeit betrachtet werden, die es zu entwickeln gilt.

Hat man eine solche Haltung eingenommen, beginnt man, den Atem zu beobachten und die Aufmerksamkeit ganz auf das, was ist, zu richten, ohne manipulierend einzugreifen. Für gewöhnlich sitzt man auf dem Boden oder auf einem Stuhl mit gerader Lehne. In letzterem Fall sollten die Füße mit der ganzen Sohle auf dem Boden stehen. Wir empfehlen unseren Patienten in der Regel, sich nicht anzulehnen, sondern den Rücken frei, gerade und aufrecht zu halten (siehe Abbildung 2 A). Wenn es allerdings zu sehr anstrengt, ist es

Abbildung 2

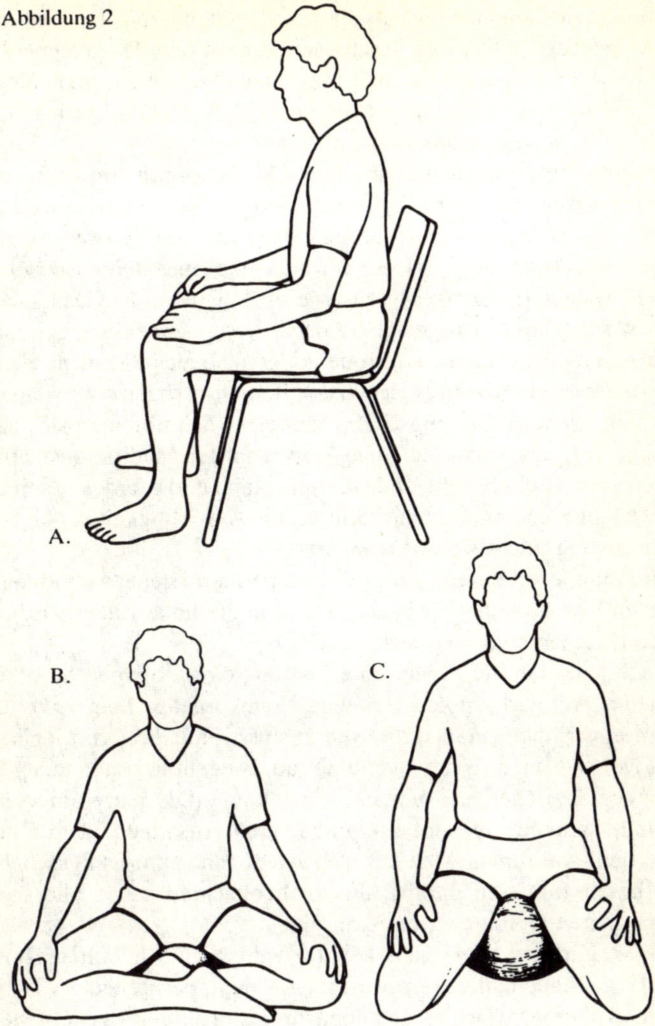

ratsamer, sich anzulehnen, als ständig abgelenkt zu sein. Sitzt man auf dem Boden, sollte das Gesäß leicht erhöht sein. Dazu eignet sich jedes normale Kissen, das man ein- oder zweimal zusammenlegen kann. Oder man besorgt sich ein spezielles Meditationskissen in Keilform, ein sogenanntes Zafu.

Es gibt verschiedene Varianten der Meditationshaltung. Bei den meisten werden die Beine in der einen oder anderen Form gekreuzt. Ich sitze am bequemsten in der sogenannten «burmesischen» Haltung (siehe Abbildung 2 B), bei der die Ferse eines Beines so weit an den Körper herangezogen wird, wie es angenehm ist. Das andere Bein wird locker davor gelegt. Je nach Beweglichkeit des einzelnen berühren die Knie dabei den Boden oder auch nicht. Manche ziehen es vor, mit einem Kissen zwischen den Beinen zu sitzen oder vielmehr zu knien (siehe Abbildung 2 C). Für welche Position man sich auch entscheidet, das Sitzen auf dem Boden in der Meditationshaltung verleiht einem das beruhigende Gefühl, stabil und geerdet zu sein, ist jedoch keine Bedingung. Was zählt, ist die Aufrichtigkeit der eigenen Anstrengung, nicht worauf man sitzt.

Die Hände ruhen entspannt auf den Knien (siehe Abbildung 2) oder im Schoß, wobei die rechte Hand in die linke gelegt wird und beide Daumen einander berühren.

Nachdem man die gewünschte Haltung eingenommen hat, lenkt man die Aufmerksamkeit auf den Atemvorgang. Man *spürt* den Atem einströmen, man *spürt*, wie er ausströmt. Frei von jeglicher Hast verfolgt man ihn, Augenblick um Augenblick, Atemzug um Atemzug. Es ist genauso einfach, wie es klingt. Die ganze, ungeteilte Aufmerksamkeit gilt dem Einatmen, dem Ausatmen, dem Einatmen, dem Ausatmen. Man läßt den Atem ganz natürlich geschehen und beschränkt sich darauf, ihn zu beobachten sowie alle damit verbundenen Gefühle zu registrieren.

Es ist einfach, aber nicht leicht. Wahrscheinlich fällt es Ihnen leichter, stundenlang konzentriert vor dem Fernseher zu sitzen. Wenn es aber nichts weiter zu beobachten gibt als den eigenen Atem, wenn Geist und Körper sonst nichts weiter zu tun haben, wenn es weder Unterhaltung, noch Termine, noch Pläne gibt, dann beginnt ein Teil von einem selbst schon nach kürzester Zeit, sich anderweitig zu beschäftigen. Entweder will der Körper seine Haltung verändern oder der Geist verlangt danach, etwas anderes zu tun. Das ist völlig normal und unvermeidlich.

Gerade an diesem Punkt ist die Übung der Achtsamkeit besonders interessant und fruchtbar. Normalerweise folgt der Körper dem Geist auf dem Fuß. Wenn der Geist ruhelos ist, ist es auch der Körper. Kaum entsteht im Geist die Vorstellung von einem Getränk, begibt sich der Körper auch schon zum Kühlschrank. Findet der Geist etwas langweilig, steht man auf, ehe man sich's versieht, und hält nach etwas Interessanterem Ausschau, um den Geist zu befriedigen. Dieses Prinzip funktioniert auch andersherum. Wenn der Körper sich unwohl fühlt, überlegt der Geist, wie Abhilfe zu schaffen sei, und schon hat man sich anders hingesetzt oder gelegt.

Nun könnte man die Frage stellen, warum der Geist in seiner eigenen Gegenwart so schnell gelangweilt ist oder warum der Körper so ruhelos wird und sich unwohl zu fühlen beginnt, wenn er scheinbar nichts zu tun hat. Was steckt hinter dem Impuls, jeden Augenblick ausfüllen zu müssen? Was steckt hinter dem Bedürfnis, ständig unterhalten sein zu wollen, sobald man einmal einen «leeren», «unausgefüllten» Moment erlebt? Aus welchem Grund fällt es Geist und Körper so schwer, einfach nur in sich selbst zu ruhen? In der Achtsamkeitsmeditation versucht man nicht, diese oder ähnliche Fragen zu beantworten. Man beschränkt sich darauf, alle Impulse zu beobachten, zum Beispiel den Impuls, aufstehen zu wollen, oder registriert die auftauchenden Gedanken. Anstatt nun aber auf sie zu reagieren, wie wir das normalerweise tun würden, ohne auch nur eine Sekunde darüber nachzudenken, bringt man die Aufmerksamkeit sanft, aber bestimmt wieder zur Bauchatmung zurück. Ohne sich gestört, abgelenkt oder verärgert zu fühlen, fährt man damit fort, den Atem zu beobachten. Wenn Gedanken auftauchen, werden sie weder festgehalten, noch reagiert man auf sie. Man akzeptiert sie, lenkt das Bewußtsein zurück auf den Atem und fährt unbeirrt mit der Übung fort.

Grundregeln der Meditation

Den ersten Schritt, die Atembeobachtung, kennen wir nun recht gut. Man konzentriert sich auf den Atem und spürt, wie er ein- und ausströmt. Jedem Atemzug folgen wir mit unserer ganzen Aufmerksamkeit. Stellt man fest, daß die Gedanken davon abschweifen, lenkt man sie sanft, aber bestimmt wieder auf die Bauchatmung, ohne ungeduldig zu werden oder verärgert zu sein.

Dabei bemerkt man unweigerlich, daß die Gedanken ihr Eigenleben zu führen scheinen. Egal wie fest man entschlossen war, den Atem zu beobachten, plötzlich stellt man fest, daß man den Atem vergessen hat und sich anderen Dingen widmet. Anstatt diese Tendenz nun aber zu beklagen, wird sie einfach akzeptiert, und ohne zu murren holt man die Aufmerksamkeit immer und immer wieder zurück. Der Geist gewinnt dadurch an Stabilität, während man selbst lernt, jeden Augenblick wertzuschätzen und wie einen kostbaren Schatz zu behandeln, ohne den einen als besser, den anderen als schlechter zu beurteilen. Auf diese Weise verbessert sich die Konzentrationsfähigkeit ganz von selbst, ähnlich wie sich die Muskeln eines Sportlers ganz natürlich entwickeln, wenn er regelmäßig trainiert. Die vorurteilsfreie Auseinandersetzung mit psychischen Hindernissen führt zur Entwicklung innerer Stärke, zu Geduld und zu echter, unvoreingenommener Offenheit.

Die stärkste Ablenkung erfährt der Meditierende durch den Körper, der es in keiner Stellung sonderlich lange aushält. Schon ein schwacher Impuls genügt, um uns unruhig werden zu lassen, bis wir schließlich die Beine ausstrecken oder die Haltung überhaupt verändern, ohne weiter darüber nachzudenken. In der Meditation sollten wir bereits dem allerersten Impuls widerstehen und die Empfindung des Unbehagens als gegeben hinnehmen, da sich in ihr im Augenblick des Auftauchens ein Teil unseres Seins manifestiert, der es wert ist, beachtet zu werden. Sie gibt uns die Gelegenheit, nicht nur unsere automatischen Reaktionen unvoreingenommen zu betrachten, sondern den ganzen Vorgang des Abgelenktwerdens. Der Schmerz in den Knien oder im Rücken, die verspannten Schultern werden auf diese Weise in das Feld des Bewußtseins miteinbezogen, anstatt als Ablenkung empfunden und bekämpft zu werden. Diese Sichtweise ermöglicht es uns, mit unangenehmen Gefühlen anders als bisher umzugehen. Denn obwohl sie tatsächlich unangenehm sind, können sie uns doch dabei helfen, Konzentration, Ruhe und Achtsamkeit zu entwickeln, indem wir lernen, sie anzunehmen und vorurteilsfrei zu beobachten.

In der Praxis bedeutet das, daß man allmählich *mit* beziehungsweise trotz unangenehmer Empfindungen sitzen kann oder doch wenigstens anders mit ihnen umgeht. Anstatt sich von ihnen überwältigen zu lassen, atmet man *mit* ihnen, ohne ungehalten zu werden, und versucht, die Aufmerksamkeit kontinuierlich auf dem Atem zu belassen. Wenn es gar nicht anders geht und wir unsere Position verändern müssen, tun wir es achtsam und konzentriert.

Natürlich heißt das nicht, daß Schmerzen und Unwohlsein unwichtig sind. Ganz im Gegenteil. Kapitel 22 und 23 beschäftigen sich sehr ausführlich mit den Signalen des Körpers und ihrer Bedeutung. Die beste Art, mit ihnen umzugehen, ist, sie als legitimen Teil der eigenen Lebenserfahrung zu akzeptieren, anstatt sie mit allen Mitteln loswerden zu wollen. Nur so kann man die Erfahrung machen, daß es trotz körperlicher Beschwerden möglich ist, sich zu entspannen; daß es, so seltsam dies zunächst auch klingen mag, möglich ist, sich in das Unwohlsein hinein zu entspannen. Aus einer solchen Erfahrung entsteht eine gewisse Ruhe, eine Art Gleichmut, die hilft, sowohl mit Streß als auch mit Schmerzzuständen besser fertig zu werden.

Gedanken während der Meditation

Neben unangenehmen körperlichen Empfindungen sind es vor allem Gedanken, die uns während der Meditation vom Atem ablenken. Nur weil man den Entschluß gefaßt hat, den Atem zu beobachten, heißt das noch lange nicht, daß der Verstand sich auch daran hält. Ein Gedanke folgt dem anderen, meist völlig willkürlich und unzusammenhängend. Manchmal hat man das Gefühl, von einer Horde wilder Affen heimgesucht zu werden.

Auch unsere Patienten machen diese Erfahrung, und am Ende der ersten Woche nimmt jeder erleichtert zur Kenntnis, daß es den anderen nicht besser ergangen ist. Ausgerechnet diese Erfahrung ist aber der Anfang eines tiefgreifenden Lernprozesses, denn er zeigt uns, daß wir *nicht* unsere Gedanken sind. Also können wir logischerweise selbst entscheiden, ob und wie wir uns mit den Gedanken beschäftigen.

In Zeiten großer Belastungen werden unsere Gedanken oft von Angst oder von der Sorge, etwas versäumt beziehungsweise falsch gemacht zu haben, beherrscht. Aber auch wenn man gerade einmal nicht in Schwierigkeiten steckt, gibt es sicher einen Film oder irgendeinen Werbespruch, der einem einfach nicht aus dem Kopf geht und hartnäckig vom Atem als dem Objekt der Aufmerksamkeit ablenkt. Was also tun? Man registriert ihn, erkennt, daß es nichts weiter als ein Gedanke ist, ein Ereignis, das sich in unserem Bewußtsein abspielt, und läßt ihn vorsätzlich los. Egal wie stark ein Impuls auch sein mag, man identifiziert sich bewußt nicht damit. Man registriert lediglich Inhalt und Intensität und läßt ihn vorüberziehen. Die Gedanken werden also keineswegs unterdrückt, wie viele irrtümlich glauben, man geht nur anders mit ihnen um.

Grundsätzlich sind Gedanken weder gut noch schlecht. Was zählt ist einzig, ob man sich ihrer während der Meditation bewußt ist und wie man mit ihnen umgeht. Jeder Versuch, sie zu unterdrücken, wird in noch größerer Anspannung und Enttäuschung enden. Ist man dagegen fest mit dem Anker des Atems verbunden, kann man ruhig beobachten, was im Geist geschieht, und es zulassen. Wie man auch immer vorgehen mag, man sollte sich jedenfalls bewußt sein, daß keine Sitzung der anderen gleicht. Manchmal ist man von Anfang an relativ konzentriert, manchmal muß man sich förmlich zwingen, auf die Atmung zu achten. *In der Meditation geht es nicht darum festzustellen, wie viele Gedanken auftauchen, sondern darum, wieviel Platz man ihnen von Augenblick zu Augenblick im Bewußtseinsfeld einräumt.*

Es ist erstaunlich, wie beruhigend die Erkenntnis, daß man nicht die eigenen Gedanken ist, sein kann. Gedanken sind zunächst einmal Impulse, keine unabwendbaren Realitäten. Nehmen wir an, in Ihnen entsteht der Gedanke, daß Sie heute ein gewisses Pensum absolvieren müssen. Wenn Sie diesen Gedanken nicht als einen bloßen Impuls erkennen und sich demzufolge daranmachen, das besagte Pensum zu erfüllen, dann verwirklichen Sie in diesem Augenblick diesen Gedanken. Sie schaffen eine Realität, die es vorher nicht gab.

Peter kam zu uns, um einer zweiten Herzattacke vorzubeugen. Eines Nachts, als er nach einem anstrengenden Tag auch noch sein Auto wusch, weil er es sich so vorgenommen hatte, kam ihm plötzlich zu Bewußtsein, daß er es ja gar nicht waschen *mußte*. Die nächtliche Beschäftigung war nichts weiter als der Versuch, auf Biegen oder Brechen alles zu erledigen, von dem er *glaubte*, es erledigen zu müssen, ohne diesen Glauben je hinterfragt zu haben. Er war einfach spontan und felsenfest von dessen Richtigkeit überzeugt, obwohl diese Überzeugung ihn wie ein Korsett einschnürte, ihm keinerlei Handlungsspielraum ließ.

Wenn Sie sich hin und wieder ähnlich wie Peter verhalten, sind Sie wahrscheinlich ebenfalls hektisch, angespannt und leicht erregbar, oft ohne recht zu wissen, warum. Sollte während des Meditierens also der Gedanke an das umfangreiche Tagespensum auftauchen, machen Sie sich klar, daß es sich lediglich um einen gedanklichen Impuls handelt, denn sonst springen Sie schon im nächsten Augenblick wieder auf, um Ihr Plansoll zu erfüllen, ohne sich bewußt geworden zu sein, daß Sie das Sitzen wegen eines Gedankens von vielen, der Ihnen gerade in den Sinn kam, abgebrochen haben. Ebensogut können Sie diesen Gedanken aber auch unbeteiligt beobachten, seine Natur klar erkennen, ohne ihn zu bewerten, und so eine sinnvolle Entscheidung darüber treffen, was *wirklich* getan werden muß.

Dieser einfache Akt des Erkennens kann Sie von der verzerrten Sicht der Wirklichkeit befreien, die im Kielwasser falsch gewichteter Gedanken oft entsteht, und zu mehr Klarheit und einem feineren Gespür für das, was nötig und machbar ist, führen. Die Befreiung von der Tyrannei der Gedanken ist das direkte Ergebnis einer stabilen Meditationspraxis. Gleichmut, Gelassenheit und Achtsamkeit erstarken wie von selbst, wenn man sich regelmäßig Zeit nimmt, einfach nur zu sein; wenn man in den Fluß des Atems eintaucht und die Aktivitäten von Geist und Körper beobachtet, ohne sich davon gefangennehmen zu lassen. Je weniger man sich mit dem Inhalt der Gedanken identifiziert, das heißt, sie einfach nur registriert, die Wirkung, die sie auf uns haben, zur Kenntnis nimmt, und sie sofort wieder losläßt, um so stabiler wird der Zustand der inneren Ruhe und Konzentration. In diesem Zustand der Achtsamkeit entwickelt man ein besseres Verständnis für sich selbst und kann sich genauso, wie man ist, akzeptieren, anstatt davon zu träumen, wie man gern wäre.

Weitere Meditationsobjekte

In der zweiten Kurswoche beginnen wir mit der Sitzmeditation. Das bedeutet, daß nun täglich zusätzlich zu dem fünfundvierzigminütigen Body-Scan, den Sie im nächsten Kapitel kennenlernen werden, weitere zehn Minuten für die Sitzmeditation hinzukommen. Im Verlauf des Kurses wird die tägliche Sitzung bis auf fünfundvierzig Minuten verlängert. Durch dieses stufenweise Vorgehen ist es möglich, sich Schritt für Schritt ein breites Spektrum an Meditationserfahrungen zu erschließen.

Während der ersten Woche steht die Atembeobachtung im Mittelpunkt. Schon auf diese Weise könnte man endlos meditieren. Die Meditation würde sich einfach immer mehr vertiefen, der Geist immer ruhiger und entspannter werden, die Achtsamkeit immer stabiler. Die Heilwirkung solch einer «einfachen» Meditation steht der Heilwirkung einer strukturierteren Methode in nichts nach. Das Ruhen im Atem ist keineswegs weniger wertvoll als die Konzentration auf andere Aspekte der inneren und äußeren Erfahrung. Wesentlich sind freilich Qualität und Aufrichtigkeit Ihrer Bemühungen, nicht die «Methode», nach der Sie üben, und auch nicht das Objekt der Aufmerksamkeit. Wenn Sie wirklich aufmerksam sind, kann jedes beliebige Objekt zur Pforte der bewußten Wahrnehmung und Erfahrung des Augenblicks werden.

Während der ersten gemeinsamen Sitzmeditation gibt es für gewöhnlich ein gerüttelt Maß an Unruhe. Erst rutschen die einen hin und her, dann die anderen. Es wird gehustet, sich geräuspert und mit den Augen geblinzelt, bis jeder sich ein wenig an die Vorstellung, «nichts» zu tun und einfach nur zu *sein*, gewöhnt hat. Natürlich denkt der eine oder andere trotzdem, daß es ihm bestimmt nicht gelingen wird zu meditieren, weil er entweder viel zu nervös, angespannt oder ungeduldig ist oder weil seine Schmerzen ihn zu sehr ablenken werden. Und doch stellt sich im Laufe der Wochen eine spürbar tiefe Stille ein während dieser gmeinsamen Meditation, selbst bei den ewig Ruhelosen, den Ungeduldigen, Ängstlichen und von Schmerzen Geplagten. Das ist ein deutlicher Hinweis darauf, daß sie ihre «Hausaufgaben» erledigen, eine gewisse Disziplin aufbringen und eine Art körperlicher und geistiger Ruhe entwickeln. Manche machen ab und zu sogar die Erfahrung, daß das Meditieren fast «wie von selbst» geht, daß sie ohne große Anstrengung innerlich zur Ruhe kommen und einen Punkt erreichen, wo sie jeden Augenblick so annehmen, wie er sich entfaltet.

Dies sind Augenblicke wahren, vollkommenen Seins, die immer vorhanden sind und die jeder Mensch erleben kann. Sie sind der Urstoff des Seins. Jedesmal wenn wir uns hinsetzen, eine gerade, würdevolle Haltung einnehmen und in den Fluß des Atems eintauchen, sei es auch nur für kurze Zeit, kehren wir zur eigentlichen, vollkommenen Natur des Seins zurück und bekräftigen das harmonische Zusammenspiel von Geist und Körper, unabhängig davon, daß beide sich ständig verändern. In der Sitzmeditation entspannt man sich in die Ruhe und den Frieden hinein, der unter der von Gedanken aufgepeitschten Oberfläche des Geistes herrscht. Es ist nicht so schwierig, wie man meinen könnte. Man betrachtet die Gedanken wie am klaren Sommerhimmel vorüberziehende Wolken und läßt sie los, betrachtet sie und läßt sie los, betrachtet sie und läßt sie los.

Übung I – Sitzmeditation mit Atembeobachtung

1. Konzentrieren Sie sich einmal täglich zehn Minuten lang voller Aufmerksamkeit auf den Atem. Wählen Sie eine angenehme, aufrechte Sitzhaltung.
2. Wenn Sie bemerken, daß die Aufmerksamkeit vom Atem abschweift, registrieren Sie den Inhalt der ablenkenden Gedanken/Gefühle, und richten Sie die Aufmerksamkeit wieder auf die Bauchatmung.
3. Verlängern Sie die Dauer der Sitzmeditation jede Woche um ein paar Minuten, bis Sie eine halbe Stunde oder länger am Stück sitzen können. Denken Sie aber auch daran, daß die Zeit aufhört zu existieren, wenn Sie wirklich im Augenblick leben. Die Zeit, die auf der Uhr verstreicht, ist nicht so wichtig wie Ihre Bereitschaft, aufmerksam zu sein und loszulassen, jeden Augenblick von neuem.

Übung II – Die Aufmerksamkeit auf Atem und Körper als Ganzes richten

1. Wenn Sie die Konzentration auf den Atem eine Weile aufrechterhalten können, versuchen Sie als nächstes, das Feld des Bewußtseins «um den Bauch herum» zu erweitern und ein Gefühl für Ihren Körper als Ganzes zu entwickeln.
2. Versuchen Sie, das Gefühl des Sitzens und Atmens aufrechtzuerhalten. Wenn die Gedanken abschweifen, holen Sie sie zurück und richten Sie sie erneut auf Körper und Atem.

Übung III – Geräusche/Musik

1. Sie können beim Meditieren auch bewußt auf die Geräusche in Ihrer Umgebung hören. Damit ist nicht gemeint, daß Sie angestrengt nach draußen lauschen sollen, sondern einfach nur, daß Sie für das, was an Ihr Ohr dringt, offen sind, das heißt es nicht bewerten und nicht darüber nachdenken.

2. Sie können diese Übung auch mit Meditationsmusik durchführen. Versuchen Sie, die Klänge beim Einatmen in den Körper einströmen und beim Ausatmen wieder ausströmen zu lassen. Stellen Sie sich vor, Ihr Körper sei für Klänge durchlässig, die durch die Poren der Haut ungehindert ein- und ausströmen können.

Übung IV – Gedanken und Gefühle

1. Wenn die Aufmerksamkeit relativ stabil auf dem Atem ruht, versuchen Sie, sie auf den Denkvorgang zu lenken. Lassen Sie den Atem los, und beobachten Sie, wie die Gedanken kommen und gehen, wie sie auftauchen und wieder aus dem Bewußtseinsfeld verschwinden.
2. Versuchen Sie, die Gedanken als im Geist stattfindende Ereignisse zu begreifen.
3. Registrieren Sie Inhalt und Intensität der einzelnen Gedanken, ohne weiter darüber nachzudenken. Mit dieser Grundeinstellung beobachten Sie den Vorgang des Denkens.
4. Sie werden feststellen, daß einzelne Gedanken nie von langer Dauer sind. Ihre Natur ist unbeständig. Sie kommen, und sie verschwinden auch wieder. Machen Sie sich diese ihre Eigenschaft klar.
5. Sie werden feststellen, daß bestimmte Gedanken, wie zum Beispiel «ich» oder «mein», immer wieder auftauchen.
6. Stellen Sie fest, wie *Sie* sich in der Rolle des neutralen Beobachters fühlen.
7. Nehmen Sie es zur Kenntnis, wenn der Geist ein «Selbst» oder «Ich» erschafft, das sich dann damit beschäftigt, wie gut oder schlecht es ihm geht.
8. Registrieren Sie Gedanken über Vergangenes und Zukünftiges.
9. Registrieren Sie Gedanken, die dem ständigen Habenwollen, dem Greifen und Anhaften enspringen.
10. Registrieren Sie Gedanken, die Wut, Antipathie, Haß, Abneigung und Ablehnung entspringen.
11. Registrieren Sie Gefühle und Stimmungen genauso.
12. Stellen Sie fest, welche Gefühle gleichen gedanklichen Inhalts sind, welche verschwinden.
13. Wenn Sie über diesen Punkten den Faden verlieren, kehren Sie zum Ausgangspunkt, der Atmung, zurück.

Diese Übung erfordert ein hohes Maß an Konzentration und sollte am Anfang nicht länger als zwei bis drei Minuten pro Sitzung praktiziert werden.

Übung V – Meditation ohne bestimmtes Objekt

1. Sitzen Sie einfach nur da, ohne auf etwas Spezielles zu achten. Versuchen Sie, einfach nur vollkommen unvoreingenommen zu bleiben, egal was im Bewußtseinsfeld auftaucht. Lassen Sie alles auftauchen und wieder verschwinden. Es berührt Sie überhaupt nicht. Sie sind nichts weiter als der im Sein zentrierte Beobachter eines regen Kommens und Gehens.

5 Im Körper sein: Der Body-Scan

Es ist erstaunlich, welch großen Wert wir einerseits auf unser äußeres Erscheinungsbild (oder das unserer Mitmenschen) legen, während wir andererseits das Gefühl für den Körper vollkommen verloren haben.

Unzufriedenheit mit dem eigenen Aussehen wurzelt oft in einer tiefsitzenden Unsicherheit. Irgendwie entspricht unser Aussehen nicht unserem eigenen Ideal oder dem des Partners. Manchmal machen wir sogar unseren gesellschaftlichen Erfolg oder unsere berufliche Karriere von unserem Aussehen abhängig!

Früher oder später überwinden die meisten Menschen solche Minderwertigkeitsgefühle, doch die Unsicherheit bleibt. Tief im Innern fühlt man sich zu klein, zu groß, zu dick, zu dünn, zu alt oder zu häßlich, ganz so, als gäbe es ein bestimmtes Aussehen, mit dem man zufrieden und glücklich sein würde. So fühlen sich viele Menschen in ihrer Haut nie richtig wohl, woraus eine Menge Probleme entstehen können, extreme Berührungsängste etwa und eine Vielzahl von Komplexen. Mit zunehmendem Alter werden diese Probleme durch das sichtbare Dahinschwinden des jugendlichen Aussehens noch verstärkt.

Diese und viele andere Nöte sind das Ergebnis eines äußerst beschränkten Körperverständnisses. Wozu er fähig ist, und welche Erfahrungen wir mit ihm und in ihm machen, hängt ganz von unserer Einstellung zu ihm ab. Der Körper ist ein absolut wunderbares Instrument: Er kann gehen, sitzen, sprechen, Entfernungen abschätzen, die verschiedensten Arten von Nahrung verdauen und in Energie umwandeln und vieles mehr. Wir halten diese ganz und gar erstaunlichen Fähigkeiten für selbstverständlich, zumindest so lange, bis wir krank werden oder uns verletzen. Erst wenn eine der Funktionen dieses unglaublichen Netzwerkes nicht mehr richtig arbeitet und wir die Folgen davon zu spüren bekommen, wachen wir plötzlich auf und begreifen, was für ein Geschenk er eigentlich ist.

Bevor wir das nächste Mal also darüber lamentieren, daß unser

Körper zu *dick* oder zu *runzlig* ist, sollten wir uns freuen, überhaupt einen Körper zu haben, egal wie er aussieht oder sich im Augenblick anfühlt, und die äußerst vielseitigen Möglichkeiten, die er uns im Prinzip bietet, erkennen. Den Anfang haben Sie bereits gemacht. Sie haben gelernt, sich auf den Körper einzustimmen und Ihre Aufmerksamkeit auf ihn zu richten, ohne Urteile zu fällen. Statt dessen beschränken Sie sich darauf, den Atem zu beobachten. Sie konzentrieren sich auf das sanfte Auf und Ab der Bauchdecke oder das Ein- und Ausströmen des Atems durch die Nasenlöcher. So stimmen Sie sich auf den Rhythmus des Lebens ein, der die Körperfunktionen aufrechterhält und gleichzeitig von ihnen selbst erzeugt wird. Ihn bewußt wahrzunehmen bedeutet, das Leben und den Körper stets aufs neue in Besitz zu nehmen, jetzt, in diesem Augenblick.

Die Body-Scan-Meditation

Eine außerordentlich intensive Körpererfahrung vermittelt der sogenannte Body-Scan, bei dem der ganze Körper in der Vorstellung bis ins kleinste Detail «abgetastet» wird. Auf dem Rücken liegend erforscht man in der Vorstellung die verschiedenen Körperregionen. Durch regelmäßiges Üben entwickelt man mit Hilfe dieser Technik sowohl Konzentrationsfähigkeit als auch ein hohes Maß an Achtsamkeit und Flexibilität.

Wir beginnen bei den Zehen des linken Fußes und bewegen uns langsam durch das ganze Bein aufwärts. Dabei versuchen wir, alle Empfindungen wahrzunehmen, während wir den Atem unbeirrt in die einzelnen Bereiche lenken. Vom Becken aus begeben wir uns in die Zehen des rechten Fußes und wieder zurück ins Becken, dann weiter aufwärts durch den Rumpf, die Lenden, den Bauch, Kreuz, Brust bis in die Schultern.

Als nächstes atmen wir in die Finger beider Hände hinein. Dann bewegen wir uns durch beide Arme gleichzeitig aufwärts in die Schultern, von dort weiter in den Hals, das Gesicht, den Hinterkopf und den Scheitel, wo wir wie ein Wal durch ein imaginäres Loch ein- und ausatmen. Wir lassen den Atem im wahrsten Sinne des Wortes vom Scheitel bis zur Sohle durch uns hindurchfließen, als würde er durch die Öffnung am Scheitel in uns einströmen und durch die Zehen wieder austreten.

Wird der Body-Scan gründlich und ohne Eile durchgeführt, kann sich der Körper am Ende der Sitzung buchstäblich schwerelos anfühlen, als hätte man ihn weggeatmet, als wäre er völlig durchlässig geworden oder als wäre man selbst zu Atem geworden, zu einem vollkommen ungehindert fließenden Atem.

Am Ende der Übung verharren wir eine Weile still und unbeweglich in diesem Zustand, der, wenn er tief genug ist, über das gewohnte Körperbewußtsein hinausgeht. Erst wenn wir innerlich bereit dazu sind, kehren wir in den Körper zurück, den wir nun wieder als fest und unveränderlich empfinden. Wir bewegen unsere Hände und Füße ein wenig und massieren, wenn nötig, sanft das Gesicht oder rollen den Kopf ein paarmal leicht hin und her, ehe wir die Augen öffnen und zu unseren Alltagsbeschäftigungen zurückkehren.

Zweck dieser Übung ist es, den bestimmten Körperteil, auf den man seine Aufmerksamkeit richtet, auch tatsächlich zu spüren und darin zu verweilen, während man mehrmals in ihn hinein- und aus ihm herausatmet. Dann erst bewegt man sich in der Vorstellung weiter zum nächsten Bereich. Durch das bewußte Loslassen aller körperlichen Empfindungen und aller damit verbundenen inneren Bilder und Gedanken können sich die Muskeln lockern; angestaute Spannungen werden freigesetzt. Dieser Vorgang läßt sich durch die Vorstellung unterstützen, daß man beim Ausatmen alle Müdigkeit und Mattigkeit aus dem Körper ausströmen läßt und ihm beim Einatmen frische Energie und Lebenskraft zuführt.

In der Streßklinik wird der Body-Scan während der ersten vier Wochen intensiv geübt. Es ist die erste formale Achtsamkeitsübung, die unsere Patienten über einen längeren Zeitraum hinweg praktizieren. Gepaart mit der Atembeobachtung bildet sie das Fundament für alle weiteren Meditationstechniken, einschließlich der Sitzmeditation. Hier lernen sie erstmals, die Aufmerksamkeit über einen längeren Zeitraum hinweg gezielt auf etwas zu richten, wodurch sie ihre Konzentrationsfähigkeit steigern, aber auch Achtsamkeit und eine Vorstufe der inneren Ruhe entwickeln. Viele erfahren durch diese Übung das erste Mal in ihrem Leben tiefes körperliches Wohlbefinden im Zusammenhang mit einer Meditationspraxis, andere machen die Erfahrung, daß unser gewohntes Zeitempfinden nur in unserem gewöhnlichen Wachzustand Gültigkeit hat und auch nur dort existiert. Im meditativen Zustand, dem Verweilen im Augenblick, hört die Zeit auf zu existieren.

Wenn Sie den Body-Scan regelmäßig praktizieren – das heißt täglich fünfundvierzig Minuten, sechs Tage in der Woche –, ohne bestimmte Erwartungen und Vorstellungen damit zu verknüpfen, entwickeln Sie die Fähigkeit, Ihre Aufmerksamkeit und Energie gezielt in jeden beliebigen Körperteil zu lenken und so die inneren Heilungsprozesse zu unterstützen. Viele unserer Patienten machen mit Hilfe von Body-Scan und Atembeobachtung erstmals seit Jahren auch wieder positive Erfahrungen mit ihrem Körper.

Vor zehn Jahren nahm Mary an unserem Programm teil. Von Anfang an übte sie den Body-Scan mit großem Eifer. Eines Tages berichtete sie beim Erfahrungsaustausch in der Gruppe, daß sie eigentlich keinerlei Probleme damit habe, sich aber sonderbarerweise blockiert fühle, sobald sie Schultern und Kopf erreichte. Ich empfahl ihr, den Atem in der Vorstellung aus den Schultern ausströmen und um die blockierte Region herumfließen zu lassen. Eine Woche später erzählte sie mir, was daraufhin geschehen war.

Mary hatte sich vorgenommen, meinen Vorschlag auszuprobieren. Als sie das Becken entspannte, tauchte unvermittelt eine Erinnerung aus ihren Kindheitstagen auf, die sie in den hintersten Winkel ihrer Psyche gedrängt hatte. Seit ihrem fünften Lebensjahr war Mary von ihrem Vater häufig sexuell belästigt worden. Als sie neun Jahre alt war, erlitt der Vater in ihrer Gegenwart einen schweren Herzanfall. Mary, von ihren widersprüchlichen Gefühlen hin- und hergerissen, wußte nicht, was sie tun sollte. Der Vater starb.

Die Rückblende endete mit dem Auftauchen der Mutter, die ihren Mann tot vorfand, Mary verstört in einer Ecke kauernd. Nicht nur machte die Mutter ihr bitterste Vorwürfe, sie gab ihrer Tochter die ganze Schuld am Tod des Vaters, weil diese es unterlassen hatte, Hilfe zu holen. Außer sich schlug sie Mary wiederholt mit dem Besen auf Kopf und Schultern.

Diese Erfahrung hatte Mary fünfzig Jahre lang so erfolgreich aus ihrem Bewußtsein verdrängt, daß sie auch während einer langjährigen psychotherapeutischen Behandlung nicht zutage gefördert wurde. Trotzdem führte Mary eine relativ glückliche Ehe und brachte fünf Kinder zur Welt. Ihr Körper indes entwickelte im Laufe der Jahre eine Reihe schwerer chronischer Störungen, angefangen von Hypertonie und Herzbeschwerden bis hin zu Geschwüren, Arthritis, Hauterkrankungen (Lupus) und einer chronischen Blasenentzündung. Die Ärzte schickten Mary wegen ihres hohen Blutdrucks zu uns, da sie auf die meisten Medikamente allergisch reagierte. Im Jahr zuvor hatte sie sich einer Bypassoperation unterzogen, bei der die Ärzte mehrere weitere verkalkte Arterien feststellten, die aber als inoperabel galten. Darüber hinaus litt sie unter schweren Schlafstörungen.

Am Ende des Kurses hatte sich der Blutdruck von 165/105 auf 110/70 normalisiert, sie konnte nachts wieder durchschlafen (siehe Abbildung 3) und die Rücken- und Schulterschmerzen hatten ebenfalls beachtlich nachgelassen (siehe Abbildung 5 A und 5 B). Allerdings klagte sie über ihre instabile, emotionale Verfassung, die sie auf jene frühe Erinnerung zurückführte. Den unverarbeiteten Problemen, die dadurch wieder in ihr Bewußtsein gerückt waren, fühlte sie sich nach wie vor nicht gewachsen. Um damit fertig zu werden, unterzog sie sich erneut einer psychotherapeutischen Behandlung, während sie weiterhin fleißig den Body-Scan praktizierte. Schließlich wiederholte sie den Kurs, und am Ende dieser Periode waren auch die emotionalen Störungen erheblich zurückgegangen (siehe Abbildung 5 C).

Im Laufe der Jahre sind viele Menschen mit einem Inzesttrauma zu uns gekommen, und man darf sicherlich annehmen, daß zwischen der Verdrängung dieser verletzenden Erfahrung, die für ein Kind, das sich niemandem anvertrauen kann, einfach nicht zu verarbeiten ist, und späteren psychosomatischen Störungen bis hin zu schweren Erkrankungen ein Zusammenhang besteht. Sie stellt eine extreme Belastung für das ganze System dar, die auf Dauer die körperliche Gesundheit völlig untergräbt.

Das Auftauchen verdrängter Erinnerungen wie in Marys Fall ist allerdings eine Ausnahme. Niemand sollte erwarten, dergleichen Erfahrungen zu machen oder den Body-Scan etwa aus diesem Grund praktizieren. Der wahre Segen dieser Übung liegt darin, daß sie die gestörte Verbindung zwischen Geist und Körper, zwischen Verstand und Gefühl wiederherstellt. Menschen, die den Body-Scan regelmäßig ausführen, leben bewußter in ihrem Körper. Sie haben gelernt, ihn mit neuen Augen zu sehen und zu spüren und ihren Empfindungen zu vertrauen.

Abbildung 3 Graphische Darstellung von Marys Schlafphasen vor und nach Absolvierung des Programms

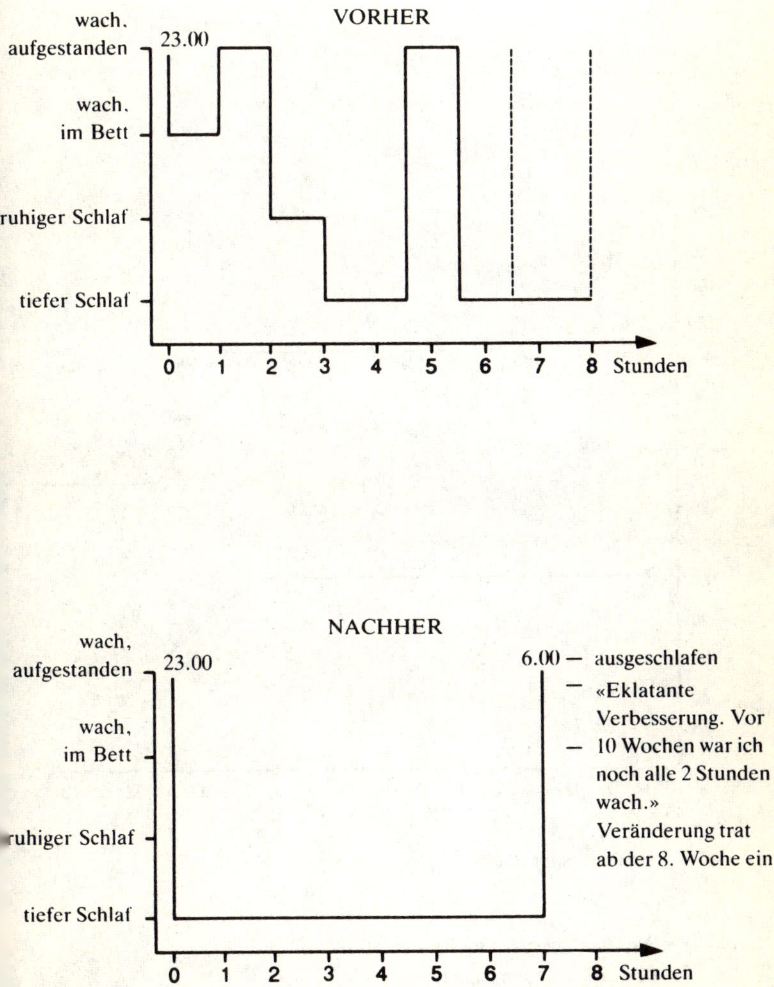

Abbildung 4 Marys Blutdruck im Laufe des Jahres, in dem sie am Programm der Streßklinik teilnahm

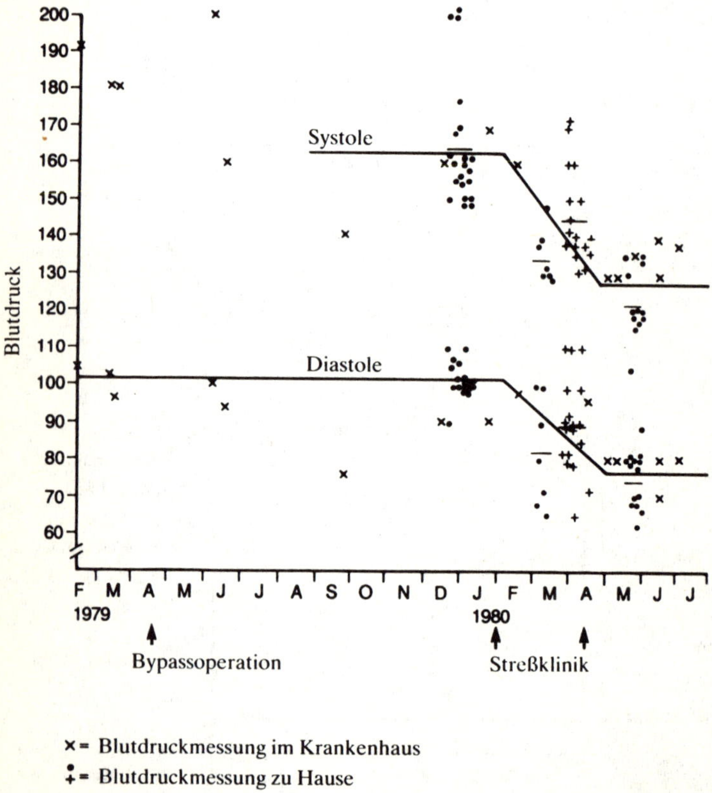

Abbildung 5A Marys Schmerzzonen vor Programmbeginn

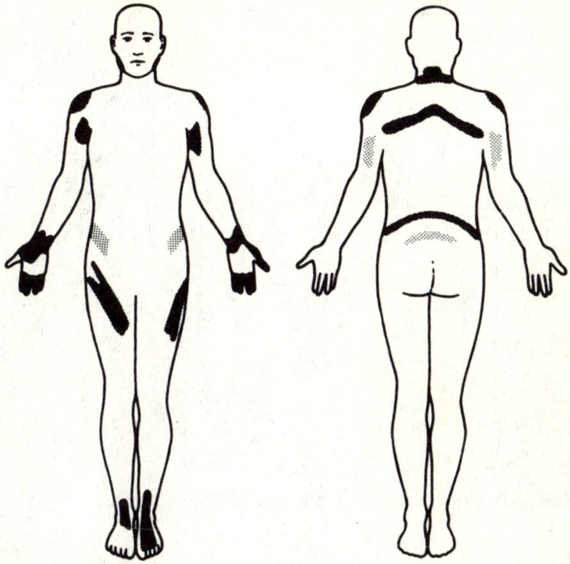

Schwarz = intensiver Schmerz
Schraffiert = mittlerer Schmerz
Gepunktet = dumpfer Schmerz

Aller Anfang ist schwer

Manche Menschen finden es ziemlich schwierig, ihre Zehen oder andere Bereiche des Körpers zu «spüren». Gerade wenn man von chronischen oder akuten Schmerzen geplagt ist, wird man von diesen oft dermaßen abgelenkt, daß es einem zunächst kaum möglich ist, sich auf eine andere als die schmerzende Körperregion zu konzentrieren. Wieder andere fühlen sich schon während der Übung derart entspannt, daß sie einfach einschlafen.

Diese und ähnliche Erfahrungen sind in der Anfangsphase völlig

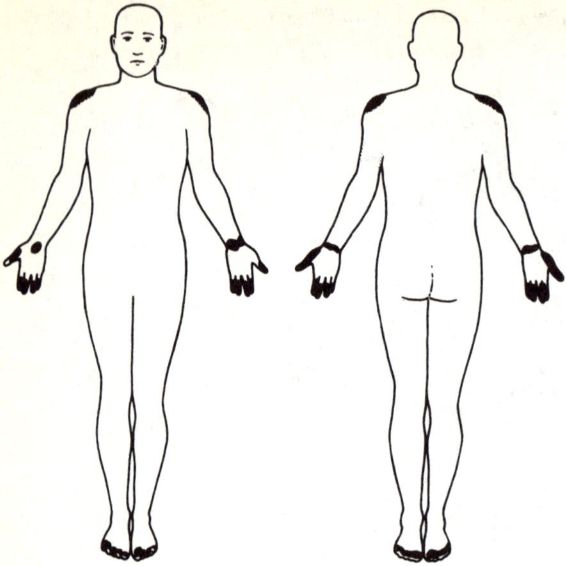

Abbildung 5B Marys Schmerzzonen zehn Wochen später

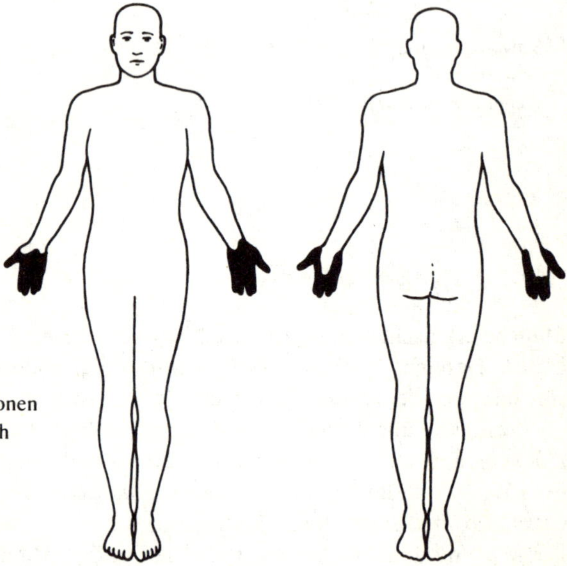

Abbildung 5C
Marys Schmerzzonen
zwei Monate nach
Kursende

natürlich und brauchen Sie nicht zu beunruhigen. Sie zeigen Ihnen vielmehr eine ganze Menge über Ihre körperliche Verfassung beziehungsweise über Ihre Beziehung zum eigenen Körper. Auf keinen Fall dürfen sie als ein unüberwindliches Hindernis mißinterpretiert werden.

Body-Scan und Schmerzen

Beim Body-Scan stellt man sich auf die verschiedenen Körperregionen der Reihe nach ein und registriert, in welchem Zustand sie sich befinden. Nehmen wir zum Beispiel die Zehen. Sie lenken die Aufmerksamkeit auf die Zehen, spüren aber nichts dabei. Dann ist die augenblickliche Erfahrung eben die, daß Sie Ihre Zehen *nicht* spüren, was weder gut noch schlecht ist. Es ist einfach Ihre Erfahrung in diesem Augenblick. Sie brauchen die Zehen auch nicht zu bewegen, um dadurch schnell irgendein Gefühl hervorzurufen. Es schadet zwar nicht, aber es nützt auch nichts.

Bei Schmerzzuständen aller Art hat sich der Body-Scan als außerordentlich segensreich erwiesen. Nehmen wir zum Beispiel chronische Rückenschmerzen. Sie legen sich auf den Rücken, wollen die Übung beginnen, aber die Rückenschmerzen lassen Sie keine angenehme Lage finden. Trotzdem beginnen Sie mit der Atembeobachtung. Sie versuchen, in die Zehen des linken Fußes hinein- und wieder aus ihnen herauszuatmen, aber die Rückenschmerzen lenken Ihre Aufmerksamkeit immer wieder ab.

Lassen Sie sich davon nicht beirren. Lenken Sie die Aufmerksamkeit immer wieder in die Zehen, so gut es eben geht. Dann bewegen Sie sich systematisch aufwärts, erst durch den linken Fuß und das linke Bein, dann durch den rechten Fuß und das rechte Bein bis ins Becken. Ihre ganze Aufmerksamkeit gilt den Empfindungen und Gedanken, die im Zusammenhang damit aufsteigen mögen, ohne daß Sie deren Inhalt jedoch irgendeine Bedeutung beimessen. Wahrscheinlich drehen sich die meisten Gedanken und Gefühle ohnehin um den schmerzenden Rücken. Auch wenn Sie sich schließlich Ihrer Problemzone nähern, bleiben Sie offen, empfänglich und frei von Erwartungen jeglicher Art. Schenken Sie dem Rücken dieselbe volle Aufmerksamkeit wie zuvor den Zehen und Beinen, nicht mehr, nicht weniger.

Nun atmen Sie in den schmerzenden Rücken hinein und wieder aus ihm heraus und registrieren alle dabei auftauchenden Gedanken und Gefühle. Wiederholen Sie dies einige Male, bewußt ein- und ausatmend, bis Sie das Gefühl haben, daß es gut ist. Dann lenken Sie die Aufmerksamkeit auf den nächsten Bereich. Auf diese Weise atmen Sie in die schmerzende Problemzone hinein und durch sie hindurch. Sie gestatten sich, die ganze Intensität eines jeden Gefühls zu erfahren, und zwar dann, wenn es an der Reihe ist. Offen und unvoreingenommen beobachten Sie es und lassen es schließlich vollkommen los.

Der Body-Scan – ein Prozeß der Reinigung

Der Meditationslehrer, von dem ich den Body-Scan lernte, war ein ehemaliger Chemiker. Er verglich die Übung gern mit dem stufenweisen Reinigungsprozeß bei der Stahlgewinnung: Ein Metallbarren wird durch eine ringförmige Hitzequelle bewegt. Die Hitze verflüssigt den Teil des Barrens innerhalb des Feuerrings, wobei die Verunreinigungen herausgelöst werden. Während der Feuerring am Barren entlanggeschoben wird, verbleiben die Verunreinigungen im verflüssigten Bereich. Wenn das wiedererhärtete Metall am Ende des Ofens herauskommt, ist es von größerer Reinheit als zu Beginn des Prozesses. Nachdem der ganze Barren so behandelt wurde, wird der hintere, zuletzt erhitzte Teil, der nun alle Verunreinigungen enthält, abgeschnitten. Zurück bleibt ein gereinigter Barren.

Auf ähnliche Weise kann man sich die reinigende Wirkung des Body-Scan vorstellen. Die «Zone der Aufmerksamkeit» bewegt sich am Körper entlang, «sammelt» Spannungen und Schmerzen ein und transportiert sie zum Scheitel, wo sie ausgeatmet werden und einen gereinigten Körper zurücklassen. Jedesmal, wenn Sie den Body-Scan durchführen, können Sie sich dieses Reinigungs- oder Entgiftungsverfahren vergegenwärtigen, das die Heilung unterstützt und im Körper das Gefühl des *Ganz-Seins* wiederherstellt.

So wichtig der Aspekt der Reinigung auch ist, darf darüber doch die innere Einstellung des Nicht-Greifens nicht vergessen werden. Sie muß von Anfang bis Ende beibehalten werden. Die Reinigung bleibt sich selbst überlassen, das heißt, sie wird weder forciert noch als «gut» oder «wünschenswert» beurteilt. Man fährt einfach unbeirrt damit fort, den Körper achtsam abzutasten. Das Gefühl der Ganzheit, des Ganz-Seins, das sich nach einiger Zeit regelmäßigen Übens im Körper einstellt, kann von jedem Menschen erfahren werden, egal woran der Körper krankt oder welcher Körperteil eventuell infolge eines Unfalls oder einer Amputation fehlt.

Lassen Sie einfach alles ausströmen, was ausströmen will. Nichts wird forciert, weder die Reinigung noch das Ausströmen, noch das Loslassen. Es ließe sich ohnehin nicht erzwingen, denn Loslassen bedeutet, eine Situation zu akzeptieren, so wie sie ist. Es bedeutet, daß Sie Krebs oder ein krankes Herz als Vorgang in Ihrem Körper betrachten, sich selbst aber mit der Totalität des Seins identifizieren und nicht mit einem seiner Teilaspekte wie Herz, Rücken oder Angst. Die Erfahrung des Ganz-Seins, die alle Probleme transzendiert, entsteht völlig natürlich, wenn Sie den Body-Scan regelmäßig üben.

Eine weitere Möglichkeit mit Schmerzen, die während der Übung auftreten, umzugehen, ist, die Aufmerksamkeit direkt auf die schmerzende Stelle zu richten. Dies ist vor allem dann ratsam, wenn der Schmerz so stark wird, daß man sich unmöglich auf irgendeine andere Region konzentrieren kann. Anstatt den Körper in der Vorstellung abzutasten, atmet man bewußt in den betreffenden Bereich hinein und wieder aus ihm heraus. Man stellt sich vor, daß der Atem die Haut beim Einatmen an der betreffenden Stelle durchdringt und von ihr völlig absorbiert wird, während man sich beim Ausatmen von Schmerzen, Giften oder Unwohlsein befreit. Während dieses Vorgangs läßt man keine Sekunde in der Aufmerksamkeit nach. Alle aufsteigenden Gefühle und Gedanken werden von Moment zu Moment registriert. Dabei stellt man in der Regel fest, daß Qualität und Intensität der Empfindungen sich von Augenblick zu Augenblick verändern, selbst in der Problemzone. Sobald der Schmerz nachläßt, kehrt man zu den Zehen zurück und tastet den ganzen Körper wie gewohnt ab.

In Kapitel 22 und 23 finden Sie weitere Achtsamkeitsübungen zum Umgang mit Schmerzen.

Akzeptanz und Nicht-Greifen

Beim Body-Scan geht es um die Aufrechterhaltung der Achtsamkeit. Atemzug um Atemzug wird der Körper interessiert, aber unbeteiligt beobachtet, Region um Region wird atmend ertastet, während man sich von den Füßen in Richtung Scheitel aufwärtsarbeitet. Viel wichtiger als die Vorstellung der Reinigung oder der Zufuhr frischer Energie ist die Qualität der Achtsamkeit sowie die Bereitschaft, einfach nur zu fühlen, was da ist, und es so, wie es ist, zu akzeptieren. Sollte Entspannung Ihr Hauptziel sein, werden Sie sich vielleicht entspannen oder auch nicht. Die Fähigkeit der Achtsamkeit schulen Sie damit aber auf keinen Fall. Wenn Sie sich jedoch darin üben, von Augenblick zu Augenblick achtsam zu sein und gleichzeitig zulassen, daß Atem und Achtsamkeit ihre reinigende Wirkung entfalten, wenn Sie darüber hinaus bereit sind zu akzeptieren, daß es geschieht oder auch nicht, dann praktizieren Sie Achtsamkeit im wahrsten Sinne des Wortes und werden auch in den Genuß ihrer heilenden Kraft kommen.

Dieser Unterschied mag unbedeutend erscheinen, ist aber wichtig. Nichts Bestimmtes erreichen zu wollen, einfach nur zu meditieren, um der Meditation willen, ist in der Meditation die beste Voraussetzung, um gute Ergebnisse zu erzielen. Das sollte man sich jeden Tag in Erinnerung rufen. Diejenigen unter den Patienten, die mit der Kassette meditieren, hören diesen Satz zu Anfang jeder Übung. Erwarten Sie nichts, und schon gar nicht etwas Besonderes. Jeder Patient hat mindestens ein ernstes Problem. Deswegen ist er ja zu uns geschickt worden. Und doch wird ihm täglich gesagt, daß der beste Weg, um einen Nutzen aus der Meditation zu ziehen, der ist, alle Erwartungen, alle Vorstellungen loszulassen und einfach nur zu meditieren. Das klingt paradox. Außerdem bitten wir unsere Kursteilnehmer, für die Dauer von acht Wochen auf jede Bewertung dessen, was sie allein und gemeinsam mit uns tun werden, zu verzichten und erst am Ende des Kurses zu entscheiden, ob es sich gelohnt hat oder nicht.

Paradoxe Situationen ermutigen Menschen dazu, loszulassen und entweder sich selbst oder eine Gegebenheit zu akzeptieren, unbelastet von den gewohnten Vorstellungen und Erwartungen über Erfolg und Mißerfolg eine neue Sichtweise zu erproben. Der verständliche Wunsch nach Heilung oder einer anderen positiven Veränderung wirkt leider oft eher hemmend als förderlich, weil dabei der augenblickliche Zustand abgelehnt wird, ohne daß man sich seiner wirklichen Bedeutung bewußt geworden wäre.

Zu hoffen, daß die Dinge anders werden, nur weil man es so möchte, wird als Wunschdenken bezeichnet. Wirkliche, dauerhafte Veränderungen werden dadurch kaum erreicht. Bereits beim ersten Anzeichen eines vermeintlichen Versagens ist man entmutigt, verliert die Hoffnung, sucht nach Schuldigen oder gibt es überhaupt auf. Heilung, Veränderung und Wachstum entstehen jedoch durch Annehmen des sich jetzt, im Augenblick entfaltenden Lebens, wie schmerzlich oder erschreckend es sich auch darbieten mag, denn in der Realität des Augenblicks sind alle Möglichkeiten enthalten. Sie müssen nur entwickelt werden.

Wenn daran etwas Wahres ist, dann brauchen wir uns beim Body-Scan nicht krampfhaft abzumühen, um etwas zu erreichen, sondern müssen eigentlich nur lernen, bewußt da zu sein, wo wir bereits sind, nämlich in der Gegenwart, und jeden Augenblick zu verwirklichen. So gesehen gibt es auch kein Versagen. Versagensängste sind überflüssig, weil man kaum darin versagen kann, im Jetzt anzukommen. Man ist ja bereits da. Wirkliche Meditation überwindet Konzepte und Vorstellungen wie Erfolg oder Mißerfolg. Gerade deswegen ist sie so geeignet, Veränderungen und Heilung zu bewirken. Was nicht heißt, daß bei der Meditation keine Anstrengung nötig wäre, daß es keine Fortschritte gäbe oder keine Fehler vorkommen können. Die Anstrengung, die man unternimmt, ist jedoch nicht zweckgebunden – Entspannung, Schmerzfreiheit, Heilung oder Einsicht entstehen völlig natürlich aus der regelmäßigen Praxis, weil sie als Möglichkeit in jedem Augenblick bereits enthalten sind. Es gibt keine «besseren» oder «schlechteren» Augenblicke. Ein Augenblick ist so kostbar, wertvoll und reich wie jeder andere.

So gesehen gibt es tatsächlich nichts Sinnvolleres, als jeden Augenblick so, wie er sich entfaltet, anzunehmen, ihn in seiner ganzen Fülle, mit all den ihm innewohnenden Möglichkeiten genau zu betrachten und sogleich wieder loszulassen.

Wenn Sie also bemerken, daß Ihre Gedanken darum kreisen, ob Sie etwas Bestimmtes erreichen oder ob Sie versagen, sollten Sie jeden dieser oder ähnlicher Gedanken als einen Aspekt Ihrer augenblicklichen Lebenserfahrung annehmen, ihn als einen Impuls, einen Wunsch oder eine Bewertung erkennen, die Sie registrieren und loslassen können, ohne von ihr überwältigt zu werden oder sich damit zu identifizieren. Auf diesem Weg wird echte Achtsamkeit entwickelt.

Der täglich geübte Body-Scan dient also nicht in erster Linie der Reinigung des Körpers und auch nicht der Entspannung. Beides führt zunächst vielleicht dazu, daß wir uns überhaupt einmal mit Meditation beschäftigen, und möglicherweise fühlen wir uns ja auch tatsächlich besser, entspannter. Wirkliche Meditation bedeutet jedoch, jeden Augenblick achtsam zu sein, und deshalb müssen wir alle, auch diese Erwartungen loslassen. Erst dann ist die Übung des Body-Scan ein Weg, *jetzt,* in diesem Augenblick, *ganz zu sein.*

Übung

1. Legen Sie sich auf den Rücken, zum Beispiel auf eine Schaumgummimatte oder auch ins Bett, aber denken Sie daran, daß Sie wach bleiben wollen und nicht schläfrig werden dürfen. Sorgen Sie dafür, daß Ihnen nicht kühl wird. Decken Sie sich zu oder kriechen Sie in einen Schlafsack, wenn es kalt im Zimmer ist.
2. Schließen Sie entspannt die Augen.
3. Konzentrieren Sie sich bei jedem Ein- und Ausatmen auf das Heben und Senken der Bauchdecke.
4. Lassen Sie sich etwas Zeit, um Ihren Körper von Kopf bis Fuß zu erspüren als ein von der Haut umhülltes Ganzes.
5. Richten Sie nun Ihre Aufmerksamkeit auf die Zehen des linken Fußes. Lenken Sie den Atem dorthin, atmen Sie *in* die Zehen hinein und wieder aus ihnen heraus. Es mag eine ganze Weile dauern, bis Sie diese Vorstellung konkretisieren können. Vielleicht hilft es Ihnen, sich vorzustellen, wie der Atem durch die Nase einströmt, ein feiner Hauch, der in die Lungen hinabsinkt, weiter in den Bauch, ins linke Bein, bis hinab in die Zehen und wieder zurück.
6. Versuchen Sie, alle Gefühle wahrzunehmen, die in den Zehen entstehen. Vielleicht können Sie sogar einzelne Empfindungen unterscheiden. Wenn Sie nichts spüren, ist das ebenfalls in Ordnung. Dann spüren Sie eben ganz bewußt nichts.
7. Wenn Sie die Übung fortsetzen möchten, atmen Sie bewußt tief ein und in die Zehen hinein. Beim Ausatmen lösen Sie alle Gefühle in der Vorstellung auf. Konzentrieren Sie sich nun für

kurze Zeit auf den Atem, dann wenden Sie sich den Fußsohlen zu, der Ferse, dem Rist und dem Fußgelenk, während Sie in jeden Bereich hinein- und wieder aus ihm herausatmen und auf alle auftauchenden Empfindungen achten. Registrieren Sie sie, und lassen Sie sie sogleich wieder los. Fahren Sie mit der Übung fort.

8. Sobald Sie merken, daß die Gedanken abschweifen, holen Sie sie zum Atem und zur jeweiligen Körperregion zurück.
9. Tasten Sie sich auf diese Art und Weise durch das linke Bein aufwärts und dann durch den ganzen Körper bis zum Scheitel. Die Aufmerksamkeit bleibt währenddessen fest auf den Atem und die diversen Empfindungen in den einzelnen Körperregionen gerichtet. Atmen Sie bewußt in sie hinein und wieder aus ihnen heraus. Lassen Sie sie los. Wenn Schmerzen auftreten, lesen Sie die Abschnitte in diesem Kapitel, die Anregungen für den Umgang mit Schmerzen während des Body-Scan geben, sowie die Kapitel 22 und 23.
10. Nehmen Sie sich mindestens einmal am Tag Zeit für einen gründlichen Body-Scan. Am Anfang erweist sich dabei die Kassette mit den Instruktionen als hilfreich, weil man sich gleich voll auf die eigentliche Übung konzentrieren kann.
11. Wie unsere Patienten sollten auch Sie sich fünfundvierzig Minuten Zeit für die Übung nehmen.
12. Wenn Sie dazu neigen einzuschlafen, versuchen Sie, die Übung mit offenen Augen durchzuführen.

6 Yoga ist Meditation

Jede Aktivität, bei der man Achtsamkeit walten läßt, wird in gewisser Weise zur Meditation. Achtsamkeit verstärkt die Wahrscheinlichkeit, daß jede Handlung, die man ausführt, die eigene Sichtweise wie auch das Selbstverständnis erweitert. Die Kunst der Achtsamkeit liegt hauptsächlich darin, immer vollkommen wach und aufmerksam zu sein, weder schläfrig zu werden noch sich von den wechselnden Gedanken mitreißen zu lassen. Der Autopilot ist ständig auf dem Sprung, das Steuer wieder zu übernehmen, sobald unsere Aufmerksamkeit auch nur etwas nachläßt. Deshalb besteht die Hauptaufgabe des Meditierenden darin, sich zu erinnern, jeden Augenblick vollkommen wach zu sein.

«Erinnern» ist hier in zweifacher Bedeutung zu verstehen – einmal in der eben erwähnten Art und Weise, und zweitens als Wiederherstellung einer bereits bestehenden Verbindung, die nur erneut bestätigt werden muß. Da ist etwas, das wir vergessen haben, aber es ist noch da. Es ist noch in uns vorhanden. Einzig der *Zugang* dazu erscheint uns im Augenblick verborgen. Was vergessen wurde, kann aber wieder ins Bewußtsein zurückgeholt werden. Wenn wir uns beispielsweise jetzt daran erinnern, achtsam zu sein, nämlich die Aufmerksamkeit auf das Jetzt und Hier zu richten, bewußt *in* unserem Körper zu *sein,* dann sind wir in diesem Augenblick wach. Die Erinnerung an *unser* Ganz-Sein verbindet uns mit *dem* Ganz-Sein, mit dem Geist der Ganzheit, der sowohl den Wald als auch die einzelnen Bäume sieht. Da wir sowieso *ganz* sind, brauchen wir nichts zu *tun,* um es zu werden, wir brauchen es nur zu *sein.* Dann erinnern wir uns.

Ich glaube, der Hauptgrund dafür, daß viele unserer Patienten die Meditation als so außerordentlich heilsam empfinden, ist, daß sie sich beim Meditieren an das Wissen um ihre Ganzheit erinnern, daran, daß sie sie bereits in sich tragen, das aber aus irgendeinem Grund vergessen haben oder nicht wissen, was sie damit anfangen sollen.

Sobald man sich wieder mit dem ursprünglichen Ganz-Sein verbindet, und sei es auch nur für wenige Minuten, ist es, als käme man nach Hause, egal, wo man sich gerade befindet oder wie es einem gerade geht. In solchen Augenblicken ist man auch mit seinem Körper vollkommen versöhnt. Darum legen wir in der Klinik soviel Wert darauf, sich bewußt wieder mit dem Körper zu verbinden, sich zu «erinnern».

Daß der Körper unweigerlich der Vergänglichkeit unterliegt, ist eine Tatsache. Aber er scheint schneller zu altern und weniger schnell zu heilen, wenn man seine Signale ignoriert und sich nicht um ihn kümmert. Ob krank, verletzt oder gesund – die vordringliche Aufgabe sollte es sein, sich darin zu üben, *im Körper zu sein* sowie den Atem und die auftauchenden Empfindungen zu beobachten. Der Body-Scan ist hierbei äußerst nützlich. Man lernt auf praktische Weise, im Körper zu sein, und auf diese Art selbst subtile Botschaften zu «hören» und sie zu beachten. Man hat die Möglichkeit, den Körper systematisch zu erforschen und gründlich zu entspannen. Im Laufe der Zeit entsteht so wie von selbst eine gewisse Vertrautheit mit dem Körper und seinen Signalen.

Man kann das Bewußtsein für den Körper auf verschiedene Art und Weise entwickeln. Eine der wirkungsvollsten Methoden, um ihn nachhaltig zu transformieren, ist der Hatha-Yoga. Hatha-Yoga-Übungen werden langsam und bewußt atmend ausgeführt. Sie stärken den ganzen Körper und kräftigen die Organe, während man lernt, auf alle entstehenden Körperempfindungen zu achten. Viele unserer Patienten «schwören» geradezu auf diese Übungen und ziehen sie dem Body-Scan oder der Sitzmeditation vor, weil sie ihre wohltuende und entspannende Wirkung sofort und direkt zu spüren bekommen.

Dies ist jedoch nicht der einzige Vorzug des Hatha-Yoga. Er ist gleichzeitig eine vorzügliche Methode, um an sich selbst zu arbeiten und sich als ein vollkommenes Ganzes zu erfahren, unabhängig davon, wie fit oder krank man sich augenblicklich fühlt. Auch wenn er rein äußerlich betrachtet nur wie eine körperliche Übung aussieht und alle Vorteile einer solchen aufweist, ist er doch weitaus mehr. Yoga, gepaart mit Achtsamkeit, *ist* Meditation. Dasselbe trifft auch auf den Body-Scan zu.

So werden die Yoga-Übungen mit der gleichen inneren Einstellung durchgeführt, mit der wir die Sitzmeditation oder den Body-Scan praktizieren, nämlich ohne zu greifen und ohne etwas zu forcieren. Geduldig akzeptiert man den Zustand, in dem der Körper sich augenblicklich befindet. Während man sich dehnt oder im Gleichgewicht verharrt, lernt man, seine Grenzen zu erspüren, mit ihnen umzugehen und zugleich die Aufmerksamkeit von Augenblick zu Augenblick aufrechtzuerhalten. Nähert man sich bei einer Dehnübung der Grenze des Machbaren, bleibt man auch in dieser Situation achtsam, um sich einerseits nicht zu überfordern, andererseits aber auch nicht lasch zu werden.

Diese Praxis unterscheidet sich grundlegend von körperlichen Ertüchtigungen wie zum Beispiel Aerobic oder sogar manchen Yoga-Kursen, wo nur auf die Bewegung Wert gelegt wird. Dort wird der Körper bis an die Grenzen der Leistungsfähigkeit gefordert. Der Kunst des *Nicht-Tuns,* des bloßen, einfachen *Seins* und des Loslassens, wird keinerlei Bedeutung beigemessen. Natürlich ist es trotzdem möglich, diese Seite des Seins selbst zu entdecken, da sie immer vorhanden ist, aber es ist doch ungleich schwerer, wenn Umgebung und innere Einstellung einer solchen Erfahrung diametral entgegengesetzt sind.

Viele Menschen brauchen eine Art offizieller Erlaubnis, ehe sie es wagen, vom Handlungs-Modus auf den Seinsmodus umzuschalten, wohl hauptsächlich deswegen, weil wir von Kindesbeinen an daran gewöhnt sind, alles Tun höher zu bewerten als das einfache Sein. Niemand hat uns je etwas darüber beigebracht, geschweige denn verraten, wie man es findet. Oft genügt ein einziger Anstoß gar nicht, um uns in Richtung Sein zu bewegen. Es ist aber nicht nur unsere erfolgsorientierte, betont aktive Gesellschaft, die es dem einzelnen schwermacht, dieses geheimnisvolle Sein zu verwirklichen. Zusätzlich haben wir es ja auch noch mit einem rastlosen Geist zu tun, der gewohnheitsmäßig im Reaktions-Modus agiert, und das bedeutet immer mangelnde Achtsamkeit. Sowohl unsere nähere Umgebung als auch die Welt als Ganzes spiegelt diese Aspekte des Geistes deutlich wider.

Um vom rastlosen Tun zum ruhenden Sein zu gelangen, ist es nötig, die Konzentrationsfähigkeit zu entwickeln, ähnlich wie ein Profisportler, der weiß, daß er Körper *und* Geist trainieren muß, will er sein ganzes Kräftepotential nutzen.

Wie oberflächlich das Verständnis dieser Zusammenhänge bisher oft ist, zeigt sich unter anderem in der Physiotherapie. Der Patient lernt zwar einige heilgymnastische Übungen, die Bedeutung des Atems, der es einem kranken Menschen erst ermöglicht, mit seinen Schmerzen umzugehen, wird dabei jedoch überhaupt nicht berücksichtigt. Patienten, die lernen, auf den Atem zu achten, bestätigen, um wieviel wirkungsvoller die Bewegungstherapie in Verbindung mit der Atembeobachtung ist, und selbst die Therapeuten können einen Unterschied feststellen.

Jede gewöhnliche heilgymnastische Übung wird durch die Anwendung von Achtsamkeit zur Meditation.

Das bedeutet auch, daß man bewußt die Verantwortung für die Signale des Körpers, zum Beispiel während der Yoga-Übungen, übernimmt, daß man darauf achtet, wie er sich fühlt und seine Meldungen honoriert. Niemand kann für Sie auf Ihren Körper hören. Wenn Sie gesund werden oder an Ihrer persönlichen Entwicklung arbeiten möchten, müssen Sie lernen, auf ihn zu hören, und wissen, welches seine Möglichkeiten und wo seine Grenzen sind. Der einzige Weg, dies herauszufinden, ist, ihn achtsam über längere Zeit hinweg zu beobachten. Dabei werden Sie zu der Erkenntnis gelangen, daß die scheinbar unverrückbar feststehenden Grenzen keineswegs starr sind, sondern im Laufe der Zeit weiter gesteckt werden können. In gleicher Weise sollten Sie auch von starren Vorstellungen darüber, was Sie tun oder nicht tun können, Abstand nehmen.

Athleten bewegen sich ständig an ihrer physischen Kapazität, aber sie tun es unter dem Druck, ihre Leistung zu verbessern, während wir uns desselben Mittels bedienen, um einfach nur da zu sein, wo wir bereits sind, ohne irgendwo anders hingelangen zu wollen oder zu müssen. Gerade Menschen mit einer angegriffenen Gesundheit profitieren ungemein von einem disziplinierten Umgang mit ihrem Körper. Hat man erst einmal das Gefühl, daß aus Krankheitsgründen dies oder das nicht mehr geht, neigt man sehr schnell dazu, den Körper überhaupt nicht mehr zu fordern. Das mag kurzfristig eine sinnvolle Maßnahme sein, etwa wenn man ernstlich krank oder verletzt ist, da der Körper solche Phasen der Ruhigstellung zur Genesung und Erholung braucht; aber allzuoft wird aus der Schonfrist ein neuer Lebensstil. Sobald ein Problem oder eine Verletzung uns über längere Zeit behindert, definieren wir es als eine neue, unveränderliche Realität und unser Selbstverständnis wird durch diese neue Vorstellung von uns entscheidend geprägt. Unbewußt betrachten wir uns vielleicht sogar als nur noch bedingt lebensfähig. Anstatt nun aber diese vermeintlichen Einschränkungen zu überprüfen, verlassen wir uns blind auf unsere Vermutungen und halten uns sklavisch an diese unverifizierten Grenzen, bis wir schließlich in ihnen erstarren.

Dann spricht man davon, daß man eben zum alten Eisen gehöre, nicht mehr in Form oder vielleicht sogar «behindert» sei und verschafft sich so ein Alibi, um in der selbstgewählten Passivität verharren zu können. Schließlich fühlt man sich zu nichts mehr fähig und landet auf Dauer im Bett, das heißt, man entwickelt ein typisches Krankheitsverhalten. Das Leben einer solchen Person dreht sich ausschließlich um die eigene Krankheit, Verletzung oder Behinderung, während das ganze übrige Leben sozusagen auf Eis gelegt und zusammen mit dem Körper vernachlässigt wird. Dabei braucht dem Körper nicht einmal etwas zu fehlen. Wenn Sie ihn nicht fordern, wissen Sie ja gar nicht, was er leisten kann, Ihre Vorstellung von seinen Fähigkeiten ist also ir-real. Wenn Sie ihn nie dehnen, wenn Sie nie rennen oder im Schneidersitz dahocken, verkümmert seine Elastizität. Wenn man dann von sich behauptet, «nicht in Form» zu sein, impliziert dies einen unveränderlichen Zustand. Tatsache ist jedoch, daß dieser Zustand sich immer mehr verfestigt, je länger Sie sich gestatten, «nicht in Form» zu sein.

Medizinisch nennt man diesen Verfall *Atrophie* beziehungsweise Muskelschwund durch Inaktivität. Wenn der Körper nach einer schweren Operation längere Zeit ans Bett gefesselt ist, bildet sich zum Beispiel die Beinmuskulatur zurück. Man kann förmlich zusehen, wie Schenkel und Waden dünner werden. Muskelgewebe schwindet immer dann, wenn es nicht genutzt wird. Sobald man wieder aufsteht und die Beine trainiert, bildet es sich neu. Das gilt für die gesamte Skelettmuskulatur. Der Schwund bewirkt außerdem, daß die Muskeln ihre Spannung verlieren und sich verkürzen. So sind Menschen mit einer sitzenden Lebensweise anfälliger für Verletzungen. Längere Zeiten der Ruhe oder Inaktivität eines Körperteils wirken sich auch ungünstig auf die Gelenke, Knochen, Blutgefäße und Nervenbahnen der betreffenden Region aus. Man nimmt an, daß diese Gewebe durch längeren Nicht-Gebrauch strukturelle und funktionelle Veränderungen erfahren, die in Richtung Degeneration und Atrophie gehen.

Noch vor fünfundzwanzig Jahren wurde einem Herzinfarktpatienten strengste Bettruhe verordnet. Heute dagegen setzt man auf eine gezielte Bewegungstherapie schon wenige Tage nach dem Infarkt, denn man hat erkannt, daß eine völlige Ruhigstellung die Probleme eines Herzpatienten eher noch verschlimmert. Selbst ein arteriosklerotisches Herz reagiert positiv auf die Herausforderung regelmäßiger, graduell sich steigernder Bewegung und wird funktionell gestärkt, vor allem wenn der Patient außerdem eine fettarme Diät befolgt.

Natürlich müssen die Übungen auf die körperliche Verfassung abgestimmt sein und dürfen nur allmählich intensiviert werden, will man einen wirklichen Effekt erzielen. Mit zunehmendem Training läßt sich die Leistungsfähigkeit des Herzens wieder steigern. So gibt es heutzutage ehemalige Infarktpatienten, deren Kondition es zuläßt, an Marathonläufen teilzunehmen.

Der Yoga ist ein wunderbares Körpertraining, das sich sanfter Bewegungen bedient, die von jedem Menschen ausgeführt werden können. Regelmäßig geübt, wirkt er dem atrophischen Muskelschwund entgegen. Man kann ihn im Bett liegend und sogar im Rollstuhl durchführen. Das ist das Einzigartige am Hatha-Yoga. Sitzend, liegend oder stehend, jede Lage kann zur Ausgangsstellung für eine Hatha-Yoga-Übung werden. Die einzige Voraussetzung ist, daß Sie atmen können und eine gewisse Kontrolle über Ihre Bewegungsabläufe haben.

Der Yoga ist unter anderem deswegen ein so vorzügliches Körpertraining, weil bei jeder Übung der ganze Körper beteiligt ist und folglich der gesamte Organismus eine Kräftigung erfährt. In der Klinik legen wir allerdings mehr Wert auf die sanften Wirkungen des Yoga, auf das allmähliche Erwachen des Körpers zu seiner vollen Mobilität. Herzpatienten können zusätzlich zum Yoga schwimmen, radfahren, laufen oder rudern und ihr Herz auf diese Weise weiter stärken.

Vielleicht ist das Bemerkenswertete am Yoga, daß man sich *hinterher* wie neugeboren fühlt, selbst wenn man vorher völlig erschöpft war. Der ganze Mensch wird im wahrsten Sinn des Wortes regeneriert. Patienten, denen der Body-Scan schwerfällt, stellen begeistert fest, daß sie mit den Yoga-Übungen einen relativ tiefen Entspannungszustand hervorrufen können. (Im Fall chronischer Beschwerden ist bei der Wahl und Durchführung der Übungen allerdings Vorsicht geboten, wie wir gleich sehen werden.) Wieder andere merken, daß sie während der Yoga-Übungen wach bleiben können, während sie beim Body-Scan einschlafen. Nach einigen positiven

Erfahrungen mit den Yoga-Übungen ändert sich meist auch die Einstellung gegenüber dem Body-Scan, der plötzlich besser verstanden wird und effektiver angewendet werden kann.

Ich selbst mache seit über zwanzig Jahren fast täglich meine Yoga-Übungen. Manchmal habe ich das Gefühl, als ob mein Körper sich während der Übungen selbst «zurechtrückt». Gerade wenn man Beschwerden hat und sich der Belastungsfähigkeit seines Körpers nicht mehr so ganz sicher ist, kann dieses Gefühl eine ermutigende Erfahrung sein.

An manchen Tagen nehme ich mir nur eine Viertelstunde Zeit, an anderen eine halbe oder auch eine Stunde, je nachdem wie ich mich fühle. In der Klinik dauern die Yoga-Sitzungen ungefähr zwei Stunden. Damit soll erreicht werden, daß *jeder* Teilnehmer sich die Zeit nimmt, sich wirklich in seinem Körper zu zentrieren und eine Weile in diesem heilsamen Zustand zu verharren. Schon fünf oder zehn Minuten pro Tag bewirken ein gesteigertes Wohlbefinden. Wenn Sie aber vorhaben, dem achtwöchigen Kursprogramm zu folgen, das darauf angelegt ist, den Geist in der Übung der Achtsamkeit zu schulen, empfehle ich Ihnen, ab der dritten Woche täglich fünfundvierzig Minuten dafür aufzuwenden und Yoga und Body-Scan abwechselnd zu üben (siehe Kapitel 10).

Das Sanskritwort *Yoga* bedeutet soviel wie «Vereinigung» und meint die Vereinigung von Körper und Geist beziehungsweise die Erkenntnis, daß beide nicht voneinander getrennt sind. Im weiteren Sinn ist darunter aber auch die Erfahrung des Einsseins oder Verbundenseins des einzelnen mit dem Universum zu verstehen. Darüber hinaus hat der Begriff noch weitere, speziellere Bedeutungen, die für unseren Zweck nicht von Belang sind, aber ebenfalls dieselbe Grundaussage beinhalten: die Erkenntnis und Erfahrung von Einheit durch fortgesetztes, diszipliniertes Anwenden bestimmter Techniken.

Diese Techniken können allerdings nicht aus einem Buch erlernt werden. Nicht einmal unter bestmöglichen Umständen kann ein Buch das Gefühl für die konkrete Praxis vermitteln. Einer der entspannendsten Aspekte des Yoga ist das Gefühl der Leichtigkeit, des Fließens, wenn der Körper von einer Position in die nächste wechselt, und die Augenblicke der Stille, während man ganz ruhig und locker auf Bauch oder Rücken liegt.

Wer nach einem Buch übt, muß immer wieder zwischen den

Übungsillustrationen und den Beschreibungen hin- und herblättern. Aus diesem Grund empfehle ich jedem ernsthaft Interessierten, am Anfang mit Hilfe der Kassetten zu arbeiten. So kann alle Energie darauf verwendet werden, die Aufmerksamkeit ununterbrochen auf den Körper, die Atmung und den Geist zu richten. Die Illustrationen und Instruktionen in diesem Buch können nützlich sein, eventuelle Unklarheiten zu beseitigen, und helfen das allgemeine Verständnis zu vertiefen, das sich im Zuge der persönlichen Praxis entwickelt; und nach einer Weile erübrigen sich auch die Kassetten von selbst.

Wir haben bereits gesehen, daß die Meditations*haltung* eine große Rolle spielt und daß bestimmte Positionen unmittelbar auf die Gemütsverfassung wie auch auf die geistige Verfassung einwirken. Die eigene Körpersprache und das, was sie über einen aussagt, zu kennen, kann bedeuten, daß man ein Gefühl oder eine Einstellung schon allein dadurch verändert, indem man gezielt eine andere Körperhaltung einnimmt. Bereits das einfache Verziehen des Mundes zu einem Lächeln kann ein Gefühl der Entspannung oder auch der Freude auslösen, das vorher nicht existierte.

Im Yoga ist genau dies der springende Punkt. Jedesmal, wenn Sie bewußt eine andere Position einnehmen, verändern Sie buchstäblich nicht nur Ihre physische Ausrichtung, sondern zugleich auch die innere. Jede der *Asanas,* wie die Körperhaltungen im Yoga genannt werden, ermöglicht es Ihnen, achtsam mit Gedanken und Gefühlen umzugehen, sie zu beobachten, den Atem zu verfolgen und bewußt die körperlichen Empfindungen wahrzunehmen, die mit dem Dehnen, Strecken, Anheben oder Sinkenlassen der Glieder einhergehen (siehe auch Position 21 in Abbildung 6). Scheinbar unwichtige Details – wie etwa ob die Handflächen nach oben weisen oder auf den Knien ruhen, ob die Hände im Schoß verschränkt liegen, ob die Daumen sich berühren oder nicht – können sich darauf auswirken, wie man sich in einer bestimmten Asana fühlt. So kann man die verschiedenen Positionen des Yoga als ein fruchtbares Betätigungsfeld für den bewußten Umgang mit den Energien des Körpers betrachten.

Und so fängt man an

1. Breiten Sie eine Decke oder Matte auf dem Fußboden aus. Legen Sie sich mit dem Rücken darauf, oder nehmen Sie eine andere entspannte Haltung ein.

2. Richten Sie Ihre Aufmerksamkeit auf den Atemvorgang. Spüren Sie, wie sich die Bauchdecke beim Einatmen hebt, beim Ausatmen senkt, sich hebt und senkt.
3. Nehmen Sie sich einige Minuten Zeit, um den Körper als Ganzes zu erfühlen, vom Scheitel bis zur Sohle. Werden Sie sich der Haut bewußt, die ihn wie eine Hülle umschließt, aber auch der Empfindungen, die durch das Liegen auf dem Boden ausgelöst werden.
4. Wie bei der Meditation beziehungsweise beim Body-Scan sollten Sie auch hier die Aufmerksamkeit ganz auf die Erfahrung eines jeden Augenblicks richten und sie sofort zurückholen, sobald sie abschweift. Stellen Sie kurz fest, wodurch Sie abgelenkt wurden, und kehren Sie zur Übung zurück.
5. Nehmen Sie die nachfolgend beschriebenen Asanas der Reihe nach ein, so gut es geht, und verharren Sie eine Weile in jeder Stellung, während Sie sich auf die Bauchatmung konzentrieren. (Die Abbildungen 6 und 7 illustrieren die Sequenz der Yoga-Übungen, die auf den beiden Kassetten zur Schulung der Achtsamkeit enthalten sind.)
6. Während Sie in jeder der verschiedenen Asanas eine Zeitlang verharren, achten Sie auf die unterschiedlichen Empfindungen, die durch sie ausgelöst werden. Sie können den Atem auch in die Körperregion lenken, in der Sie eine besonders intensive Empfindung verspüren und gleichsam in sie hinein- beziehungsweise aus ihr herausatmen, mit dem Ziel, sich in jeder Position vollkommen zu entspannen.
7. Lassen Sie Übungen aus, die problematisch für Sie sein könnten. Konsultieren Sie Ihren Arzt oder Therapeuten, falls Sie unter Nacken- oder Kreuzschmerzen leiden. Sie müssen in jedem Fall die Verantwortung für sich, für Ihren Körper, selbst übernehmen und entsprechend überlegt handeln. Die Übungen sind zwar sanft und von großer Heilkraft, aber dennoch ungemein effektiv, und wenn man sie nicht ausgesprochen behutsam und konzentriert durchführt, kann man sich leicht Muskelzerrungen oder andere Beschwerden zuziehen.
8. Spornen Sie sich nicht zu Höchstleistungen an. Wenn Sie sich dabei ertappen, registrieren Sie es, dann lassen Sie besagte Vorstellung los. Akzeptieren Sie sie als einen Teil der Erfahrung des Augenblicks. Das entspricht dem Geist des Yoga. Es geht darum, die eigenen Grenzen behutsam, liebevoll und voller Achtung

dem eigenen Körper gegenüber zu erforschen, nicht darum, Rekorde aufzustellen oder in den kommenden Sommermonaten eine bessere Figur im Badeanzug zu machen. Die bessere Figur mag sich von selbst einstellen, quasi als Nebeneffekt der regelmäßigen Praxis. Wenn Sie Ihren Körper aus solchen Gründen überfordern, bis an die äußerste Grenze der Belastbarkeit gehen, anstatt sich in jede Übung hineinzuentspannen, werden Sie sich keinen Gefallen damit tun. Schnell ist man entmutigt oder gibt der Übung die Schuld, anstatt zu erkennen, daß man es mit dem Greifen wohl wieder einmal übertrieben hat.

9. Machen Sie nach jeder Asana eine kurze Pause, bevor Sie die nächste einnehmen. Bleiben Sie auf dem Rücken liegen oder nehmen Sie eine andere entspannte Haltung ein. Richten Sie Ihre Aufmerksamkeit auf den ein- und ausströmenden Atem, spüren Sie das Heben und Senken der Bauchdecke. Wenn Sie auf dem Rücken liegen, sollten Sie fühlen, wie die Muskeln sich beim Ausatmen entspannen, wie Sie gleichsam tiefer in die Decke oder Matte einsinken. Überlassen Sie sich dem Fluß, dem Auf und Ab des Atems.
   Sie können sich zwischen den Asanas aber auch im Stehen entspannen. Erfühlen Sie den Boden unter den Füßen, atmen Sie aus, und lassen Sie dabei die Schultern fallen. Im Liegen wie auch im Stehen lassen Sie beim Ausatmen, wenn die Muskeln sich entspannen, alle Gedanken los und bleiben mit der Aufmerksamkeit ständig auf dem Atem.
10. Im Zusammenhang mit den Yoga-Übungen gibt es zwei allgemeine Regeln zu beachten. Die erste lautet, daß bei jeder Bewegung, bei der die Bauchmuskeln angespannt werden, ausgeatmet wird, während bei Bewegungen, bei denen die Bauchdecke sich hebt und der Rücken angespannt ist, eingeatmet wird. Hebt man beispielsweise in Rückenlage ein Bein (Abbildung 6, Position 14), atmet man während des Hebens *aus*. Liegt man dabei aber auf dem Bauch (Abbildung 6, Position 19), wird *ein*geatmet. Ist die Position erst einmal eingenommen, folgt man einfach weiter dem natürlichen Atemvorgang.
   Die zweite Regel lautet, daß jede Position so lange beibehalten werden soll, bis man sich völlig in sie hineinentspannt hat. Wenn Sie große Mühe damit haben, in einer Stellung zu verharren, erinnern Sie sich daran, daß Sie nur dem Atem zu folgen brau-

chen, sich nur dem fließenden Auf und Ab des Atems zu überlassen brauchen. Sie werden feststellen, daß Sie sich an vielen Stellen unbewußt «festhalten», doch nach einer Weile wird der Körper dies erkennen und sich zunehmend entspannen. Versuchen Sie, die Position bei jedem Einatmen ein wenig in alle Richtungen expandieren zu lassen; bei jedem Ausatmen lassen Sie sich ein wenig tiefer in die Stellung «hineinsinken». Versuchen Sie, nur die für den jeweiligen Vorgang benötigten Muskeln zu bewegen. Wenn Ihre Gesichtszüge angespannt sind, entspannen Sie sie ganz bewußt.

11. Überfordern Sie sich nicht. Achten Sie genau auf die «Stopp»-Signale Ihres Körpers, vermeiden Sie es, sich zu überdehnen oder zu überstrecken. So oder so wird die ungewohnte Aktivität zunächst einiges Unbehagen auslösen, das ist unvermeidlich. Sie müssen sich allmählich an den für Sie angenehmen Dehn- und Streckbereich herantasten, langsam und voller Aufmerksamkeit. So erforschen Sie einerseits die Grenzen Ihres Körpers, während Sie ihn gleichzeitig kräftigen, ohne ihm dabei aus Unachtsamkeit Schaden zuzufügen.

Abbildung 6 Reihenfolge der Yoga-Übungen (Kassette 1, B-Seite)

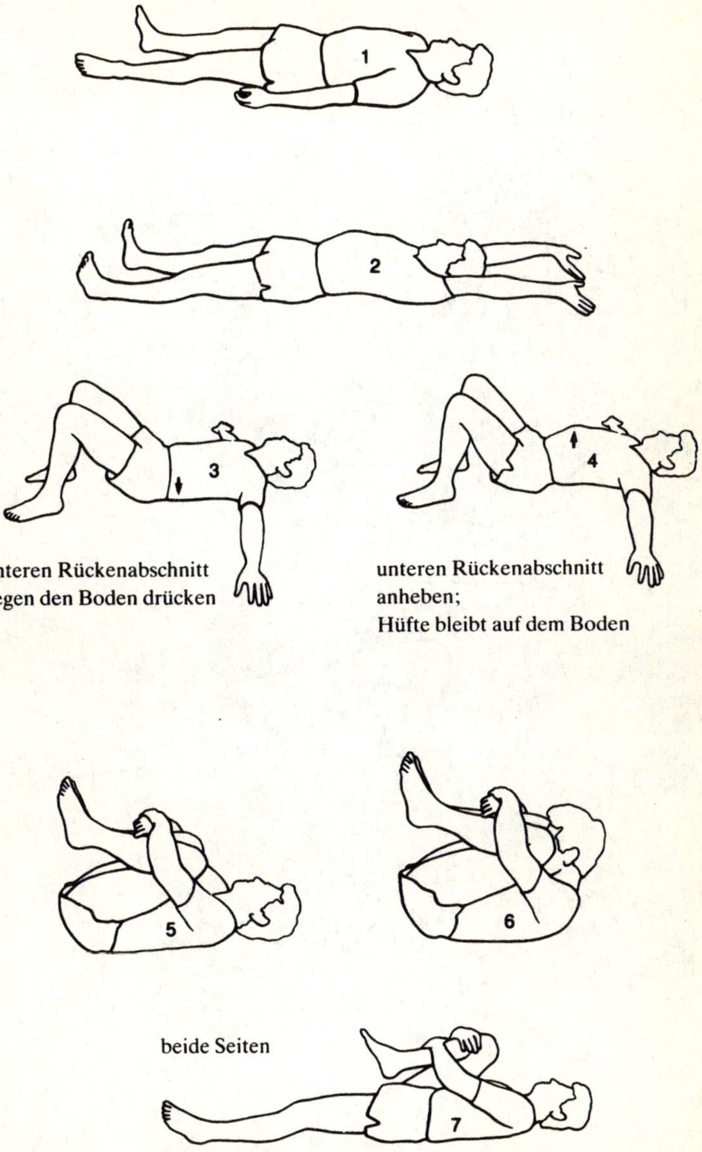

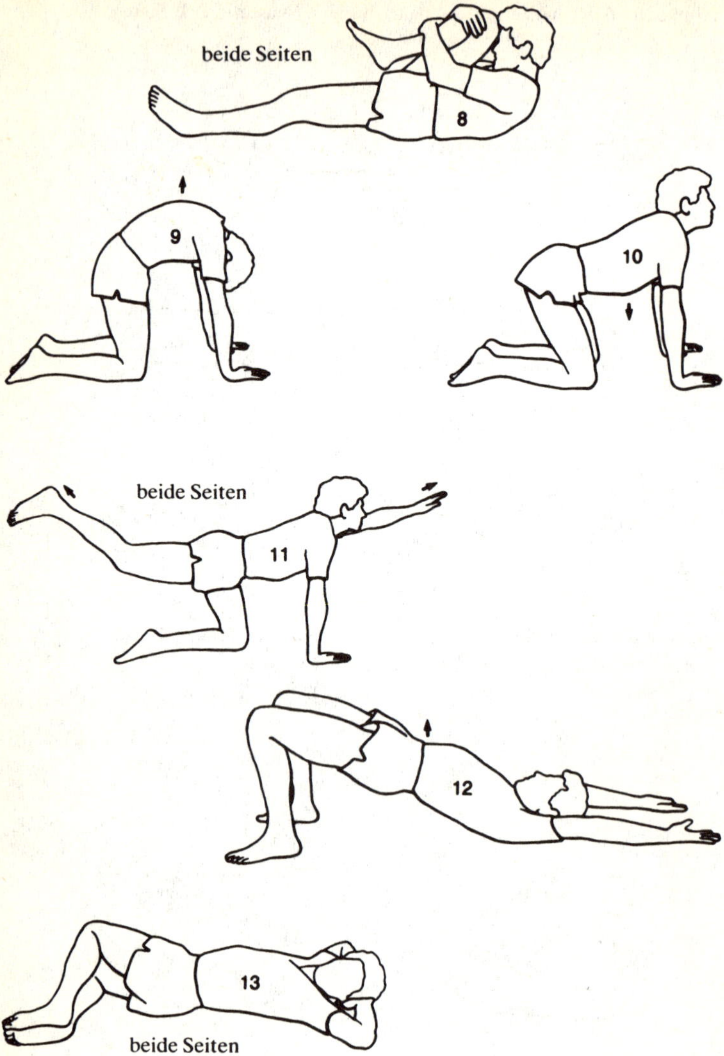
beide Seiten
8
9
10
beide Seiten
11
12
13
beide Seiten

beide Seiten

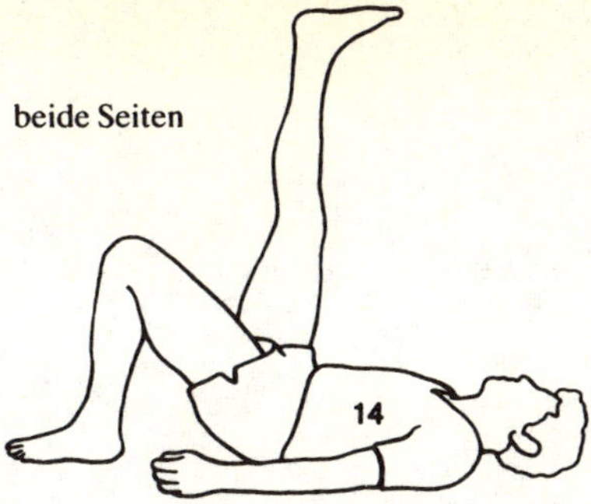

beide Seiten

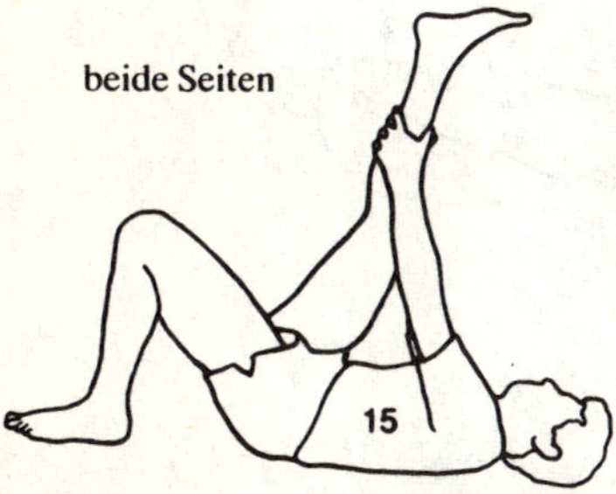

beide Seiten

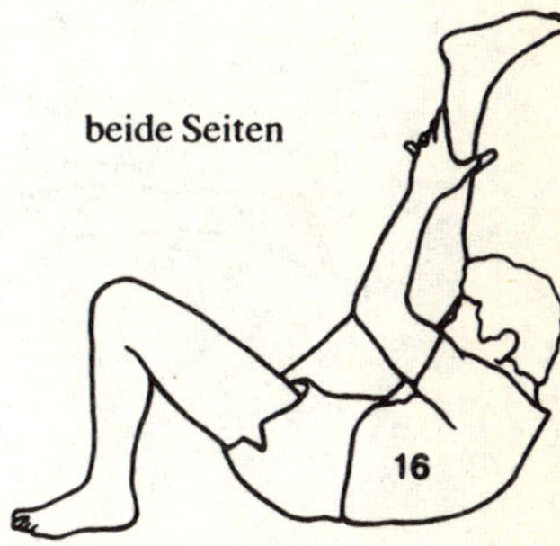

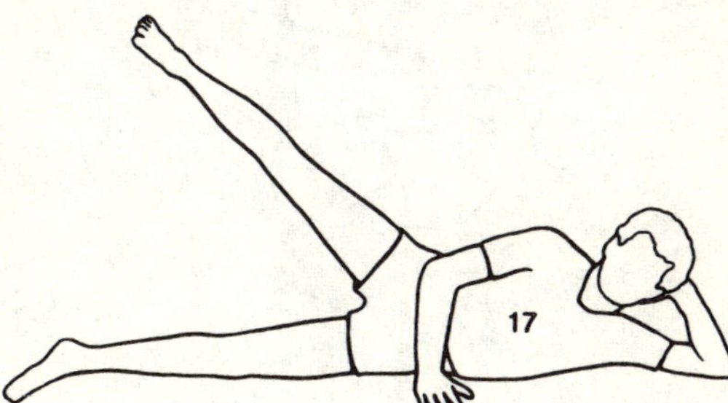

beide Seiten

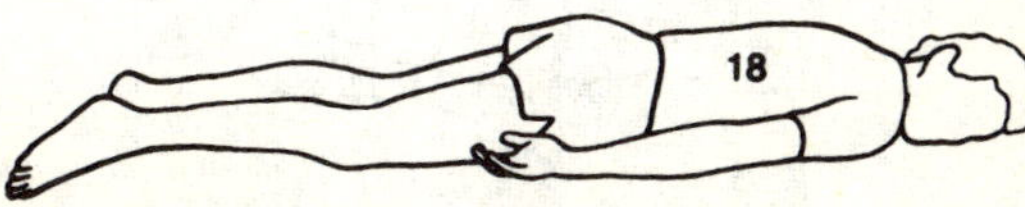

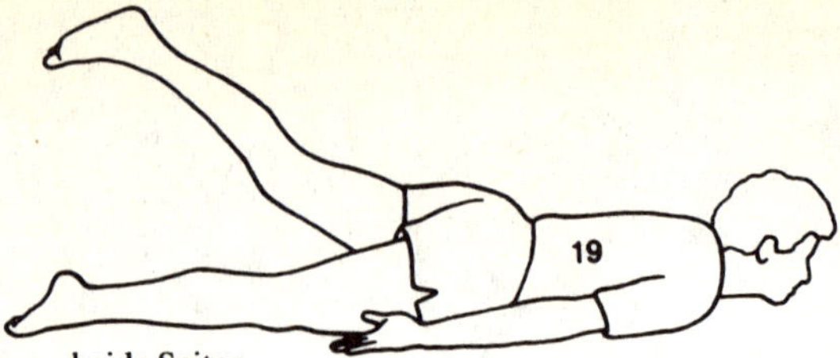

beide Seiten

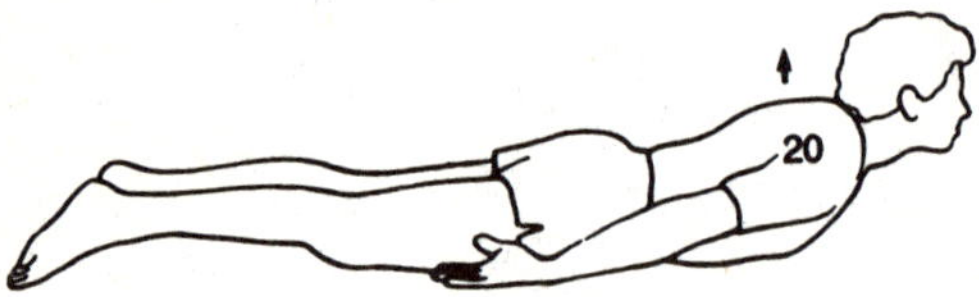

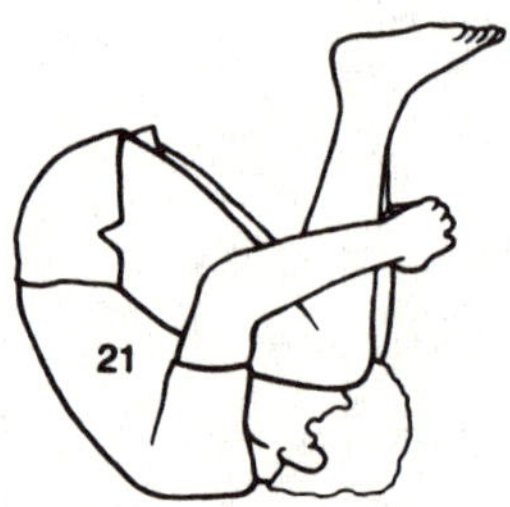

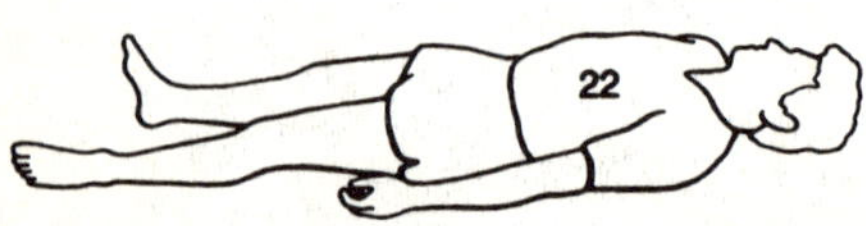

Abbildung 7 Reihenfolge der Yoga-Übungen (Kassette 2, B-Seite)

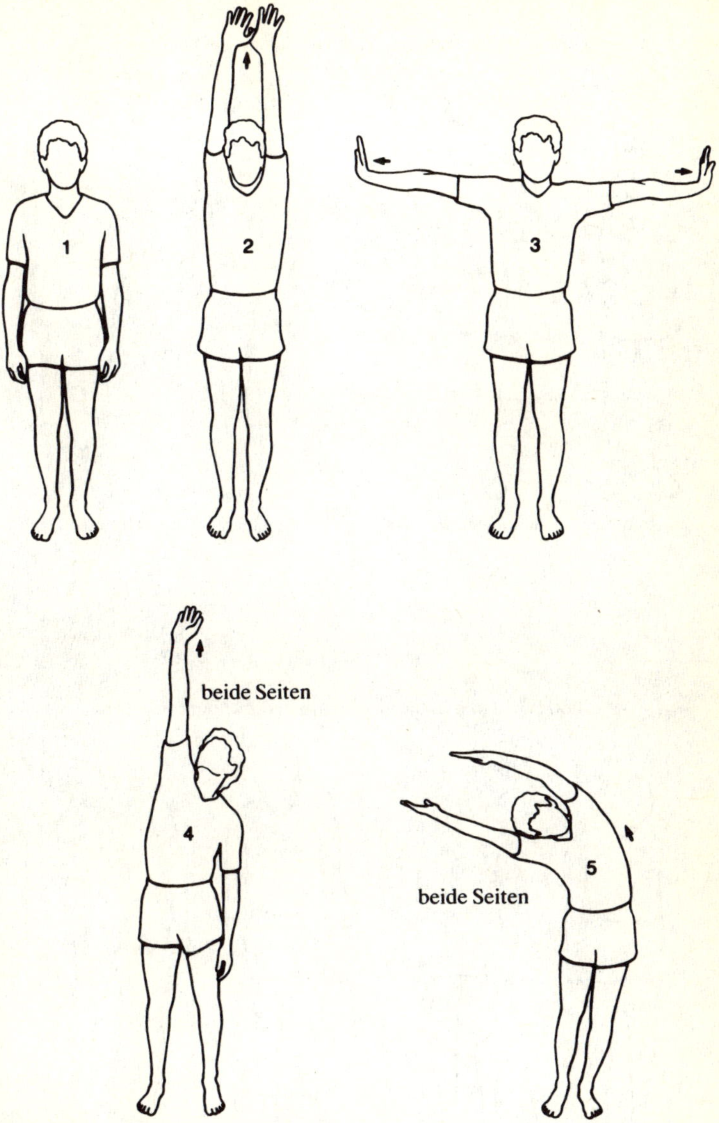

Schulterkreisen: erst nach vorn, dann nach hinten

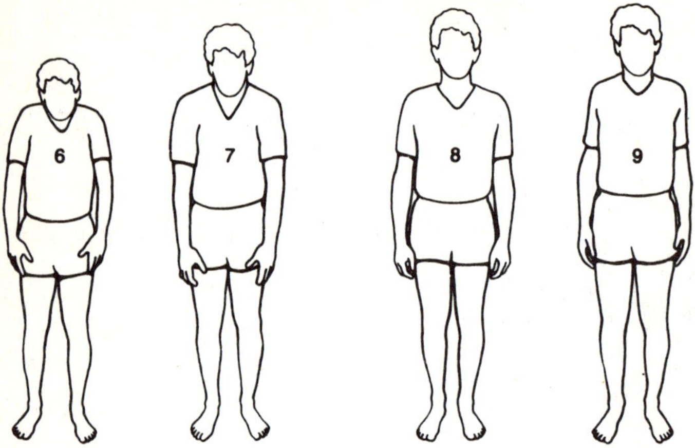

anheben | nach vorn rollen | fallen lassen | nach hinten rollen

Kopfkreisen: erst in die eine, dann in die andere Richtung

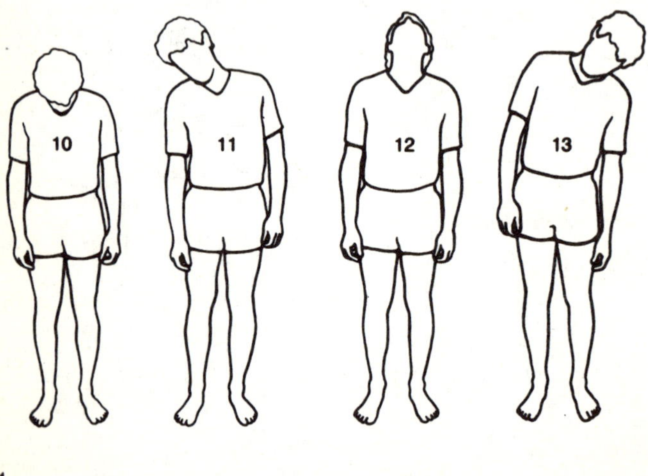

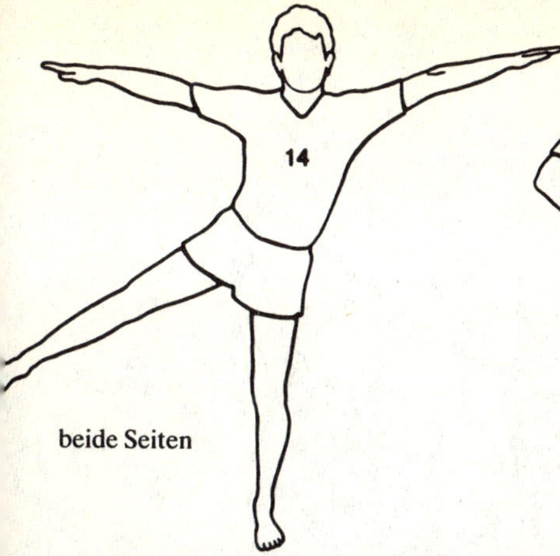

beide Seiten

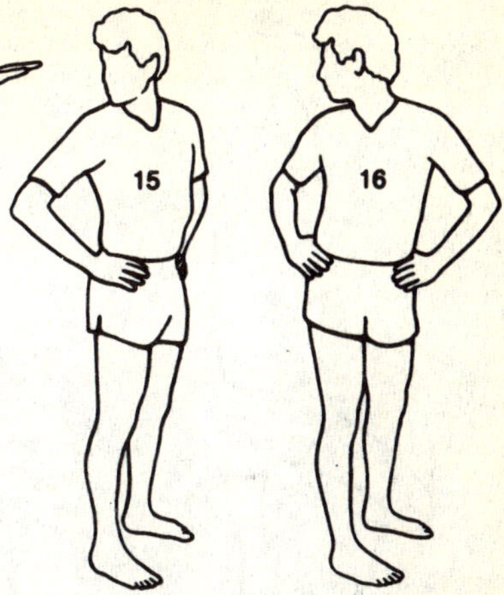

beide Seiten

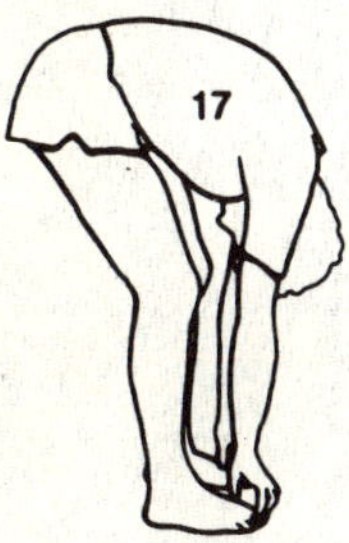

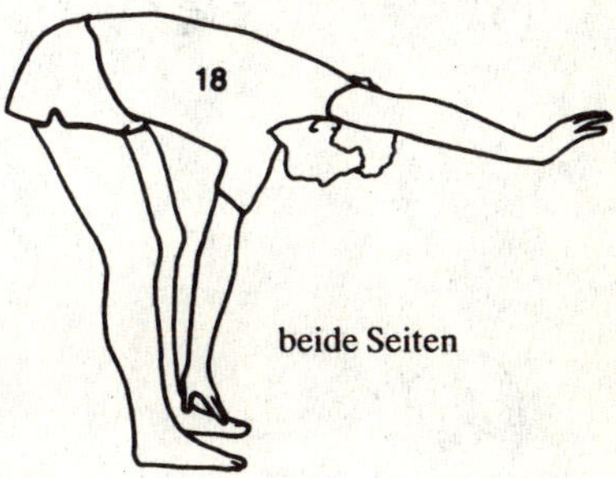

beide Seiten

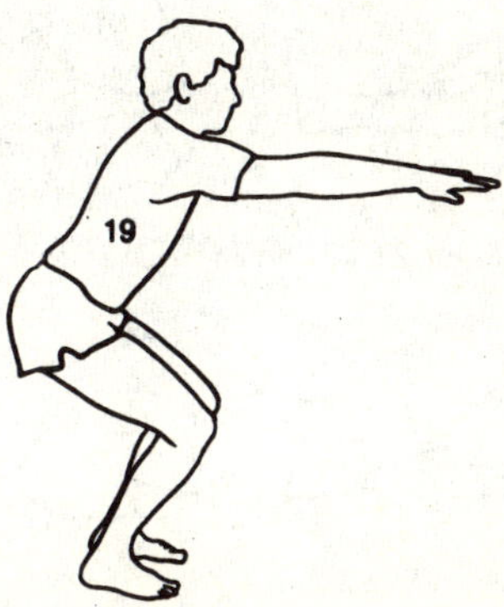

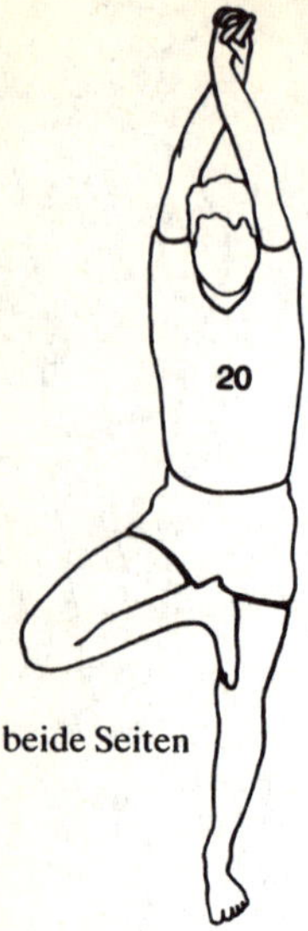

beide Seiten

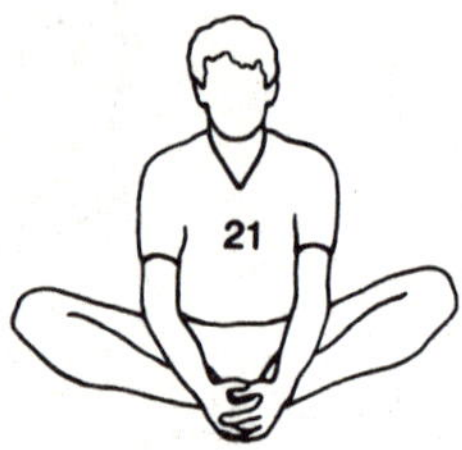

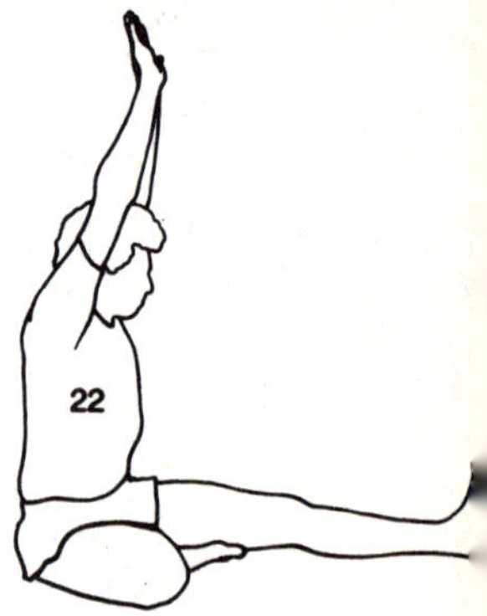

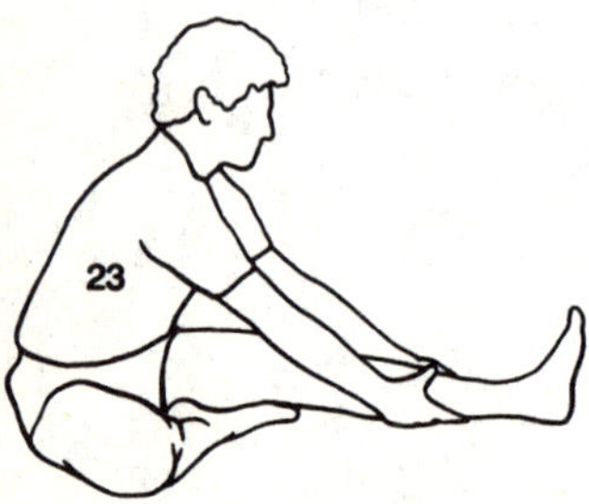

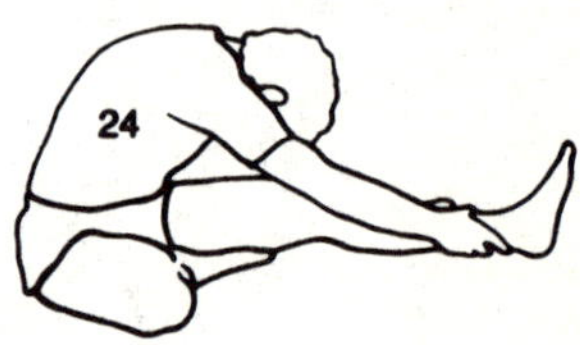

Übung 22, 23 und 24 beide Seiten

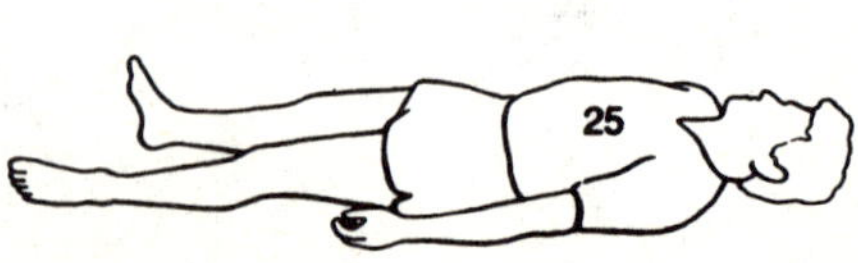

7 Die Gehmeditation

Eine der Möglichkeiten, im Alltag Achtsamkeit zu üben, ist die Meditation im Gehen. Wie der Name schon andeutet, lenkt man die ganze Aufmerksamkeit auf das Gehen und alle damit verbundenen Empfindungen. Es bedeutet nicht, daß man ständig auf die eigenen Füße schaut!

Jeder, der mit der Achtsamkeitsmeditation schon ein paar Erfahrungen gesammelt hat, stellt früher oder später fest, daß nichts so einfach ist, wie es zunächst aussieht. Sogar wenn wir einfach nur spazierengehen, sind wir in Gedanken ständig mit anderen Dingen beschäftigt.

Wir denken darüber nach, wo wir hingehen oder hingehen möchten oder was wir dort tun werden, und unternehmen alle notwendigen Schritte, um ans Ziel zu gelangen. Dabei benutzen wir den Körper wie ein Transportmittel.

Wenn nun der Geist unruhig und gehetzt ist, hat es der Körper ebenfalls eilig. Wenn dem Geist irgend etwas interessant erscheint, wendet sich der Körper diesem Objekt zu, bleibt stehen und beschäftigt sich damit. Gleichzeitig bricht eine Flut von Gedanken über uns herein, ganz so, wie wir es auch erleben, wenn wir uns hinsetzen und den Atem beobachten. Bewußt sind wir uns dieser Vorgänge meistens nicht.

Bei der Gehmeditation konzentrieren wir uns vorsätzlich auf die Empfindungen, die das Gehen im Körper hervorruft. Gleichzeitig kann man dabei auch den Atem beobachten.

Zuerst versuchen wir, bewußt zu erfühlen, wie ein Fuß auf den Boden gesetzt und belastet wird, wie wir unser Gewicht verlagern, dann das andere Bein heben und ebenfalls auf den Boden setzen. Wenn die Gedanken von dieser Übung abgelenkt werden, holen wir sie einfach wieder zurück, wie schon bei den zuvor beschriebenen Achtsamkeitsübungen.

Um der Ablenkung entgegenzuwirken, konzentrieren wir uns auf einen festen Punkt im Raum vor uns. Wie viele andere Dinge, so betrachten wir auch die Fähigkeit, laufen zu können, als selbstverständlich. Wenn wir dem Vorgang jedoch unsere volle Aufmerksamkeit schenken, erkennen wir schnell die außerordentliche Gleichgewichtsleistung, die unser Körper auf der relativ kleinen Fläche von zwei Füßen vollbringt. Immerhin haben wir als Kleinkinder eine ganze Weile gebraucht, bis wir koordiniert gehen konnten.

Wenn wir die Gehmeditation üben, versuchen wir nicht, an ein bestimmtes Ziel zu gelangen. Es ist völlig ausreichend, jeden Schritt bewußt und achtsam zu tun.

So schreitet man beispielsweise einfach nur im Raum auf und ab oder im Kreis. Da der Geist hierin weder einen Sinn erkennt noch ein Ziel sieht, das es anzusteuern gilt, und da absolut nichts geschieht, was sein Interesse erwecken könnte, beruhigen sich die Gedanken nach und nach.

Unter diesen Umständen besteht eine gewisse Chance, daß man – williger als zu anderen Zeiten – bei der Übung bleibt, das heißt, bei den Füßen und den Empfindungen des Gehens. Was keineswegs bedeutet, daß man nicht nachhelfen müßte. Schon nach kurzer Zeit wird der Geist Zweifel an der Übung anmelden, sie stupide wenn nicht gar idiotisch finden und in seine Trickkiste greifen. Hat man ihn schon ein wenig daran gewöhnt, achtsam zu sein, wird man sich dieser Vorgänge rasch bewußt und kann die Aufmerksamkeit souverän wieder auf die Übung des Gehens lenken.

Wie schnell oder langsam man geht, spielt bei der Gehmeditation im Prinzip keine Rolle. Bei einer schnelleren Gangart fällt es einem jedoch schwerer, jede Bewegung und jede Empfindung bewußt zu erfassen. In diesem Fall richtet man die Aufmerksamkeit am besten auf den ganzen Körper und darauf, wie er sich durch den Raum bewegt.

Auf diese Weise kann man achtsam sein, selbst wenn man in Eile ist. Man muß sich nur daran erinnern.

Für eine formale Gehmeditation sollten Sie sich mindestens zehn Minuten Zeit nehmen. Suchen Sie sich dafür einen Ort, an dem Sie ungestört auf und ab gehen können. Richten Sie Ihre Aufmerksamkeit auf *einen* der Aspekte des Gehens, auf die Empfindungen in den Füßen oder auf den Atem, und bleiben Sie dabei, anstatt zwischen

Atem, Füßen oder dem Gefühl des Körpers als einem Ganzen hin- und herzuwechseln.

Da andere Leute es vielleicht seltsam finden, wenn da jemand ohne ersichtlichen Grund auf und ab geht, noch dazu betont langsam, sollten Sie die Übung an einem eher unbeobachteten Platz ausführen, zum Beispiel in Ihrem Wohn- oder Schlafzimmer. Wählen Sie ein Schrittempo, das größtmögliche Aufmerksamkeit gestattet. Das mag von Fall zu Fall verschieden sein, sollte aber im allgemeinen stets langsamer sein als Ihre normale Gangart.

Als meine Kinder noch klein waren, hatte ich eine ganze Menge «erzwungener» Gehmeditationen zu absolvieren – spät in der Nacht, den Sprößling auf den Schultern. Auf und ab, auf und ab, die Flure entlang. Und da es sowieso sein mußte, nutzte ich die Gelegenheit zur Meditation; das gleichmäßige Hin und Her half mir, «hundertprozentig» da zu sein.

Natürlich war mein Geist oft alles andere als erbaut darüber, mitten in der Nacht aktiv sein zu müssen; er mochte es gar nicht, um seinen Schlaf geprellt zu werden und wünschte sich sehnlichst zurück ins Bett. Alle Eltern kennen diese Situation, zumal wenn ein Kind krank ist.

Tatsache war nun mal, daß ich wach sein mußte, und so beschloß ich, gleich *richtig* wach zu sein – mit anderen Worten: aus dem bloßen Aufundabgehen eine echte Achtsamkeitsmeditation zu machen. Oft hatte ich geglaubt, Stunden so durch die Nacht zu marschieren; indem ich das Ganze nun als bewußte Übung betrachtete und praktizierte, fiel es mir viel leichter. Meditieren wollte ich ja ohnehin, und außerdem brachte mich diese Zeit in besonders engen Kontakt zu meinen Kindern, da ich den kleinen Körper auf meinen Schultern oder in meinem Arm bewußt in mein Aufmerksamkeitsfeld einbeziehen und unser beider Atem beobachten konnte. Wenn ein Elternteil meditiert, kann das sehr beruhigend und tröstend sein für ein Kind, das spürt, wie Liebe und Zuspruch von einem Körper zum anderen fließen.

Wenn Sie die formale Gehmeditation eine Weile geübt haben, können Sie schließlich in den verschiedensten Situationen «informal» gehen. Zum Beispiel können Sie Ihre Einkäufe achtsam gehend erledigen, anstatt achtlos von einem Laden zum anderen zu hetzen. Kurz, jede Gelegenheit, bei der Sie zu Fuß unterwegs sind, ist geeignet, um Achtsamkeit zu üben. Doch auch dann sollten Sie vielleicht hin und wieder einen einsameren Ort aufsuchen, um die formale Gehmeditation zu praktizieren, um nur auf und ab zu schreiten, um gleichsam von Augenblick zu Augenblick langsam und bewußt im Einklang mit dem Leben auf der Erde zu wandeln.

8 Ein Tag voller Achtsamkeit

Integraler Bestandteil unseres Programms ist die lange Samstagssitzung, an der Patienten und Klinikpersonal gemeinsam teilnehmen. Sechs Stunden lang wird nicht gesprochen, jeglicher Augenkontakt vermieden, um einander nicht zu stören und sich nicht gegenseitig abzulenken. Diese Maßnahme erleichtert es, die Meditation zu vertiefen und die ganze, ungeteilte Aufmerksamkeit und Energie in die Übung der Achtsamkeit einfließen zu lassen.

In sechs Stunden konzentrierten Nicht-Tuns, konzentrierten Sitzens, Gehens und Liegens können ungewohnt intensive Gefühle aufsteigen, die nun keines der üblichen Ventile – sprechen, lesen, Musik hören und dergleichen – mehr finden. Anstatt uns – wie wir es üblicherweise tun würden – damit zu identifizieren, beobachten wir sie an diesem Tag einfach nur. Wir lassen sie kommen und gehen, ohne sie festzuhalten, und akzeptieren sie schlicht als Teil unserer Erfahrung. Das selbstauferlegte Schweigen unterstützt die Innenschau sowie die Bereitschaft, sich selbst samt seiner schmerzhaften oder unangenehmen Empfindungen anzunehmen. Da jede Möglichkeit, Rat zu suchen oder zu jammern, fehlt, bleibt uns nichts anderes übrig, als das, was ist, zu akzeptieren und uns in Ruhe und Gelassenheit zu üben. Alles, was wir in den vergangenen Wochen bereits gelernt und geübt haben, wenden wir an diesem Tag in sehr konzentrierter Form an, wie wir es uns aufgrund unserer alltäglichen Verpflichtungen sonst niemals gestatten würden. Abgesehen davon ist es uns meistens viel zu anstrengend, einen tiefen Blick in unser Inneres zu tun, noch dazu, wenn es uns schlechtgeht. Und schließlich und endlich widerstrebt es uns, über längere Zeit hinweg unbeweglich zu verharren. Selbst unsere Freizeit füllen wir mit allerlei Aktivitäten aus. Irgendwie scheinen wir der Auffassung zu sein, daß wir ständig etwas tun müssen, um die uns zur Verfügung stehende Zeit gewinnbringend zu nutzen.

An diesem Tag verzichten wir ganz bewußt auf sämtliche Kulissen und Requisiten, mit der Absicht, völlig unabgelenkt bei den Empfindungen zu bleiben, die von Augenblick zu Augenblick entstehen, sie unvoreingenommen zu beobachten und sie bewußt als die Erfahrung dieses Augenblicks anzunehmen, während wir uns auf den Atem konzentrieren, bewußt gehen und so weiter. Frei von jeglicher Erwartungshaltung lassen wir zu, daß die Dinge sich entfalten. Wir brauchen weder etwas Besonderes zu fühlen, noch ist es nötig, sich besonders gut oder tief zu entspannen. Die einzige Aufgabe, bei der es zu bleiben gilt, ist, die Aufmerksamkeit aufrechtzuerhalten, nicht mehr und nicht weniger.

Der erste Teil des Programms beginnt mit einer Yoga-Stunde. Die Übungen werden langsam, aufmerksam durchgeführt, während wir gleichzeitig auf die Empfindungen in unserem Körper achten. Es kann gar nicht oft genug betont werden, wie wichtig es ist, auf die Signale des Körpers zu hören, ihn wie einen Freund wertzuschätzen und zu behandeln. Wenn wir wissen, daß ihm etwas nicht bekommt, sollten wir es tunlichst vermeiden. So lassen Patienten mit Rückenschmerzen, Bandscheibenbeschwerden oder extremen Nackenverspannungen die Yoga-Übungen aus und meditieren währenddessen oder schauen einfach nur zu. Unsere Herzpatienten überwachen während der Übungen ihren Puls. Sobald er unregelmäßig wird, machen sie eine Pause und wiederholen die Übung. Alle anderen, die länger in der Stellung verweilen können, tun dies, um «hinter» die Intensität der Empfindungen zu gelangen, deren Qualität sich mit jedem Augenblick verändert.

So übt jeder nach seinem eigenen Vermögen, versucht in einem angenehmen Bereich zu bleiben und atmend, sich streckend, dehnend und ruhend die eigenen körperlichen Grenzen auszuloten. Gleichzeitig werden auftauchende Gedanken und Emotionen zur Kenntnis genommmen und sofort wieder losgelassen. Wird die Aufmerksamkeit abgelenkt, holen wir sie unbeirrt zum Atem zurück, ohne verärgert oder ungeduldig darüber zu werden.

Auf die Yoga-Stunde folgen dreißig Minuten Sitzmeditation, danach eine zehnminütige Gehmeditation und noch einmal eine zwanzigminütige Sitzmeditation. Alles, was wir an diesem Tag tun, tun wir voll konzentriert und ohne zu sprechen. Sogar das Mittagessen wird schweigend eingenommen, damit jeder bewußt essen, kauen, schmecken und schlucken kann. Es ist gar nicht so einfach und erfordert ein hohes Maß an Konzentration.

Nach einer weiteren, dreißigminütigen Gehmeditation, bei der es jedem Teilnehmer überlassen bleibt, wo und wie er «geht», beginnen wir den Nachmittag mit einer Meditation über Vergebung und liebende Güte (siehe Kapitel 13). Immer wieder erleben wir, daß Patienten so tief davon ergriffen werden, daß sie teils aus Freude, teils aus Betroffenheit in Tränen ausbrechen. Der Meditation folgt erneut eine Phase stillen Sitzens, danach eine weitere, langsame Gehmeditation und dann etwas, das wir als «verrücktes» oder «ungeordnetes» Gehen bezeichnen.

Dabei wird eine schnellere Gangart eingeschlagen, um die Energien wieder anzukurbeln. Zuerst wird nach jedem siebten Schritt die Richtung gewechselt, dann nach jedem vierten, dann nach jedem dritten. Gesicht und Fäuste sind angespannt, jeglicher Augenkontakt wird vermieden. Die ganze Aufmerksamkeit gilt dem Augenblick. Nach einer Weile wiederholen wir den Vorgang, diesmal aber mit Augenkontakt, und machen uns den Unterschied bewußt. Schließlich gehen wir langsam mit geschlossenen Augen rückwärts und ändern die Richtung nur, wenn wir mit einem anderen Teilnehmer zusammenstoßen und den sanften Rempler bewußt gefühlt haben. Am Ende der Übung begibt sich jeder mit geschlossenen Augen rückwärts gehend in die Mitte des Raumes beziehungsweise dahin, wo er sie vermutet. An dieser Stelle gibt es immer viel Gelächter, und die konzentrierte Spannung löst sich in Heiterkeit auf.

Nun folgt eine lange Meditationssitzung, die sogenannte *Berg*-Meditation. Wir benutzen das Bild beziehungsweise die Vorstellung von einem Berg, um uns in Erinnerung zu rufen, was Meditieren eigentlich bedeutet. Die Vorstellung vermittelt wie von selbst das richtige Gefühl, das wir bei der Meditation haben sollten, nämlich unbeweglich wie ein Berg dazusitzen, fest in der Meditationshaltung verankert. Die Arme sind die schräg abfallenden Flanken des Berges, der Kopf ist der luftige Gipfel, der ganze Körper von majestätischer Ausstrahlung, unberührt vom Wechsel der Jahreszeiten, des Wetters, von Tag und Nacht. Ein Berg ist immer fest mit der Erde verbunden, immer gleich unbeweglich und gleich ehrfurchtgebietend, ob man ihn sieht oder nicht, ob er schneebedeckt, in den Glanz der Sonne getaucht, in Regen oder in Wolken gehüllt ist. Das Bild des Berges erinnert uns an unsere eigene, innere Kraft. Die Veränderungen, die wir in uns, in Geist und Körper, wahrnehmen, sind einer Großwetterlage vergleichbar, die sich stets verändert. Der Berg erinnert uns daran, daß auch wir in uns selbst ruhend, still und unveränderlich sein können, egal welche Wetterlage gerade vorherrscht.

Das Bild des Berges hilft uns, unser Bewußtsein fest in der Meditationshaltung zu verankern und Ruhe und Gleichmut zu vertiefen. Aber wie alle Vergleiche, so hinkt auch dieser ein wenig, denn wir sind Berge, die nicht nur einfach da sind, sondern auch gehen, reden, denken und sprechen können.

Gegen Ende des Tages wird das Sprechverbot aufgehoben, und wir beginnen, unsere Erfahrungen untereinander auszutauschen. Man hat das Gefühl, als würde jeder einen anderen Aspekt desselben gemeinsamen Bewußtseins widerspiegeln.

Eine der Teilnehmerinnen berichtet, daß sie während der Nachmittagsmeditation erstmals erkannt habe, welch große Last der Haß bedeutete, den sie seit Jahren gegen ihren gewalttätigen Mann hegte, und daß es ihr möglich gewesen sei, sich selbst und ihm zu vergeben. Während der Meditation sei ihr klargeworden, daß sie mit ihrem Leben besser fertig werden würde, wenn sie diese Last ablegen könnte, anstatt sie noch weiter festzuhalten.

Eine andere Teilnehmerin erzählt, sie wisse nun, daß es wichtiger sei, den eigenen Ärger zu fühlen und ihm ins Gesicht zu schauen, anstatt ihm, wie sie es bisher getan habe, aus dem Weg zu gehen. Die Vergebung mußte noch warten. Sie hatte plötzlich verstanden, daß sie jedes Gefühl beachten und ihm begegnen mußte, das im Augenblick dominierte, und das war in ihrem Fall Wut und nicht Vergebung.

Mit einer letzten, fünfzehnminütigen Sitzung endet der Tag voller Achtsamkeit. In der darauffolgenden Woche werden die Erfahrungen dieses Tages noch so manches Mal anklingen. Die Meditationspraxis ist ein perfekter Spiegel. Sie ermöglicht uns, die Probleme, vor die der Verstand uns stellt, genau zu betrachten, zu sehen, wie wir uns in den kleinen und größeren Fallen unseres eigenen Denkens verstricken und manchmal völlig festfahren. Was immer wir auf diese Weise, oft mit viel Anstrengung, verkompliziert haben, klärt sich in dem Augenblick, wo wir die Reflexion unserer Gedanken im Spiegel der Achtsamkeit sehen. In einem Moment der Einsicht lösen sich die Schwierigkeiten auf, und der Spiegel bleibt leer, wenigstens für einen Augenblick.

9 Achtsamkeit im Alltag

Die formale Achtsamkeitsmeditation erhöht die Fähigkeit zur Achtsamkeit auch im Alltag. Wenn Sie sie regelmäßig praktizieren, wird sie Ihnen immer mehr zur zweiten Natur, bis Sie sie schließlich ganz natürlich stets und überall anwenden. Als Ergebnis wird der Geist wesentlich ruhiger und weniger reaktiv, und Sie erkennen auch, daß es nicht nur *möglich* ist, von Moment zu Moment achtsam zu sein, sondern daß es auch *Freude* macht. Sie brauchen den Abwasch nicht unbedingt schnell und irgendwie hinter sich zu bringen, um endlich Zeit für die anderen, wichtigeren und interessanteren Dinge des Lebens zu haben, weil eben jener Moment, in dem Sie den Abwasch erledigen, Ihr Leben *ist*. Das *Jetzt,* dieser Augenblick, *ist* Ihr Leben, diese Minute, dieser Tag, nicht der morgige. Wir vergeuden unendlich viel kostbare Zeit, wenn wir nicht begreifen, daß unser Leben aus den unzähligen Augenblicken des Jetzt besteht, denen wir unsere Aufmerksamkeit schenken müssen, anstatt in Gedanken immer woanders zu sein. Versuchen Sie also, jede Tasse, jeden Topf und jeden Teller bewußt zu er-fassen, nehmen Sie jede Bewegung wahr, die der Körper beim Spülen ausführt, wie auch den Atem und die Vorgänge in Ihrem Geist.

Diese Vorgehensweise läßt sich auf alle Aktivitäten anwenden, ob Sie nun allein sind oder in Begleitung. Da Sie die Zeit für den Abwasch ohnehin aufbringen müssen, ist es da nicht sinnvoll, sie optimal zu nutzen? Wenn Sie sich dafür entscheiden, Dinge bewußt zu tun, wird dieses Tun aus einem Zustand achtsamen Seins entspringen. Es wird bedeutungsvoll und wesentlich weniger anstrengend sein. Sie können den wirklichen Wert dieses scheinbar gewöhnlichen Augenblicks entdecken, wenn Sie in der Lage sind, auch den Routineaktivitäten in Ihrem Leben die volle Aufmerksamkeit zu schenken, wenn Sie willens sind, sich in Erinnerung zu rufen, daß *jeder* Augenblick kostbar ist. Dann erleben Sie die Freude der Achtsamkeit und daß selbst alltägliche Pflichten kein Hindernis für das Entstehen tiefer Einsichten sind.

Möglicherweise eröffnet Ihnen der tägliche Abwasch neue Erkenntnisse über die Unbeständigkeit unserer Existenz. Wie oft haben Sie schon Geschirr gespült? Wie oft werden Sie noch abwaschen? Was ist das eigentlich für eine Tätigkeit, die wir Geschirrspülen nennen? Wer ist es, der Geschirr spült? Warum? Solche und ähnliche Fragen führen dazu, daß man die gewöhnlichen Dinge, mit denen man seine Zeit verbringt, einmal näher betrachtet und erstaunt feststellt, daß sie ein Spiegel der Welt sind, und daß man über die Welt und sich selbst eine ganze Menge erfahren kann, wenn man achtsam Geschirr spült, aufräumt, putzt, den Wagen repariert, radfährt et cetera. Mit wachem Interesse und einem forschenden Geist bei der Sache zu sein, das ist der ganze Trick.

Das Abwaschen wird so, wie all die anderen Beschäftigungen, zum Spiegel für den (eigenen) Geist. Damit ist nicht gemeint, daß wir das Leben mit einem Berg schmutzigen Geschirrs vergleichen, das wir mechanisch immer und immer wieder reinigen müssen. Um es noch einmal zu wiederholen: Die Aufgabe besteht darin, beim Geschirrspülen auch wirklich Geschirr zu spülen, die ganze Aufmerksamkeit darauf zu richten, und darüber zu wachen, daß der Autopilot nicht unbemerkt seine gewohnte Kontrolle übernimmt. Achtsamkeit kann auch zu der Einsicht führen, daß Veränderungen im Leben nötig sind. Vielleicht bringen Sie die anderen dazu, sich fairerweise an der Hausarbeit zu beteiligen.

Wenn die Wohnung schon saubergemacht werden muß, was spricht dagegen, es aufmerksam zu tun? Ich kenne eine Menge Leute, die viel Zeit damit verbringen, ihr Haus von oben bis unten auf Hochglanz zu polieren, weil sie Unordnung und Schmutz nicht leiden können. Aber wie oft tun sie es mit Bedacht? Wie oft sind sie sich dabei ihres Körpers bewußt? Haben sie sich wohl jemals gefragt, was «sauber» eigentlich bedeutet? Haben sie sich jemals gefragt, warum es ihnen derart wichtig ist, daß das Haus oder die Wohnung so oder so auszusehen haben? Welchen Nutzen sie daraus ziehen? Was es ihnen bringt? Ob sie es eigentlich lieber sein lassen würden? Kurz, hinterfragen sie je die Gründe ihres Tuns, die Gründe ihrer Handlungen? Oder was sie mit ihrer Energie sonst anfangen könnten, anstatt sie darauf zu verwenden, ihr Haus zu wienern? Wer wohl aufräumen wird, wenn sie längst tot sind, oder ob ihnen das egal ist?

Wenn Sie die Hausarbeit in die Meditationspraxis integrieren, kann diese Alltagstätigkeit zu einer völlig neuen Erfahrung werden. Möglicherweise nehmen Sie ein paar Veränderungen vor und putzen künftig weniger – und zwar nicht, weil Sie nun plötzlich schlampig geworden wären. Sie brauchen Ihre Ordnungsliebe nicht aufzugeben. Aber vielleicht korrigieren Sie Ihr Verhalten ein wenig, wenn Sie die Motivation hinter Ihrer Gewohnheit einmal näher beleuchtet und sich nach Ihren wirklichen Prioritäten und Bedürfnissen gefragt haben. Es schadet überhaupt nicht, das eigene Verhalten ab und zu unvoreingenommen zu betrachten, um herauszufinden, was eigentlich hinter unseren routinemäßigen Handlungen steckt.

Vielleicht konnten diese beiden Beispiele verdeutlichen, was damit gemeint ist, man solle jeder Aktivität die ungeteilte Aufmerksamkeit schenken. Vielleicht fühlen Sie sich ein klein wenig inspiriert, Ihre Lebensumstände einmal genauer zu beleuchten und tief in Ihr eigenes Inneres zu schauen. Das einzige, woran Sie denken müssen, ist, daß jeder Augenblick, den Sie erleben, ein Augenblick der Fülle ist, ein Moment, den Sie nicht vergeuden sollten.

Mit der schlichten Erkenntnis, daß ist, was ist, halten Sie den Schlüssel zur Achtsamkeit in Händen. *Jetzt,* dieser Moment, das *ist* mein Leben. Die Frage ist nur, welche Beziehung habe ich dazu? Lebe ich mein Leben automatisch, gleichsam wie ein Gefangener meiner selbstgestrickten Lebensumstände und Verpflichtungen, meines Körpers, meiner Krankheiten, meiner Erbanlagen? Reagiere ich in bestimmten Situationen immer sofort feindselig, defensiv oder deprimiert, in anderen glücklich beziehungsweise ängstlich, je nachdem? Habe ich die Möglichkeit, mich auch anders zu verhalten?

Wir werden diese Fragen im Zusammenhang mit der Streßreaktion vertiefen und uns damit beschäftigen, welche Wirkung Emotionen auf die Gesundheit haben. Im Augenblick sollte vor allem der Wert der in den Alltag integrierten Achtsamkeitsübung verstanden werden. Es gibt auch nicht einen Augenblick in unserem Leben, der durch die Anwendung der Achtsamkeit nicht zugleich reicher, lebendiger und wirklicher würde.

10 Der Anfang

Wenn Sie mit der formalen Achtsamkeitsmeditation beginnen möchten – und vielleicht haben Sie die verschiedenen bereits besprochenen Techniken ja sogar schon ausprobiert –, dann fragen Sie sich sicherlich, wie Sie denn nun konkret vorgehen sollen. Ist es besser mit dem Body-Scan anzufangen, mit der Sitzmeditation oder mit den Yoga-Übungen? An welcher Stelle werden die Atemübungen eingefügt? Wo die Instruktionen über die Sitzmeditation? Welche Übung sollte man wie oft durchführen, wann und wie lange? Wie läßt sich die Gehmeditation integrieren, und wie steht es mit der Achtsamkeit im täglichen Leben?

Das nachfolgende Trainingsprogramm entspricht exakt dem unserer Patienten in der Streßklinik. Auf diese Weise können Sie mit den Übungen bereits beginnen, noch während Sie das Buch lesen, ganz so, als würden Sie an einem der Kurse teilnehmen. Oder, wenn Ihnen das lieber ist, lesen Sie erst einmal zu Ende und entscheiden danach, ob eine regelmäßige Praxis das Richtige für Sie ist oder nicht. Weitere Anregungen und Einzelheiten dazu finden Sie vor allem in den Kapiteln 33 und 34.

Wenn die bisher vorgestellten Übungen Sie angesprochen haben, steht es Ihnen frei, schon jetzt damit zu beginnen. Alles, was es *über* eine Meditationspraxis zu sagen gibt, über die Zusammenhänge zwischen Geist, Körper, Gesundheit, Krankheit und Streß, alle diese Aspekte sind zweitrangig, denn nicht das Reden über Meditation bringt Resultate, sondern einzig und allein das regelmäßige Meditieren.

In den folgenden Kapiteln finden Sie alle Anweisungen und Hilfen, die Sie benötigen, wenn Sie dem achtwöchigen Programm folgen möchten. Sie können heute noch damit beginnen, wenn Sie sich wirklich für die Dauer von acht Wochen darauf einlassen wollen, gleichsam als machten Sie ein Experiment. In diesem Fall gilt für Sie derselbe Grundsatz wie für unsere Patienten: Es geht nicht darum, daß Sie die Methode gut oder spannend finden, sondern darum, sie anzuwenden, acht Wochen lang, regelmäßig. Danach sollten Sie über genügend positive Erfahrungen und Schwung verfügen, um aus eigenem Antrieb weiterzumeditieren.

Beginnen Sie mit dem Atem. Wenn Sie die eingangs beschriebene, dreiminütige Atembeobachtungsübung (siehe Kapitel 1) noch nicht gemacht haben, können Sie dies jetzt nachholen, um für sich selbst herauszufinden, was es bedeutet, die Aufmerksamkeit auf den Atem zu richten, sie wieder zurückzuholen, wenn die Gedanken davon abgelenkt werden, und erneut auf den Atem zu lenken. Für diese Übung sollten Sie sich täglich fünf bis zehn Minuten Zeit nehmen. Sie können dabei sitzen oder liegen. Repetieren Sie sicherheitshalber noch einmal die Anweisungen über die Bauchatmung (siehe Kapitel 3). Machen Sie sich mit dem Gefühl des Hebens und Senkens der Bauchdecke während des Ein- beziehungsweise Ausatmens vertraut. Danach folgen Sie den Übungsanleitungen (vor allem I und II) am Ende des dritten Kapitels.

Schon fünf oder zehn Minuten täglicher Achtsamkeitsübung verfehlen nicht ihre heilende, belebende Wirkung. Aber wie zu Anfang bereits erwähnt, verpflichten sich unsere Patienten dazu, sechs Tage in der Woche wenigstens eine Dreiviertelstunde täglich zu meditieren, und das acht Wochen lang. Diesen Entschluß sollten auch Sie fassen. Da die Kassetten am Anfang von großem Nutzen sind, finden sich im Text immer wieder entsprechende Hinweise. Aber auch ohne Zuhilfenahme der Kassetten sind die Instruktionen so angelegt, daß Sie ihnen mühelos folgen können. Auf jeden Fall ist es nützlich, die Anleitungen von Zeit zu Zeit zu wiederholen, ob man nun mit oder ohne Kassette übt.

Die ersten beiden Wochen

Die beiden ersten Wochen sind ganz dem Body-Scan gewidmet (siehe auch Kapitel 5 sowie Kassette 1, Seite A), für den man sich täglich fünfundvierzig Minuten Zeit nehmen sollte, ob man Lust dazu hat oder nicht. Sie werden ein wenig herumexperimentieren müssen, bis Sie die für Sie günstigste Tageszeit herausgefunden haben. Dieser Punkt darf nicht unterschätzt werden, denn schließlich geht es darum, während der Achtsamkeitsübung wach zu bleiben, und nicht darum, entspannt einzuschlafen. Wenn Sie schläfrig werden, üben Sie mit offenen Augen. Zusätzlich zum Body-Scan sollten Sie täglich etwa zehn Minuten lang sitzen und dabei den Atem beobachten.

Was die informale Praxis angeht, das heißt, die Übung der Achtsamkeit im Alltag, so versucht man anfangs, all die kleinen Routinehandlungen wie Aufstehen, Zähneputzen, Duschen, Abtrocknen, Anziehen, Essen, Autofahren, Müll hinaustragen, Einkaufen et cetera, *achtsam* zu verrichten. Was immer Sie gerade erledigen, seien Sie sich jeder Ihrer Handlungen, Gedanken und Empfindungen voll bewußt, jeden Augenblick. Wenn Sie sich davon überfordert fühlen, wählen Sie jede Woche eine bestimmte Routinehandlung aus (beispielsweise das Duschen) und versuchen Sie, *bewußt* zu duschen, ganz und unabgelenkt dabeizusein. Vielleicht gelingt es Ihnen sogar, jeden Tag wenigstens eine Mahlzeit wirklich zu essen, Bissen für Bissen mit allen Sinnen wahrzunehmen.

Die dritte und vierte Woche

In der dritten Woche beginnen wir mit dem ersten Teil der Hatha-Yoga-Übungen (Kassette 1, Seite B). Abwechselnd wird nun an einem Tag der Body-Scan geübt, am nächsten die Hatha-Yoga-Übungen und so fort. Befolgen Sie dabei die Instruktionen aus Kapitel 6, und denken Sie daran, jede Asana nur so lange beizubehalten und sich nur so weit zu strecken, wie es Ihnen angenehm ist. Achten Sie beim Einnehmen der verschiedenen Positionen genau auf die Signale Ihres Körpers. Wenn Sie an chronischen Schmerzen leiden oder sonstige Beschwerden haben, ist es ratsam, vorher mit dem zuständigen Arzt/Therapeuten zu sprechen. Setzen Sie die Atembeobachtung fort wie gehabt, nur daß Sie von jetzt an fünfzehn bis zwanzig Minuten anstelle von nur zehn Minuten darauf verwenden.

Als informale Achtsamkeitsübung versucht man in der dritten Woche täglich wenigstens eine positive/angenehme Erfahrung bewußt zu erleben. Halten Sie die Begebenheit jeden Tag stichpunktartig fest, zum Beispiel, ob Sie sich ihrer bewußt waren, als sie sich ereignete (was nicht immer der Fall sein wird), wie Sie sich dabei fühlten, von welchen körperlichen Empfindungen sie begleitet war, und was Sie Ihnen zum Zeitpunkt der Niederschrift bedeutet. Hinten im Buch finden Sie eine Art Kalender, nach dessen Muster Sie Ihre Aufzeichnungen gestalten können. In der vierten Woche verfahren Sie genauso mit einem unerfreulichen Erlebnis oder einer besonders stressigen Situation, die Sie ebenfalls unvoreingenommen und aufmerksam beobachten. So sind Sie Proband und Experimentator in einem.

Die fünfte und sechste Woche

In diesen beiden Wochen wird der Body-Scan vorübergehend durch die Sitzmeditation abgelöst (Kassette 2, Seite A). Folgen Sie dabei den Anweisungen am Ende von Kapitel 4. Sie können sich während dieser Zeit entweder ausschließlich auf die Beobachtung des Atems konzentrieren (Übung I) oder aber Ihre Aufmerksamkeit nach einer Weile allmählich auch auf andere Objekte ausdehnen, wie zum Beispiel Körperempfindungen (Übung II), Geräusche/Musik (Übung III), Gedanken und Gefühle (Übung IV) oder auf kein bestimmtes Objekt (Übung V). Denken Sie immer daran, die Aufmerksamkeit fest im Atem zu verankern.

Den allergrößten Gewinn werden Sie auf Dauer aus der Sitzmeditation ziehen, vor allem dann, wenn Sie Tag für Tag, Woche für Woche, Monat für Monat den Atem als primäres Objekt der Aufmerksamkeit benutzen. Sicherlich werden Sie am Anfang manchmal durcheinanderkommen und vergessen, wann Sie Ihre Aufmerksamkeit wohin richten sollen, aber das geht vorüber, wie auch die übertriebene Sorge, etwas falsch zu machen. Allgemein gilt: Wenn Sie Ihre ganze Energie darauf verwenden, sich von Augenblick zu Augenblick geduldig selbst zu beobachten, die Aufmerksamkeit fest im Atem verankert oder auf ein anderes Objekt gerichtet, stets bereit, sie – ohne Ärger zu empfinden – wieder zum eigentlichen Objekt zurückzuholen, sobald sie abgelenkt wird, dann machen Sie es richtig. Wenn Sie aber hoffen, durch die Übung irgendwelche eigenartigen Gefühle zu erzeugen, sich besonders tief zu entspannen oder aber ganz besondere Einsichten zu haben, dann befinden Sie sich bereits nicht mehr «im Augenblick» und müssen sich daran erinnern, die Achtsamkeit wieder auf den Atem, auf das Jetzt zu lenken. Entspannung oder Einsichten stellen sich im Laufe der Zeit ganz von selbst und völlig mühelos ein, wenn Sie die tägliche Übung nicht vernachlässigen. Persönliche Disziplin ist freilich unverzichtbar.

In der fünften und sechsten Woche praktizieren unsere Patienten abwechselnd die Sitzmeditation und die Hatha-Yoga-Übungen, jeweils fünfundvierzig Minuten. Sollten Sie die Yoga-Übungen nicht durchführen können, wechseln Sie Sitzen und Body-Scan miteinander ab. Ebensogut können Sie in dieser Zeit auch einfach nur sitzen, dies aber täglich. Es ist außerdem ein günstiger Zeitpunkt, um mit der in Kapitel 7 beschriebenen Gehmeditation zu beginnen.

Nach dieser Zeit verspüren die meisten unserer Patienten den Wunsch, selbst zu bestimmen, was und wie lange sie üben wollen. Dies ist jedesmal ein sicheres Zeichen dafür, daß sie nun in der Lage sind, eine eigene, ganz auf ihre Bedürfnisse zugeschnittene Meditationspraxis zu entwickeln. Die bisher befolgten Regeln dienen von nun an nur noch als Richtlinien. Wenn Sie nach acht Wochen zu einer eigenständigen Meditationspraxis gefunden haben, das heißt, zu einer für Sie effektiven Kombination aus formaler und informaler Meditationstechnik, die den Bedürfnissen Ihres Körpers, Ihren Fähigkeiten und Ihrer Persönlichkeit entspricht, haben wir unser Ziel erreicht.

Siebte Woche

Um die Entwicklung der selbständigen Meditationspraxis zu fördern, wird ab der siebten Woche auf die Kassetten verzichtet. Die Patienten widmen sich täglich der fünfundvierzigminütigen Sitzmeditation, dem Yoga und dem Body-Scan, wobei sie die drei Techniken individuell kombinieren.

So mancher fühlt sich zu diesem Zeitpunkt noch nicht in der Lage, eigenständig zu meditieren, und zieht es vor, auch weiterhin mit den Kassetten zu arbeiten. Dennoch sollten die Übungen nach und nach so weit verinnerlicht werden, daß es einem gelingt, ohne Hilfsmittel zu meditieren und sich dabei genauso wohl zu fühlen, genauso zu entspannen wie vorher mit den Kassetten. Es ist eine Frage des Vertrauens in die eigene Fähigkeit, meditieren zu können, ein Vertrauen, das in jedem Menschen erst wachsen muß. Dabei darf man nicht vergessen, daß jeder Mensch seine eigene, innere Uhr hat. Viele unserer ehemaligen Patienten verwenden die Kassetten auch Jahre später immer noch ab und zu, obwohl sie sehr wohl in der Lage sind, eigenständig zu meditieren.

Achte Woche

In der achten Woche arbeiten unsere Patienten wieder mit den Kassetten, auch wenn so mancher nun eigentlich lieber ohne sie meditieren würde. Die meisten machen dabei die erstaunliche Entdeckung, daß man nach einer Woche Pause die Anweisungen mit völlig neuen Ohren wahrnimmt. Plötzlich fallen einem Dinge auf, die zuvor einfach überhört wurden, oder man begreift erstmals den tieferen Sinn des Meditierens.

Zwar werden die Kassetten eingesetzt, aber ab jetzt bestimmt jeder Teilnehmer für sich selbst, welche Techniken er anwenden möchte, ob nur eine oder eine Kombination aus zweien oder allen dreien.

Die zunehmende Vertrautheit und Selbstsicherheit im Umgang mit den formalen Techniken kommt Ihnen immer öfter auch praktisch zugute. Der Body-Scan ist ein wahrer Segen, wenn man das Bett hüten muß, Schmerzen hat oder einfach nicht einschlafen kann, selbst wenn man ihn nicht regelmäßig praktiziert. Auch die Yoga-Übungen werden Ihnen guttun, wenn Sie sich müde und abgespannt fühlen oder wenn bestimmte Körperpartien völlig verspannt sind.

In dieser achten Woche erklären wir unseren Patienten immer wieder, daß nur der offizielle Kurs aufhört, nicht aber die Schulung der Achtsamkeit. Eigentlich fängt jetzt erst alles an. Die Praxis hört ja nicht plötzlich auf, nur weil man sich nicht mehr trifft. Zu diesem Zeitpunkt haben die meisten selbst bereits genügend Erfahrungen gesammelt und Selbstvertrauen entwickelt, um allein mit der Achtsamkeitsübung fortzufahren.

Am Ende des Buches finden Sie außerdem noch Vorschläge, wie Sie Ihre Fähigkeit zur Achtsamkeit weiter üben und im Laufe der Jahre vertiefen können. Dabei geht es nicht nur um eine Zusammenfassung der formalen Praxis, sondern eher darum zu zeigen, wie sich die Achtsamkeit in den Alltag integrieren läßt und Ihnen helfen kann, mit Situationen, denen Sie sich konfrontiert sehen, besser fertig zu werden. Aber wahrscheinlich haben Sie, wenn Sie erst mal so weit vorgedrungen sind, schon bessere Wege für sich entdeckt.

Teil zwei

Die neue Sicht von Gesundheit und Krankheit

11 Paradigmenwechsel

Damit die Meditationspraxis in Ihrem Leben Wurzeln schlägt und Früchte trägt, müssen Sie wissen, warum Sie eigentlich meditieren. Es ist schwierig, die Praxis achtsamen *Nicht-Tuns* in einer Gesellschaft aufrechtzuerhalten, die dem ständigen Aktivsein oberste Priorität einräumt, wenn man sich über diese grundlegende Frage nicht im klaren ist. Wie sonst wollen Sie sich in aller Herrgottsfrühe dazu bringen aufzustehen, um zu meditieren, wo doch alle anderen noch gemütlich im warmen Bett liegen? Was wird Sie dazu motivieren, alle Handlungen, selbst die alltäglichsten Routinearbeiten, voller Achtsamkeit zu erledigen? Was wird Sie davon abhalten, die Praxis nach den ersten enthusiastischen Versuchen wieder aufzugeben? Was wird Ihnen die Kraft verleihen dabeizubleiben?

Um die Entscheidung für eine Meditationspraxis zu untermauern und diese über Monate und Jahre hinweg beizubehalten, bedarf es einer starken inneren Überzeugung vom Wert einer solchen Beschäftigung. Diese Überzeugung muß entwickelt werden und sollte Stürmen standhalten können.

Einerseits wird sie von den jeweiligen Lebensumständen, Wertvorstellungen und individuellen Ansichten geprägt; andererseits entsteht sie aber auch aus der regelmäßigen Praxis selbst. Durch das bewußte Wahrnehmen des Augenblicks wird jeder Moment, genauso wie er sich entfaltet, zum Lehrer: die Signale des Körpers, die Funktionsweise des Geistes, jeder Schmerz, jede Freude, unsere Mitmenschen, unsere Erfolge und Mißerfolge. Wenn Sie die innere Einstellung der Achtsamkeit in jedem Augenblick Ihres Lebens kultivieren, gibt es nichts, keine Handlung und keine Erfahrung, die Ihnen nicht etwas Wesentliches über sich selbst offenbart, einfach dadurch, daß sie Ihnen das Spiegelbild Ihres Geistes und Körpers vorhält.

Ein weiterer Faktor dieser persönlichen Überzeugung ist Ihr Interesse selbst. Interessieren Sie sich für die Meditation, weil Sie sich eine bessere Gesundheit davon erhoffen? Wenn ja, ist Ihr Wissen um die Verfassung des eigenen Körpers sowie eine gewisse positive Einstellung ihm gegenüber ebenso wichtig wie Ihre Meinung über die Möglichkeiten der Medizin oder Ihr Wissen um die Zusammenhänge und Wechselbeziehungen zwischen Geist und Körper. Das, was *Sie* für möglich halten oder zu lernen bereit sind, entscheidet über die Kraft Ihrer Motivation. Zu lernen bedeutet, ständig offen zu sein, sich zu überprüfen und gegebenenfalls anzupassen, wenn sich eine neue Verständnisebene zeigt. Lernen und Meditieren sind dynamische Prozesse, die nicht einfach aufhören, wenn man ein bestimmtes Klassenziel erreicht hat. Sie entwickeln sich immer weiter.

Aus diesem Grund ermuntern wir unsere Patienten, ihre Kenntnisse der Körperfunktionen zu erweitern, sich für die Wechselwirkungen zwischen Geist und Körper zu interessieren und ihre Situation einmal mit den Augen eines Forschers zu betrachten, der diese Zusammenhänge an sich selbst untersucht. Dabei kommt uns das neue wissenschaftliche Denken zugute, das auch die Medizin grundlegend verändert. Die Implikationen dieser Entwicklung für uns als Individuen zu verstehen und daraus Konsequenzen für unser Leben zu ziehen – gerade auch im Hinblick auf Gesundheit und Krankheit – ist von außerordentlich großer Bedeutung.

Die Arbeit in der Streßklinik gehört zu einem relativ jungen Zweig der Medizin, der sogenannten Verhaltensmedizin, die Gesundheit und Krankheit unter neuen Gesichtspunkten untersucht und die seit ein paar Jahren viel Beachtung findet. Das neue wissenschaftliche Denken sowie die Forschungsergebnisse auf diesem Gebiet haben dazu geführt, daß die Schulmedizin die Einheit zwischen Geist und Körper zum ersten Mal grundsätzlich anerkennt. Damit geht die Einsicht Hand in Hand, daß wir alle so bewußt und aktiv wie möglich an unserer Gesundheit mitwirken und lernen müssen, wie man sie erhält. Außerdem ist damit auch die Erkenntnis verbunden, daß die Kommunikation zwischen Arzt und Patient offener und von gegenseitigem Respekt geprägt sein muß, einerseits, um dem Patienten ein klareres Bild von seinem Zustand zu ermöglichen (sofern er das wünscht), andererseits, um dem Arzt die Gelegenheit zu geben, die Bedürfnisse des Patienten wirklich zu erkennen und anzuerkennen. Vor diesem Hintergrund bringen wir unseren Patienten neue wissenschaftliche Erkenntnisse aus der Verhaltensmedizin nahe.

Die wesentliche Erkenntnis aber ist möglicherweise die, daß eine Krankheit weder ausschließlich Sache des Körpers noch des Geistes ist, da beide aufs engste miteinander verbunden sind. Unter diesem Gesichtspunkt gewinnt der Gedanke der Ganzheit oder des Ganz-Seins in einem holistischen Sinn an Relevanz, ja er wird geradezu notwendig, will man in dem Bemühen, Krankheit zu verstehen und effektiv zu behandeln, die Interaktionen von Geist, Körper und Verhalten gebührend berücksichtigen. Diese Vorstellung impliziert, daß es nicht möglich ist, den dynamischen Prozeß, den wir Gesundheit nennen, auf rein wissenschaftlicher Basis hinreichend zu beschreiben, geschweige denn ein so kompliziertes Geschehen wie eine chronische Krankheit. Vielmehr ist es unumgänglich, die Funktionsweise des gesamten Organismus, das *ganze* System, das eine Einheit bildet und nur als solche funktioniert, zu betrachten und sich nicht auf die Analyse einzelner Teile und Komponenten zu *beschränken*, so wichtig und aufschlußreich Einzeluntersuchungen für bestimmte Zwecke auch sein mögen.

Die Medizin ist also dabei, das bisherige Spektrum ihrer Ansichten über Gesundheit und Krankheit zu erweitern, das heißt, Faktoren wie Lebensweise, Denkgewohnheiten, seelische Verfassung, zwischenmenschliche Beziehungen und Umwelt in das neue Krankheitsverständnis mit einzubeziehen. Sie besteht nicht länger unnachgiebig auf einer Trennung von Geist und Körper. Statt dessen versucht sie, «Geist» und «Körper», «Gesundheit» und «Krankheit» neu zu definieren, um den jüngsten Erkenntnissen Rechnung zu tragen.

Dieses Umdenken innerhalb einer Wissenschaft – in unserem Fall der Medizin – wird oft als *Paradigmenwechsel* bezeichnet. Im 20. Jahrhundert ist es zu einigen revolutionären naturwissenschaftlichen Erkenntnissen gekommen, die unsere Sicht der Welt grundlegend verändert haben. In dem Maße, wie die Implikationen dieses Wandels deutlicher hervortreten, werden alle wissenschaftlichen Bereiche – so eben auch die Medizin – davon erfaßt.

Unser alltägliches Realitätsverständnis wird allerdings nach wie vor von Ansichten über Welt, Geist, Materie und Energie geprägt, die auf überkommenen, starren Erkenntnismodellen basieren. Diese Vorstellungen haben sich in den letzten dreihundert Jahren kaum gewandelt. Auf der Suche nach umfassenderen Denkstrukturen, die die Wirklichkeit, wie wir sie jetzt zu verstehen beginnen, korrekter beschreiben – das heißt, der Beziehung zwischen Raum und Zeit,

Masse und Energie, Geist und Materie, ja Bewußtsein und Universum, Rechnung tragen können –, löst sich die Wissenschaft langsam, aber sicher von den alten Konzepten.

Wir befassen uns mit den neuen Betrachtungsweisen hauptsächlich im Hinblick auf ihre Bedeutung für die Medizin und unser Verständnis von Gesundheit beziehungsweise Krankheit. Die Beschäftigung mit diesen Fragen führt über das rein intellektuelle Verständnis, das nur von geringem praktischen Nutzen ist, hinaus zu einem tieferen Verständnis der Meditation, unser beschränkter Bezugsrahmen wird transzendiert, und plötzlich erweitert sich unsere Sicht von uns selbst als denkenden, fühlenden und kommunikativen Wesen. Letztlich sollen diese Ausführungen alle einem Zweck dienen: das Vertrauen in das perfekte Zusammenspiel von Geist und Körper zu wecken beziehungsweise zu stärken und somit Ihre Überzeugung vom Wert regelmäßigen Meditierens zu festigen. Die Meditationspraxis ist das Medium, mit dessen Hilfe Sie die heilende Kraft der Achtsamkeit in Ihrem Leben erfahren können.

12 Die Täuschung des Getrennt-Seins und Augenblicke des Ganz-Seins

Haben Sie schon einmal versucht, einen Hund in seinem ganzen «Hund-Sein» zu erfassen, oder sich gefragt, was ein Hund eigentlich ist? Wie er die Welt sieht, und welche Empfindungen er hat?

Kinder stellen sich solche Fragen. Vorurteilsfrei, mit offenen Sinnen, betrachten sie die Welt und interessieren sich für jedes Detail. Sie sind im wahrsten Sinne des Wortes kleine Forscher, die alles voll Neugierde untersuchen. Wir Erwachsene haben das staunende Betrachten oft verlernt. Wir sehen nichts weiter als einen Hund, einen von vielen, wie wir meinen, und wenn man einen gesehen hat, hat man alle gesehen. Denkt man. Wir sind davon so überzeugt, daß wir gar nicht mehr richtig hinschauen. Statt dessen verlassen wir uns auf unsere vorgefaßten Meinungen, die wie eine dicke Brille vor unseren Augen sitzen und alles, was wir sehen, wird entsprechend eingeordnet. Sie verhindern, daß wir unvoreingenommen *sehen*. Alles, was wir wahrnehmen, wird vom Verstand sofort erfaßt und in eine Schublade gesteckt: ein Hund; Objekt bekannt. Dieser Mechanismus verhindert, daß wir den Hund in seiner Ganzheit sehen. Das Signal «Hund» wird vom Gehirn im Bruchteil einer Sekunde verarbeitet, denn im nächsten Augenblick beschäftigt es sich schon mit der nächsten Wahrnehmung, dem nächsten Gedanken.

Als unser Sohn zwei Jahre alt war, wollte er wissen, ob in unserem Hund Sage ein Mensch lebte. Mir wurde ganz warm ums Herz, und für eine Sekunde konnte ich unseren alten Sage mit den Augen unseres Sohnes sehen und verstehen, warum er so fragte. Sage ist ein echtes Familienmitglied, ein Teil unseres Lebens, und seine Gegenwart trägt zu unserem Wohlbefinden bei. Kurz, er ist eine vollwertige Persönlichkeit wie jeder andere von uns ebenfalls.

Und eine Katze? Oder ein Vogel, ein Baum, eine Blume, ein Rhinozeros? Wie der Mensch, so ist jedes für sich ein vollkommenes Wesen – genau so, wie es ist. Es ist in sich selbst vollkommen. Wenn wir uns das täglich klarmachen würden, wären wir viel achtsamer und weitaus weniger oberflächlich in der Begegnung mit anderen Menschen/Wesen.

Jeder Vorgang, jede Situation, jedes Ding kann auf die verschiedenste Art und Weise betrachtet und beschrieben werden. Einmal ist ein Hund einfach ein Hund, an dem es nichts Ungewöhnliches zu entdecken gibt; oder er ist etwas Besonderes, ja sogar Wunderbares. Man könnte sagen, daß ein Hund gewöhnlich *und* ungewöhnlich in einem ist. Der Hund hat nicht die Absicht, einmal so, ein anderes Mal so zu erscheinen. Er ist immer er selbst. Was sich verändert, ist unser Geist. Aus diesem Grund sind Tiere, Blumen, die Berge oder das Meer auch so hervorragende Lehrmeister. Sie spiegeln unseren Geist wider und zeigen uns, daß er es ist, der sich ständig verändert.

Wenn der Geist sich verändert, rücken neue Möglichkeiten in unser Blickfeld. Ist man in der Lage, etwas gleichzeitig aus verschiedenen Perspektiven zu sehen, das heißt, sowohl Ganzheit und Zusammengehörigkeit als auch Individualität und Getrennt-Sein zu erfassen, dann erweitert sich der eigene Horizont schlagartig, und das ganze Denken findet in einer neuen, unendlichen Dimension statt. Die Dinge in einer umfassenden Weise begreifen zu können, ist eine ausgesprochen befreiende Erfahrung, weil sie alle einengenden Vorurteile, die man sich selbst wie auch den anderen (inklusive Tieren) gegenüber hat, aufhebt.

Alles, was Sie während der formalen Meditationssitzung oder im Alltag durch die Linse der Achtsamkeit betrachten, wird Ihnen in einem neuen Licht erscheinen, und Sie werden es auf bisher ungeahnte Weise zu schätzen wissen. Gewöhnliche Ereignisse zeigen plötzlich ihre ungewöhnlichen Aspekte, was nicht heißt, daß sie sich auf einmal verändert hätten. Alles ist so, wie es schon immer war. Der Unterschied liegt in einem selbst, und zwar darin, daß man in der Lage ist, umfassender zu sehen.

Nehmen wir beispielsweise das Essen. Es ist eine ganz gewöhnliche Beschäftigung, der wir täglich mehrmals nachgehen, meistens ohne ihr besondere Beachtung zu schenken. Dabei ist die Leistung, die der Körper jedesmal erbringt, einfach ungeheuerlich. Die Nahrung wird nicht nur verdaut, sondern auch in Energie umgewandelt, mit der der Körper sich selbst versorgt. Die dazu nötigen Vorgänge sind perfekt aufeinander abgestimmt. Sie werden in vollkommener Weise gesteuert und überwacht, angefangen von den Aufgaben der Zähne und der

Zunge, dem Speichelfluß und Schluckmechanismus, bis hin zu den biochemischen Prozessen, die die Nahrung in ihre Komponenten aufspalten, um daraus Energie zu gewinnen und das Wachstum von Zellen und Zellgewebe aufrechtzuerhalten. Unser Verdauungssystem dürfte das effektivste aller bekannten Müllentsorgungssysteme sein. Es stellt sicher, daß die anfallenden Toxine sich nicht im Körper anhäufen und gewährleistet so die Aufrechterhaltung der Homöostase.

Genaugenommen ist alles, was der Körper leistet, ungewöhnlich. Wir verwenden nur selten Zeit darauf, uns dies vor Augen zu führen. Gehen, Sehen, Hören, Riechen, Denken, Atmen, jede Bewegung ist das Ergebnis eines vollkommenen Zusammenspiels verschiedenster Funktionen. Haben Sie schon einmal darüber nachgedacht, welch unglaubliche Leistung Ihre Leber vollbringt? Die Leber ist das größte der inneren Organe. Pro Sekunde führt sie mehr als dreißigtausend Enzymreaktionen durch, die die Stoffwechselvorgänge harmonisch regulieren. Dr. Lewis Thomas schreibt in seinem Buch *The Lives of a Cell,* daß er sich lieber ins Cockpit einer 747 setzen würde, ohne etwas vom Fliegen zu verstehen, als für das einwandfreie Funktionieren seiner Leber verantwortlich sein zu müssen.

Das gleiche gilt natürlich auch für Herz, Gehirn und den Rest des Nervensystems. Solange alles wunderbar funktioniert, machen wir uns kaum Gedanken darüber, und wenn doch, betrachten wir es höchstens als etwas Selbstverständliches, als etwas «Gewöhnliches». Dabei hängt unser körperliches Wohlbefinden vollständig vom perfekten Zusammenspiel aller Sinnesorgane, Muskeln und Nerven, Zellen, Organe und Organsysteme ab. Unser Körper ist selbst ein kleines Universum, ein Mikrokosmos im Makrokosmos. Wir bestehen aus Abermillionen von Zellen, die alle von einer einzigen Zelle abstammen, sich in Form von Zellgewebe, Organen, Systemen und Strukturen organisiert haben und über die Fähigkeit verfügen, sich als Ganzes zu steuern, das heißt, die ihnen innewohnende Ordnung, das innere Gleichgewicht aufrechtzuerhalten.

Dazu ist der Körper mit Hilfe sogenannter Rückkopplungsschleifen in der Lage, die alle Systeme miteinander verbinden. Wenn Sie sich körperlich anstrengen, zum Beispiel schnell laufen, pumpt das Herz automatisch mehr Blut, um mehr Sauerstoff für die erhöhte Muskelleistung bereitzustellen. Ist die Anstrengung vorüber, kehren Herz- und Muskeltätigkeit wieder in den Normalzustand zurück. Hat man sich während der Anstrengung erhitzt, beginnt man zu schwitzen, wodurch der Körper sich wieder abkühlt. Hat man viel geschwitzt, wird man durstig und trinkt, um so die verlorene Flüssigkeit zu ersetzen. All diese Vorgänge sind feinstens aufeinander abgestimmte, mittels der erwähnten Rückkopplungsschleifen funktionierende Regelprozesse.

Dieses Miteinander-verzahnt-Sein ist charakteristisch für lebende Organismen. Wird die Haut verletzt, aktivieren biochemische Signale auf zellulärer Ebene den Vorgang der Blutgerinnung. Die Blutung kommt dadurch zum Stillstand, die Heilung der Wunde kann beginnen. Dringen Viren oder Bakterien in den Körper ein, wird das Immunsystem aktiviert, das die Eindringlinge isoliert und neutralisiert. Büßt eine Zelle die Rückkopplungsschleife ein, die das Zellwachstum reguliert, und wird kanzerös, mobilisiert ein gesundes, intaktes Immunsystem spezielle Lymphozyten, die sogenannten Killerzellen, die die strukturelle Veränderung auf der Oberfläche kanzeröser Zellen identifizieren und sie zerstören, ehe sie Schaden verursachen können.

Auf jeder Stufe der Zellorganisation, von der molekularen Ebene bis hin zu den Aufgaben einzelner Organe und Organsysteme, werden alle biologischen Abläufe durch einen ununterbrochenen Informationsfluß sichergestellt, der das betreffende System mit allen anderen, die an seinem Funktionieren beteiligt sind, verbindet. Die Organisation und Steuerung dieser Informationen geschieht mit Hilfe eines Heeres von hochspezialisierten Zellen des Immunsystems und einem unglaublich verästelten Netzwerk von Informationskanälen, mit deren Hilfe das Nervensystem alle Organfunktionen überwacht und die zahllosen Hormone und Neurotransmitter steuert, die von den verschiedenen Hormondrüsen und dem Nervensystem selbst abgegeben und im Blut über die Nervenbahnen an ihren Zielort transportiert werden.

Dieses enge Miteinander-verbunden-Sein wirkt sich auf die physische Gesundheit ebenso aus wie auf das psychische Wohlbefinden. Unsere Sinnesorgane ermöglichen uns nicht nur, mit der äußeren Realität Kontakt aufzunehmen, sondern auch mit der inneren. Sinneseindrücke vermitteln essentielle Informationen über unsere Umgebung und unsere Mitmenschen, die uns erlauben, ein relativ verständliches Bild von der Wirklichkeit zu erstellen sowie in einer Art psychologischem Raum zu operieren, zu lernen, uns zu erinnern, logisch zu denken. Ohne diese Informationen könnten wir nicht einmal den einfachsten Tätigkeiten nachgehen. So ermöglicht die physische Organisation des Körpers eine psychologische Ordnung, die in der physischen wurzelt, das heißt, gleichzeitig in ihr enthalten ist. Diese Ganzheit existiert auf jeder Stufe des Seins und ist selbst wiederum in eine umfassendere Ganzheit eingebettet.

Das Netz des Miteinander-verbunden-Seins geht weit über unser psychologisches Selbst hinaus. Während wir unserem Wesen nach «ganz» sind, sind wir gleichzeitig auch Teil eines größeren Ganzen. Durch familiäre Bande, durch Freunde und Bekannte sind wir mit der Gesellschaft verknüpft, und in einem noch größeren Rahmen mit der ganzen Menschheit, ja mit allem Leben auf diesem Planeten. Aber über diese groben, mit unseren Sinnen wahrnehmbaren Zusammenhänge hinaus existieren weitere, zahllose Verbindungen, die unser Sein auf subtile Weise mit noch größeren Systemen und Zyklen der Natur verzahnen. Über diese Zusammenhänge können wir von den Naturwissenschaften eine ganze Menge lernen, manches rational ableiten. Naturvölker wußten auch ohne unsere raffinierten Hilfsmittel schon immer um diese Aspekte des Miteinander-verbunden-Seins und respektierten es als ein Naturgesetz. Wir brauchen eine intakte Ozonschicht, die uns vor der tödlichen UV-Strahlung aus dem All schützt; wir brauchen gesunde (Regen-)Wälder und Meere, die die Luft, die wir atmen, reinigen; wir brauchen einen relativ stabilen Kohlendioxidgehalt in der Atmosphäre als Puffer gegen globale Temperaturveränderungen. Eine wissenschaftliche Hypothese, die nach der griechischen Göttin der Erde «Gaia»-Hypothese genannt wurde, vertritt sogar die Auffassung, daß unser Planet ein sich selbst regulierender lebendiger Organismus ist. Sie bekräftigt die Überzeugung jener Kulturvölker, daß der Mensch mit allen Formen des Lebens auf dem Planeten, ja mit dem Planeten selbst in einer engen Wechselbeziehung steht und in Abhängigkeit davon existiert.

Die Fähigkeit, außer Individualität und Trennung auch Miteinander-verbunden-Sein und Ganzheit zu erkennen, wird durch die Übung der Achtsamkeit gesteigert. Unsere Gedanken springen aus purer Gewohnheit oder fehlender Kontrolle ziellos hin und her; schnell sind wir dabei, Dinge immer wieder auf eine ganz bestimmte Art und Weise zu sehen; und unsere Wahrnehmungen werden sehr leicht von vorgefaßten Meinungen verfälscht, von unbegründeten Ansichten, Vorlieben und Abneigungen, die wir zu irgendeinem früheren Zeitpunkt erworben haben. Wenn wir unsere vielen Konditionierungen tatsächlich hinterfragen und erkennen wollen, wie die Dinge wirklich sind oder aussehen (wodurch wir ihr Ganz-Sein und Miteinander-verbunden-Sein erkennen), müssen wir uns zunächst über die Funktionsweise des Geistes klarwerden und lernen, auf unsere gewohnten Denkmuster zu achten. Dies versetzt uns mit einiger Übung in die Lage, wirklich zu *sehen* und wirklich zu handeln.

Um unseren Patienten die automatische Funktionsweise unserer Denk- und Verhaltensmuster wie auch die der Achtsamkeit innewohnende Kraft zu verdeutlichen, geben wir ihnen gleich zu Anfang das «Neun-Punkte-Problem» als Hausaufgabe mit auf den Weg. Es veranschaulicht ausgezeichnet, wie wir uns durch unser Schubladendenken selbst unnötig einschränken und kreative Lösungen regelrecht verhindern. Tatsächlich ist unser größtes Problem unser viel zu enger Bezugsrahmen, in dessen Grenzen wir agieren und mit dem wir uns so völlig identifizieren, daß wir seine Berechtigung niemals anzweifeln.

Betrachten Sie die Anordnung der besagten neun Punkte in Abbildung 8A. Die Aufgabe besteht darin, alle Punkte durch vier Linien miteinander zu verbinden, ohne dabei den Stift abzusetzen oder eine bereits gezogene Linie ein zweites Mal nachzuziehen. Versuchen Sie, die Aufgabe selbständig zu bewältigen. Beschäftigen Sie sich wenigstens zehn Minuten damit, bevor Sie sich die Lösung anschauen.

Die meisten Patienten stellen sehr schnell fest, daß die sich scheinbar anbietende Lösung, ein Quadrat zu zeichnen, nicht funktioniert, weil unweigerlich ein Punkt übrigbleibt:

Abbildung 8A

Abbildung 8B

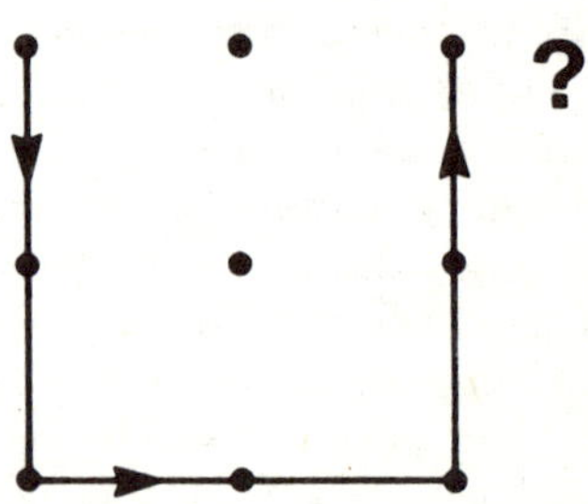

Nun wird es stressig. Eine Möglichkeit nach der anderen wird ausprobiert, ohne zum erwünschten Erfolg zu führen, und man ist relativ schnell frustriert.

Findet jemand dennoch nach zähem Ringen die Lösung, gibt es jedesmal den berühmten Aha-Effekt, denn es stellt sich heraus, daß sie außerhalb des zunächst angenommenen Bezugsrahmens liegt:

Abbildung 8C

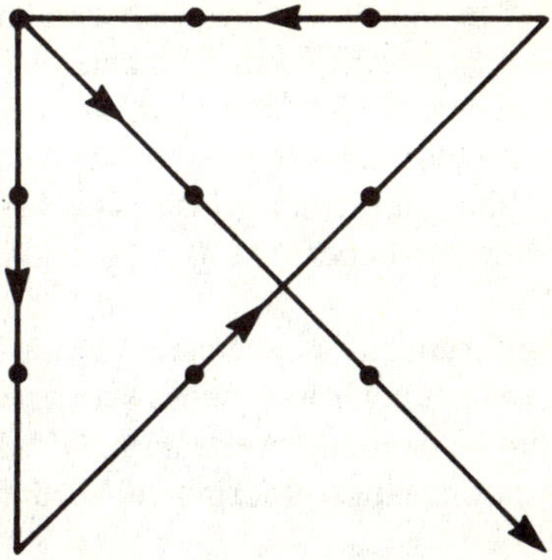

So stößt uns das «Neun-Punkte-Problem» förmlich mit der Nase auf jene wichtige Erkenntnis: daß wir für viele Dinge im Leben einen viel zu engen Bezugsrahmen haben.

Sind wir aber bereit, unseren Blickwinkel zu erweitern, beginnen wir, nach dem wirklichen Kern eines Problems zu fragen, und versuchen systematisch herauszufinden, wie einzelne Aspekte und das Problem als Ganzes miteinander verknüpft sind. Gelingt einem diese ganzheitliche Betrachtungsweise nicht, wird man kaum zu einem befriedigenden Ergebnis kommen. Auf diese Weise verhindert man selbst so manche aussichtsreiche Lösung durch ängstliches, stures oder einfach nur unbewußtes Festhalten an eingefahrenen Ansichten und Vorurteilen, verrennt sich möglicherweise bis zur völligen Erschöpfung und gibt schließlich auf oder projiziert das Gefühl des Versagens schon im voraus auf zukünftige Situationen! Die so etablierten Grenzen werden durch immer neue Projektionen immer wieder bestätigt, bis man irgendwann vergessen hat, daß man selbst ihr Urheber ist.

Für gewöhnlich sind wir uns dieser inneren Vorgänge nicht bewußt. Erst wenn wir einer regelmäßigen Praxis wie zum Beispiel der Achtsamkeitsmeditation folgen, wird uns klar, welche Wirkung unser innerer Dialog und unsere Überzeugungen auf unser Verhalten in bestimmten Situationen haben. Wir werden uns ihrer bewußt und lernen, sie auf ihre Gültigkeit hin zu überprüfen. Aber das ist nicht ganz einfach, denn wenn es um uns selbst geht, legen wir gern weniger strenge Maßstäbe an. Wir setzen einfach voraus, daß das, was *wir* sagen und denken, der Realität entspricht, bewegen uns nur in den von uns selbst gezogenen, relativ sicheren und oft bequemen Grenzen und lernen unsere *wirklichen* Grenzen nie kennen. Vermutlich würden Sie staunen, wozu Sie fähig sind, wenn Sie in irgendeiner Situation einfach nur so zum Spaß einmal etwas Neues ausprobieren würden, anstatt in althergebrachter Weise «Das könnte ich *nie*!» zu sagen. Denn in Wahrheit haben wir gar keine Ahnung, was wir können oder nicht.

Anstatt Herausforderungen zu begegnen, daraus zu lernen und an ihnen zu wachsen, erstarren wir in unseren selbstgezimmerten Ängsten und verlieren das Vertrauen, uns dem Fluß des Lebens anzuvertrauen oder, wenn nötig, längst überfällige Veränderungen vorzunehmen.

Unsere Patienten erklären sich fast alle bereit, ihre augenblicklichen Lebensumstände zu akzeptieren und die Herausforderung, bewußt und achtsam zu werden, anzunehmen. Zu ihrer eigenen Überraschung und der ihrer Angehörigen erleben sie nach einiger Zeit, daß die alten Grenzen angesichts größerer innerer Klarheit verschwinden und sie fähig sind, Dinge zu tun, von denen sie vorher nicht einmal im Traum gedacht hätten, daß sie im Bereich ihrer Möglichkeiten liegen. Diese Erfahrung ist die natürliche Folge des neugewonnenen Gefühls für das eigene Ganz-Sein.

Ganz-Sein und Verbunden-Sein sind fundamentale Eigenschaften unseres Wesens, trotz der Narben, die wir aus unzähligen Schlachten davongetragen haben. Das wirkliche, grundlegende Ganz-Sein bleibt davon unberührt. Es ist immer vorhanden. Unsere Kämpfe, Krankheiten und Leiden sind in ihm enthalten, und wir sind *mit* ihnen ebenso ganz wie wir es vorher *ohne* sie waren. Wir werden *ganz* geboren und verlieren unsere Ganzheit auch nicht durch Kummer und Schmerz. Es ist unsere eigentliche, immer vorhandene und immer zugängliche Natur. Meditation ist nichts anderes als eine Tür, die uns Zutritt dazu verschafft. Durch die Meditationspraxis überwinden wir Ängste, Isolation, Fragmentierung und Leid. Wenn wir beginnen, alle Facetten des Seins mit den Augen der Ganzheit zu betrachten, ist es möglich, die Projektionen des Getrennt-Seins und die vielen daraus resultierenden Irrtümer und Verletzungen zu überwinden. Der Körper bietet sich als Experimentierfeld geradezu an. Erstens können wir ihn direkt erfahren, zweitens zeigt er uns, daß wir Teil eines größeren Ganzen sind, und schließlich bringt er uns eine Menge über Streß, Schmerzen, Krankheit und Gesundheit bei.

Deshalb beginnen wir in der Klinik mit der Atembeobachtung und dem Body-Scan, und deshalb beschäftigen wir uns auch so ausführlich mit der Konzentration auf ganz gewöhnliche Aktivitäten wie Essen, Gehen, Dehnen et cetera. Jede dieser Erfahrungen ist eine Art Tür, durch die man zuerst nichts weiter als flüchtige Blicke auf das eigene Ganz-Sein erhascht, flüchtige Momente völliger Achtsamkeit, völligen Bewußt-Seins erlebt. Aber im Laufe der Zeit, mit viel Geduld und Übung, können wir jederzeit durch jede dieser Türen gehen und einen neuen Lebensstil entwickeln, in den Ganz-Sein und Verbunden-Sein integriert sind. Sich *ganz* zu fühlen, sei es auch nur für wenige Augenblicke, bewirkt Heilung auf einer tiefen Ebene des Seins. Es ist die Quelle aller Weisheit und die Ursache für jede Heilung, selbst im Angesicht von Streß und Schmerzen.

Gesundheit bedeutet, *ganz* zu sein; Ganz-Sein bedeutet Integration, bedeutet Vernetzung aller Teile eines Systems. Die wesentliche Eigenschaft des Ganz-Seins ist, daß es nie aufhört.

Ein Mensch, der einen Arm oder ein Bein verloren hat oder an einer unheilbaren Krankheit leidet, ist dennoch ein ganzes, vollkommenes Wesen. Zwar muß er sich mit der Situation – zum Beispiel der Krankheit – aussöhnen, um sein Ganz-Sein zu erfahren, aber diese Auseinandersetzung führt unweigerlich zu tiefgreifenden Veränderungen seiner bisherigen Sichtweise, sei es bezüglich der eigenen Person, der Umwelt oder des Lebens schlechthin, und dies wiederum legt den Grundstein für einen tiefgreifenden Heilungsprozeß.

Jeder lebende Organismus ist von Natur aus ein vollkommenes Ganzes und gleichzeitig in ein umfassenderes Ganzes eingebettet. So findet zwischen jedem Körper und seinem Umfeld ein ständiger Austausch von Materie und Energie statt, das heißt, er verändert sich ständig. Das ändert aber nichts an seiner Ganzheit. Unsere Körper sind im wahrsten Sinne des Wortes in ihre direkte Umgebung eingebettet, in die größere Ordnung des Planeten und schließlich in das gesamte Universum. So gesehen ist Gesundheit kein statischer, sondern ein ganz und gar dynamischer Prozeß.

Nicht nur die Worte *Heil-ung* oder auch *heil-ig* implizieren, daß Gesundheit etwas mit Ganz-Sein oder Ganzheit zu tun hat, auch die tiefere Bedeutung von Begriffen wie Meditation oder Medizin weist darauf hin. Der Physiker David Bohm versucht bei seiner Arbeit unter anderem dem Gedanken des Ganz-Seins als fundamentaler Eigenschaft aller Phänomene auf den Grund zu gehen. Er führt die Worte *Medizin* und *Meditation* auf das lateinische *mederi* zurück, was soviel wie «heilen» bedeutet und worin wiederum ein früher, indoeuropäischer Wortstamm mit der Bedeutung «messen» steckt.

Im allgemeinen bedeutet messen soviel wie vergleichen, das heißt, die Merkmale eines Objekts werden an einer gegebenen Norm «gemessen». Nach David Bohm liegt die tiefere Bedeutung des Begriffs darin, daß allen Objekten ein «richtiges, inneres Maß» zu eigen ist, das sie zu dem macht, was sie sind, und ihnen ihre spezifischen Eigenschaften verleiht. So betrachtet ist die Medizin ein Mittel, welches das richtige, innere Verhältnis oder Maß wiederherstellt, wenn es, wie im Fall einer Krankheit oder Verletzung, gestört sein sollte, und die Meditation ist demzufolge das Mittel, mit dessen Hilfe man das rechte, innere Maß des Seins direkt erkennt und versteht, und zwar durch die Methode achtsamer, unvoreingenommener Selbst-Beobachtung. In diesem Sinn weist also auch der Begriff *messen* auf die Ganzheit hin. Deshalb ist eine auf Meditation basierende medizinische Betreuung, wie wir sie in der Klinik praktizieren, nur vernünftig.

Die Achtsamkeitsmeditation unterscheidet sich wesentlich von den vielen heutzutage praktizierten Entspannungs- und Streßkontrolltechniken. Der wesentliche Unterschied liegt darin, daß sie die Tür öffnet zur direkten inneren Erfahrung des Ganz-Seins, was bei der Anwendung von Techniken, die das Erreichen bestimmter Ziele ins Zentrum rücken, nicht so ohne weiteres der Fall ist. Im Mittelpunkt der Achtsamkeitsmeditation steht, wie Sie sich erinnern werden, bewußtes *Nicht-Tun* und *Sein*. Dr. Roger Walsh, Professor für Psychiatrie und Verhaltenswissenschaften an der Medizinischen Fakultät der University of California in Irvine, beschäftigt sich mit westlichen wie auch östlichen psychologischen Konzepten und bezeichnet die Meditation als ein Geistestraining, als eine *bewußte Schulung des Geistes*. Er betont, daß sie von einer völlig anderen Grundvoraussetzung ausgeht als die etablierten westlichen Psychologien. Das Hauptanliegen der westlichen Psychologien ist es, pathologische Störungen zu beheben und das Individuum so weit wiederherzustellen, daß es in seinem gewöhnlichen Alltagsbewußtsein möglichst «normal» funktioniert. Der Ansatz östlicher Psychologien dagegen geht davon aus, daß unser gewöhnliches Alltagsbewußtsein kein optimaler, sondern ein sogenannter *suboptimaler* Bewußtseinszustand ist und daß eine intensive, systematische Schulung des Geistes, wie sie in der Meditation erfolgt, vonnöten ist, um sich von den gewohnheitsmäßig verzerrten Ansichten unseres Alltagsbewußtseins zu befreien, die, wenn wir uns ihrer nicht bewußt sind, die Erfahrung unseres eigenen grundlegenden Ganz-Seins behindern.

Die Vorstellung von der Ganzheit allen Seins hat viele bedeutende Denker unserer Tage beschäftigt. C. G. Jung zum Beispiel war der Ansicht, daß die Philosophen des Ostens diesbezüglich Erklärungsmodelle entwickelt hätten, die alle bisherigen westlichen weit in den Schatten stellten.

Jung verstand sehr wohl den engen Zusammenhang zwischen Meditation und Erkenntnis der Ganzheit. Auch Albert Einstein äußerte sich unmißverständlich zur Frage der Ganzheit, so etwa in einem Brief, den die *New York Times* am 29. 3. 1972 veröffentlichte. Der hier zitierte Ausschnitt ist deswegen so bedeutsam, weil er nicht nur genau den Kern der Meditation trifft, sondern auch, weil diese Aussage von einem Wissenschaftler stammt, der wie kein anderer das bestehende Weltbild der Physik revolutioniert und die Einheit von Raum und Zeit, von Energie und Materie, veranschaulicht hat.

Das erwähnte Zitat stammt, wie gesagt, aus einem Brief an einen Rabbiner, der sich hilfesuchend an Einstein gewendet hatte, weil es ihm nicht gelingen wollte, seine neunzehnjährige Tochter zu trösten, die nicht über den Tod ihrer drei Jahre jüngeren Schwester hinwegkam. Es war der verzweifelte Hilferuf eines Menschen, der die schmerzlichste Erfahrung menschlichen Leids gemacht hatte, den Tod eines Kindes. Einstein antwortete:

> Wie alle Wesen ist der Mensch Teil des Ganzen, das wir «Universum» nennen, und rein äußerlich betrachtet von Raum und Zeit begrenzt. Er erfährt sich, seine Gedanken und Gefühle als etwas, das ihn von den anderen trennt, aber dies ist eine Art optischer Täuschung des gewöhnlichen Bewußtseins. Diese Täuschung ist wie ein Gefängnis, das unsere persönlichen Wünsche und unsere Zuneigung auf einige wenige Menschen beschränkt, mit denen wir

näher zu tun haben. Unsere wirkliche Aufgabe besteht darin, uns aus diesem Gefängnis zu befreien, indem wir unser Mitgefühl und unsere Fürsorge auf alle Wesen und die Natur in ihrer ganzen Schönheit gleichermaßen ausdehnen. Auch wenn uns dies nicht vollständig gelingt, so ist doch bereits das Streben nach diesem Ziel Teil der Befreiung und die Grundlage für das Erlangen inneren Gleichgewichts.

Die Antwort legt nahe, daß wir uns nur allzu leicht zu Gefangenen unserer Gedanken und Gefühle machen, die sich ausschließlich um die Belange *unseres* Lebens und um *unsere* Wünsche drehen. Diese erscheinen uns wichtiger als die der anderen, mit denen wir ja scheinbar nichts zu tun haben. Zumindest empfinden wir uns als von ihnen getrennt. Einstein negiert keineswegs das Ausmaß an Leid, das wir durch den Tod eines geliebten Menschen erfahren, macht aber deutlich, daß wir aufgrund unserer Fixierung auf das eigene Leben andere, tiefere und fundamentalere Ebenen der Realität ignorieren. Für ihn ist unser Leben eine Ansammlung strukturierter Energie, die in dieser Dimension zeitweilig eine bestimmte Form annimmt, sie nach einiger Zeit aber wieder aufgibt. Er ermahnt uns, die grundlegende Bedeutung des Ganz-Seins zu erkennen und uns von unserer Fixierung auf den Eindruck des Getrennt-Seins zu lösen, der nichts weiter als eine Täuschung und letztlich ein Gefängnis ist.

Natürlich sind wir in gewisser Weise voneinander getrennt. Wir haben einen individuellen Körper, wir leben unterschiedlich lang. Wir haben eigene Gedanken, eigene Gefühle, und unsere zwischenmenschlichen Beziehungen besitzen ebenfalls einen individuellen Charakter. Werden sie gewaltsam getrennt, erfahren wir Schmerz und tiefes Leid. Wir sind wie Meereswellen. Jede hat ihre eigene Ausprägung, entsteht aber innerhalb eines Ozeans, mit dem sie untrennbar verknüpft ist, aus dem sie auftaucht und in den sie wieder eintaucht, ein Ozean, der gewissermaßen aus dem «Stoff» seiner individuellen Wellen gemacht ist und sich auf eine Weise ausdrückt, die unser Verständnis letztlich übersteigt.

Einstein führt uns überdies vor Augen, daß wir nur eine Seite des Lebens sehen, wenn wir das grundlegende Ganz-Sein, das Miteinander-vernetzt-Sein außer acht lassen, uns auf einen Ausschnitt beschränken und diesen für die ganze Wirklichkeit halten. *Das* ist exakt die Täuschung, der wir erliegen, die zu den Verzerrungen führt, an denen unser Alltagsbewußtsein krankt. Diese verzerrte Sicht der Dinge erzeugt eine völlig unsinnige Überbewertung des Selbst, *meines* Lebens, *meiner* Probleme, *meines* Verlustes, *meiner* Schmerzen, *meines* Glücks, und hindert uns daran, auch die anderen Aspekte des Seins zu erfahren, in denen wir und die anderen eins sind. Unsere völlige Identifikation mit einem von uns spontan als unabhängig, das heißt eigenständig existierend angenommenem Selbst, das ist das Gefängnis, von dem Einstein in seinem Brief spricht. An anderer Stelle schrieb er einmal, daß der wahre Wert eines Menschen daran zu messen sei, wie weit er sich von seinem Selbst zu befreien vermag.

Um dies zu bewerkstelligen ist es nötig, die «optische Bewußtseinstäuschung», die uns Trennung suggeriert, aufzuheben, und zwar indem wir bewußt ein großes Mitgefühl für *alle* Wesen entwickeln, die, wie der Mensch, gleichberechtigter Teil der Schöpfung in all ihrer Schönheit sind. Das ist keineswegs die Einstellung eines Romantikers oder weltfremden Philosophen. Einstein wußte aus eigener Erfahrung, welch enormer Anstrengung es bedarf, sich aus dem Gefängnis des engen, gewohnheitsmäßigen Denkens zu befreien, aber auch, daß diese Anstrengung zutiefst heilsam ist.

Am Neun-Punkte-Problem konnten wir deutlich erkennen, in welch engem Rahmen wir gewohnt sind, zu denken und zu sehen. Entsprechend eng sind unsere Maßstäbe, nach denen wir festlegen, wozu wir unserer Meinung nach fähig sind oder nicht. Ganzheit zu sehen bedeutet aber zu verstehen, daß kein Ereignis isoliert auftritt, daß jedes Problem im Zusammenhang eines größeren Ganzen betrachtet werden muß. Diese Sichtweise lenkt den Blick auf die subtileren Zusammenhänge, die all unseren Erfahrungen zugrunde liegen, ja sie völlig durchdringen. In der Heilung bewirkenden Erfahrung des Ganz-Seins verstehen wir, daß wir individuelle Wellen sind, die im Ozean des Seins auftauchen und wieder in ihm versinken – für einen kurzen Augenblick, den wir Leben nennen.

13 Heilung

Wenn ich den Begriff «Heilung» verwende, um die Erfahrung der Patienten in der Streßklinik zu beschreiben, so meine ich damit in erster Linie eine tiefgreifende Transformation ihres Denkens. Die Transformation entsteht aus der Erfahrung der Ganzheit durch die Praxis der Achtsamkeitsmeditation. Wenn wir in einem Augenblick innerer Stille unseres grundlegenden Ganz-Seins gewahr werden, wenn wir es während des Body-Scan, der Hatha-Yoga-Übungen oder des Sitzens direkt erfahren, beginnen wir, unsere Probleme, ja uns selbst, in einem anderen Licht zu sehen, in einem größeren Kontext. Mit anderen Worten, unser fragmentiertes Denken, unsere isolierten Vorstellungen und Erwartungen verändern sich in Richtung Ganz-Sein und Verbunden-Sein, gepaart mit der Einsicht, daß wir mißlichen Umständen durchaus nicht hilflos ausgeliefert sind, wie schlimm eine Situation auch aussehen mag. Wirkliche Heilung umfaßt stets auch eine Transformation der inneren Einstellungen und Gefühle. Ab und zu verschwinden im Zuge dieser Transformation die Krankheitssymptome, aber das muß keineswegs immer der Fall sein, und es wäre falsch, damit zu rechnen. Die Transformation geschieht auf verschiedenste Art und Weise. Manche unserer Patienten machen während der Meditation höchst dramatische Erfahrungen, die ihnen zu einer neuen Sichtweise verhelfen. Die meisten aber sprechen einfach von Augenblicken tiefer Entspannung oder Zuversicht. Viele von ihnen erkennen die Besonderheit solcher Augenblicke erst hinterher, wenn ihnen bewußt wird, daß sie ähnliches noch nie zuvor erlebt haben. Überhaupt können die Erfahrungen äußerst subtil sein. In ihrer heilsamen Auswirkung sind sie aber ebenso tiefgreifend wie die etwas dramatischeren. Ob also dramatisch oder subtil, immer sind diese «Sensationen» ein Zeichen für eine neue, ganzheitlich geprägte Sichtweise, aus der heraus die Fähigkeit erwächst, alle Aspekte des Lebens, auch Streß und Schmerz, souveräner zu handhaben.

Phil, ein siebenundzwanzigjähriger kanadischer Trucker, erlebte bereits in der ersten Woche während der Body-Scan-Übungen einen regelrechten Durchbruch. Drei Jahre zuvor hatte er sich bei einem Arbeitsunfall eine schwere Rückenverletzung zugezogen. Weil er unter ständigen Schmerzen litt, war er von seinem behandelnden Arzt zu uns geschickt worden. Zu Hause legte er sich hin und begann gleich mit den Übungen. Die Schmerzen machten ihm dermaßen zu schaffen, daß er bezweifelte, die Übung durchhalten zu können. Nach etwa zwanzig Minuten, so berichtete er, stellte sich ein Gefühl ein, als würde der ganze Körper atmen, und er konzentrierte sich völlig auf diese ungewöhnliche Erfahrung. Als nächstes fiel ihm auf, daß er völlig schmerzfrei war. In dieser ersten Woche machte Phil jeden Tag während des Body-Scan dieselbe Erfahrung. Zur Samstagssitzung erschien er in einer geradezu ekstatischen Verfassung.

Die darauffolgende Woche wurde zu einer schweren Prüfung für Phil. Nicht ein einziges Mal stellte sich der zuvor erlebte schmerzfreie Zustand ein, und die Schmerzen waren so schlimm wie eh und je. Ich fragte den völlig entnervten Mann, ob er vielleicht zu sehr versuchte, die positiven Gefühle der ersten Woche wiederzuerleben, anstatt einfach nur zu beobachten, was geschah. Er versprach, darüber nachzudenken, und fuhr nach Hause, entschlossen, ganz bewußt *nichts* zu erwarten und einfach geschehen zu lassen, was geschehen würde. Von da an verlief die Übung wieder glatter. Wenn es ihm gelang, seinen Schmerzen gegenüber neutral zu bleiben, konnte er sich wunderbar auf den Body-Scan konzentrieren und ungestört dabeibleiben. In dem Maße, wie seine Konzentration sich vertiefte, nahmen seine Schmerzen ab.

Joyce kam 1980 in die Streßklinik, kurz nachdem sie wegen einer Krebsgeschwulst am Bein operiert worden war. Zwei Jahre zuvor war ihr Mann an Speiseröhrenkrebs gestorben. Wenige Wochen danach und völlig unerwartet starb auch ihre Mutter. Zu diesem Zeitpunkt hatte Joyce bereits häufig Schmerzen in ihrem rechten Oberschenkel, die schließlich auf das ganze Bein übergriffen. Die Ärzte hielten die Beschwerden für Krampfadern oder Verschleißerscheinungen. Joyce war damals knapp fünfzig Jahre alt. Zwei Jahre später, beim Schmücken des Weihnachtsbaums, brach sie sich den Oberschenkelknochen. Während der Operation stellte sich heraus, daß sie an einem Plasmozytom litt, einer Wucherung der Plasmazellen des

Knochenmarks, die den Knochen einfach zerfressen hatten. Sie verlor so viel Blut, daß die Ärzte ihr keine Überlebenschance mehr gaben. Doch Joyce schaffte es. Sie brachte eine sechswöchige Chemotherapie hinter sich und kam bald darauf in die Streßklinik.

Ihre erste Erfahrung mit dem Body-Scan war ebenfalls ein starkes Gefühl, «etwas, das sich anfühlte wie alles und nichts zugleich, so etwas wie Gott vielleicht, nur ganz anders, als man es sich vorstellt».

Das war vor zehn Jahren. Joyce hat ihre Meditationspraxis während dieser Zeit ununterbrochen beibehalten und ist sicher, daß sich der Krebs deshalb bei ihr nicht weiter ausgebreitet hat, wie er es bei Plasmozytomen sonst in der Regel tut.

Für Phil und Joyce erwies sich der Body-Scan von Anfang an als ausgesprochen wirksam. Bei den meisten Patienten stellen sich erst nach Wochen disziplinierten, regelmäßigen Übens erste, kleine Anzeichen einer Veränderung ein, ein Gefühl der Entspannung etwa oder neue Ansätze im Denken. Auf einer tieferen Ebene und deswegen nicht so leicht erkennbar, geschehen aber auch bei ihnen positive Veränderungen. Manchmal entwickelt sich in den ersten Wochen des Body-Scan ein feines Gespür für den Körper, das sich dann beim Wechsel zu den Yoga-Übungen manifestiert.

Der Prozeß der Heilung ist letztlich eine zutiefst persönliche Erfahrung, die von jedem Menschen anders erlebt wird, wie ja auch jeder seine eigene «Katastrophe» erlebt. Wirkliche Heilung entsteht, wenn die Meditationspraxis verinnerlicht wird, wenn sie zu einer *Seins*-Weise wird. Versteht man sie aber hauptsächlich als eine Technik, mit deren Hilfe man etwas Bestimmtes erreichen möchte, und sei es die Ganzheit, ist ihre Wirkung sehr viel weniger tiefgreifend.

Aus der meditativen Perspektive ist die Ganzheit immer existent, es besteht also kein Anlaß, etwas werden zu wollen, was man bereits ist, wohl aber, Erwartungen und Vorstellungen loszulassen und zu *sein*. Das ist Heilung. Heilung bedeutet nicht unbedingt die Überwindung einer Krankheit. Auch wer nicht gesund wird, kann trotzdem Heilung erfahren, das heißt, seine Einstellung Krankheit, Schmerz und Tod gegenüber verändern und mit den Augen der Ganzheit sehen. Dies *ist* möglich, wie wir mittlerweile wissen, wenn wir lernen, achtsam zu werden, unsere Ängste zu transzendieren und unsere selbstauferlegten geistigen und körperlichen Grenzen allmählich zu erweitern. In Augenblicken innerer Stille erfährt man sich auch mit

Krebs oder AIDS als *ganzes,* bereits vollkommenes Wesen, obwohl man nicht weiß, wie lange man noch leben wird und was als nächstes geschieht. Wer nach einigen Wochen oder Monaten der Achtsamkeitsmeditation nach wie vor Schmerzen hat und daraufhin glaubt, daß er ein Versager ist oder daß es ihm «nichts bringt», der hat den wahren Sinn der Meditation nicht erfaßt. *Wir meditieren nicht, um Schmerzen, Krankheit oder Probleme zu beseitigen.*

Ob er an einer tödlichen Krankheit leidet oder kerngesund ist – niemand weiß, wie lange er noch leben wird. Das Leben entfaltet sich in jedem Augenblick neu, und die heilende Wirkung der Achtsamkeitsmeditation liegt darin, diese Augenblicke so bewußt wie nur möglich zu erleben. Eine unserer Patientinnen kam eines Tages während ihrer Meditation zu der Erkenntnis, daß *sie* nicht ihr Brustkrebs war, daß sie trotz ihrer Krankheit ganz, ja vollkommen war. Ihr fehlte nichts. Der Krebs war ein Ereignis in ihrem Körper, das ihr Gefühl des Ganz-Seins nicht berührte. Zuvor hatte sie sich völlig mit ihrer Rolle als «Krebskranke» identifiziert. Nun fühlte sie sich wie von einer schweren Last befreit. Entschlossen, die Krankheit als eine Chance zu innerem Wachstum zu nutzen und zu lernen, die einzelnen Augenblicke der ihr verbleibenden Zeit voll bewußt zu erleben, anstatt unbedingt gesund werden zu wollen, schuf sie so das geeignete «innere Klima» für eine tiefgreifende Heilung und damit auch die Möglichkeit, daß der Verlauf der Krankheit selbst positiv beeinflußt wurde. Die Beweise dafür, daß dergleichen keineswegs bloßes Wunschdenken ist, häufen sich.

In den vergangenen zehn Jahren entstand ein völlig neuer Forschungszweig mit dem beeindruckenden Namen «Psychoneuroimmunologie», kurz PNI, dessen Inhalte und Ziele Steven Locke von der Harvard Medical School und Douglas Colligan in ihrem Buch *The Healer Within* in einer für Laien gut verständlichen Art und Weise beschreiben. Kurz gesagt zeigen die Studien auf diesem Gebiet, daß die zellulären und molekularen Verteidigungseinrichtungen, die wir als Immunsystem bezeichnen und mit denen unser Körper sich vor Infektionen und Krankheiten schützt, nicht in einem Vakuum operieren. Wie der Name Psychoneuroimmunologie andeutet, unterliegt das Immunsystem teilweise der Kontrolle des Gehirns, welches die Organsysteme steuert, so daß alle Körperfunktionen harmonisch aufeinander abgestimmt sind und wir als ein Ganzes funktionieren.

Zwischen Gehirn und Immunsystem gibt es Verbindungsbahnen, die bisher allerdings noch nicht in ihrem vollen Umfang verstanden werden, aber die Wissenschaftler haben ein Arbeitsmodell entwikkelt, das hinlänglich erklärt, wie unsere Gedanken, Gefühle und Erwartungen unter besonderen Umständen unsere Anfälligkeit für Krankheiten beziehungsweise unsere Abwehrkräfte dagegen beeinflussen.

So haben neuere Untersuchungen ergeben, daß belastende Lebensumstände die Abwehrkräfte des Immunsystems beeinträchtigen können. Dr. Janice Kielcot-Glaser und Dr. Ron Glaser von der Medizinischen Fakultät der Ohio State University und ihre Kollegen fanden in einer Reihe von Versuchen mit Medizinstudenten heraus, daß die Aktivität der natürlichen Killerzellen zu- oder abnahm, je nach psychischer Belastung der Probanden. Prüfungsstreß reduzierte die Aktivität der Killerzellen sowie anderer Immunfunktionen im Vergleich zu prüfungsfreien Zeiten. Auch existentielle Krisen, Trennungsschmerz oder Einsamkeit werden mit einer verminderten Immunabwehr assoziiert. Entspannungstechniken erwiesen sich hingegen als für die Immunabwehr förderlich. Von bestimmten Funktionen des Immunsystems, wie zum Beispiel der Aktivität der Killerzellen, nimmt man an, daß sie bei der Abwehr von Krebs und Virusinfektionen eine bedeutende Rolle spielen.

Dr. Robert Ader und Dr. Nicholas Cohen von der Medizinischen Fakultät der Rochester University haben Mitte der siebziger Jahre eine Reihe von vielbeachteten Experimenten durchgeführt, die der PNI zum Durchbruch verhalfen. Die Zahl der Forschungsarbeiten schnellte daraufhin explosionsartig in die Höhe und das Interesse an diesem Forschungszweig wurde immer größer. Man entdeckte eine in ihren Implikationen dramatische Beziehung zwischen Gehirn und Immunsystem. Die Rattenversuche von Dr. Ader und Dr. Cohen zeigten, daß es bei diesen Tieren zu einer konditionierten Hemmung des Immunsystems kam, wenn man sie mit einem sogenannten Immunsuppresivum behandelte (einem Wirkstoff, der die Funktionen des Immunsystems schwächt) und gleichzeitig dem Trinkwasser der Tiere den chemischen Süßstoff Saccharin beigab. Wenn den Tieren zu einem späteren Zeitpunkt nur mit Saccharin gesüßtes Trinkwasser ohne das Immunsuppresivum verabreicht wurde, zeigten sie die gleiche immunsuppresive Reaktion. Anscheinend hatten die Ratten *gelernt,* ihr Immunsystem als Reaktion auf das mit Saccharin versetzte

Wasser zu hemmen. Im Gegensatz dazu zeigte eine Kontrollgruppe von Ratten keine derartige konditionierte Reaktion. Diese Beobachtung legte die Vermutung nahe, daß im Immunsystem der konditionierten Tiere über die Bahnen des Nervensystems eine Art psychologischer Lernprozeß stattgefunden haben mußte.

Seither wurde eine ganze Reihe von Experimenten gemacht, die alle belegen, daß die wiederholte Erfahrung von nichtkontrollierbarem Streß bei Tieren zu ausgesprochenen Defiziten in der Immunabwehr sowie zu einer Abnahme der natürlichen Widerstandskraft zum Beispiel gegenüber Krebs und dem Wachstum von Tumoren führt. Neuere Untersuchungen ergaben darüber hinaus, daß es auch bei Menschen erstaunliche Zusammenhänge gibt zwischen Streß, dem Gefühl der Hilflosigkeit, einer verminderten Immunabwehr und Krankheit. In Zukunft wird man sich zunehmend auch mit der Frage beschäftigen müssen, wie stark der Geist auf den Heilungsprozeß bei bestimmten Krankheiten einwirken kann, und zwar nicht nur indirekt, etwa durch eine veränderte Lebensweise, so wichtig dies auch sein mag, sondern direkt, das heißt, durch eine direkte, die Heilung begünstigende Einflußnahme auf das Immunsystem. Dr. Ader zufolge müssen nach dem augenblicklichen Erkenntnisstand voreilige Schlußfolgerungen diesbezüglich vermieden werden, aber dennoch darf man den zukünftigen Forschungsergebnissen auf diesem Gebiet mit Interesse entgegensehen.

An der Medizinischen Fakultät der University of Massachusetts haben wir mit einer Gruppe von Psoriasis-Patienten ebenfalls ein Experiment durchgeführt. In Zusammenarbeit mit Dr. Jeffrey Bernhard und seinen Kollegen von der Dermatologie sowie Dr. Jean Kristeller, einem Verhaltensmediziner, untersuchten wir über einen Zeitraum von zwölf Wochen hinweg dreiundzwanzig Erkrankte. Die Psoriasis oder Schuppenflechte entsteht durch ein beschleunigtes Wachstum der Hautzellen, was zu dem bekannten schuppenartigen Befall einzelner Körperpartien führt. Die Krankheit kann verschieden stark ausgeprägt sein und wird vermutlich von emotionalen und anderen Streßfaktoren begünstigt.

Die Psoriasis wird für gewöhnlich mit der sogenannten Phototherapie, das heißt mit UV-Strahlen behandelt. Ultraviolettes Licht besitzt die Eigenschaft, hemmend auf das Wachstum der Zellen der befallenen Körperpartien einzuwirken. Deshalb wird der Patient zunächst nur kurz, später bis zu zehn Minuten lang von Kopf bis Fuß bestrahlt.

Nicht selten bedarf es einer ganzen Serie von Bestrahlungen, bis die Haut «sauber» wird und bleibt.

Für unsere Untersuchungen teilten wir die Testpersonen willkürlich in zwei Gruppen auf. Die eine Gruppe lernte, während der Bestrahlung die Achtsamkeitsmeditation durchzuführen, das heißt, sich auf den Atem und die Körperempfindungen zu konzentrieren. Die Patienten der zweiten Gruppe wurden einfach nur bestrahlt.

Am Ende der Testperiode stand fest, daß die «Meditierer» schneller gesund geworden waren als die Patienten der Kontrollgruppe. Von dreizehn Patienten aus der ersten Gruppe waren zehn völlig beschwerdefrei, ihre Haut sauber; aus der Kontrollgruppe waren es nur zwei. Zwar ist dies nur ein vorläufiges Ergebnis, es legt aber dennoch die Vermutung nahe, daß die Meditierenden etwas «taten» beziehungsweise «nicht taten», was sich über den Effekt der Bestrahlung hinaus positiv auf den Heilungsprozeß auswirkte. Das Experiment muß natürlich noch des öfteren wiederholt werden, ehe wir mit Sicherheit sagen können, daß hier ein Beweis für den direkten Einfluß des Geistes auf den Heilungsprozeß vorliegt. Auf alle Fälle darf es als ein aufschlußreiches, vielversprechendes Zwischenresultat gewertet werden.

Die Presse hat ausgiebig über die bisherigen Forschungsergebnisse der Psychoneuroimmunologie berichtet und so in vielen Menschen, die an Krebs oder einer unheilbaren Krankheit wie AIDS leiden, die Hoffnung geweckt, daß sie mit Hilfe der Meditation sowie spezieller Vorstellungsbilder ihr Immunsystem stimulieren und so ihre Krankheit unter Kontrolle halten könnten. Ich möchte deshalb noch einmal betonen, daß diese Wirkung, wenigstens zum jetzigen Zeitpunkt, noch nicht völlig erwiesen ist, obgleich sie im Rahmen einer Meditationspraxis tatsächlich auftreten kann.

Von unserem Standpunkt aus kann eine derart starke Fixierung oder Erwartungshaltung jedoch äußerst hinderlich sein, da grundsätzlich erfolgsorientiert, was dem eigentlichen Sinn der Meditation entgegensteht. Wesentlich am Meditieren ist das bewußte Nicht-Tun. Die Erwartung eines bestimmten Ergebnisses, so nützlich oder positiv es im Prinzip sein mag, untergräbt in diesem Fall die Einstellung des Loslassens und des vorurteilsfreien Annehmens, die beide grundlegend sind für die Erfahrung des Ganz-Seins. Daran ändert sich auch dann nichts, wenn der endgültige Beweis dafür erbracht werden sollte, daß Meditieren sich positiv auf das Immunsystem auswirkt und die Selbstheilungskräfte des Körpers aktiviert.

Das bedeutet aber keineswegs, daß man mit dem Meditieren keinen bestimmten Zweck verfolgen dürfte. Es gibt unzählige Möglichkeiten, um spezifische Visualisationen und Zielvorstellungen in die Meditation zu integrieren, wie wir am Beispiel der Berg-Meditation in Kapitel 9 oder in dem Psoriasis-Experiment bereits gesehen haben. Auch in der Meditation über liebende Güte, auf die ich gleich zu sprechen kommen werde, ist dies der Fall. Alle Meditationsschulen, östliche wie westliche, bedienen sich innerer Vorstellungsbilder und Visualisationen, um bestimmte Geistes- und Bewußtseinszustände herbeizuführen beziehungsweise zu intensivieren. Es gibt Meditationen über Liebe und reine Liebe, über Gott, über Frieden, Vergebung, Selbst-Losigkeit, Vergänglichkeit und Leid. Es gibt Meditationen über Energie, Körperzustände, Emotionen, Mitgefühl, Großzügigkeit, Weisheit, Tod, Sterben und natürlich über Heilung. Die inneren Vorstellungsbilder sowie das bewußte Lenken der subtileren Energien sind integraler Bestandteil solcher Techniken.

Dennoch muß immer wieder betont werden, daß die Anwendung solcher Praktiken nur im Rahmen eines systematischen, disziplinierten Geistestrainings geschehen sollte, bei dem die Meditation nicht einfach Mittel zum Zweck ist, sondern als das gelehrt wird, was sie in Wirklichkeit darstellt: eine Seins-Weise. Wenn wir die verschiedenen Techniken jedoch aus diesem Kontext herauslösen und uns ihrer nur dann bedienen, wenn es uns schlechtgeht oder wenn wir etwas Bestimmtes erreichen wollen, dann ignorieren wir diesen umfassenden Kontext, und die tiefe, klare Weisheit und Kraft, die allem achtsamen Nicht-Tun innewohnt, geht leicht verloren und mit ihr auch die Tiefenwirkung der betreffenden Visualisation. Eine solche isolierte Anwendung ist daher nicht zu empfehlen. Sie ruft nichts als Enttäuschung hervor und ist im Grunde genommen eine Energieverschwendung.

Die Anwendung von Visualisationen sollte immer in einen größeren Kontext eingebettet sein, der den wesentlichen Merkmalen der Meditation – dem Nicht-Tun und dem Nicht-Greifen oder Loslassen gerecht wird. So entfaltet sie ihre volle Heilkraft. Andernfalls degenerieren die ihrem Wesen nach meditativen Visualisationsübungen zu bloßem Wunschdenken, zu einer Art mentaler Gymnastik, und das wahre Heilungspotential wird nicht einmal berührt, noch die

Weisheit einfacher Achtsamkeit genutzt. Auch wenn durch regelmäßiges Meditieren zum Beispiel ein zu hoher Blutdruck nachweislich gesenkt werden kann, wäre es dennoch nicht angebracht, hauptsächlich deswegen zu meditieren. Meditation ist weder eine mechanische Übung noch erfolgsorientiert. Vielmehr sollte man um der Meditation willen regelmäßig meditieren, das ist viel effektiver. Dann kann man den Blutdruck getrost sich selbst überlassen.

Noch liegen zu wenige vergleichende Forschungsergebnisse vor, die zweifelsfrei beweisen, daß bestimmte Visualisationen den Heilungsprozeß wirksamer beeinflussen, als es die unkomplizierte Übung der Achtsamkeit tut. Aus unserer Klinikarbeit meinen wir jedoch sagen zu dürfen, daß mit großer Wahrscheinlichkeit eine Reduzierung der Symptome sowie eine grundlegende Änderung der Sichtweise erwartet werden darf, wenn in der Meditation einfach achtsames Nicht-Tun geübt wird, anstatt sich auf den Blutdruck, alle möglichen Krankheitssymptome oder die Stärkung des Immunsystems zu konzentrieren.

So erklären wir unseren Patienten, egal ob sie an Bluthochdruck, Krebs oder AIDS leiden, daß es durchaus legitim ist, den Krankheitsverlauf positiv beeinflussen zu wollen, wie es ja auch legitim ist, Entspannungstechniken zu erlernen, um ruhiger und gelassener zu werden. Sobald sie sich aber entschließen, an unserem Kurs teilzunehmen, bitten wir sie, für diese Wochen alle derartigen Erwartungen beiseite zu lassen und einzig um der Praxis willen zu üben. Sie sollten es als ein zeitlich begrenztes Experiment betrachten. Wenn sich der Blutdruck durch die regelmäßige Meditation normalisiert, Krankheitssymptome verschwinden, Zahl und Aktivität der Killerzellen zunehmen – um so besser. Es geht uns aber vor allem darum, unsere Patienten zum angstfreien, streßfreien Üben zu ermuntern, damit sie herausfinden, wozu Geist und Körper in der Lage sind. Das ist wesentlich einfacher, wenn man nicht unter dem Druck steht, innerhalb einer bestimmten Zeit ein bestimmtes Problem, in diesem Fall die Krankheit, wegmeditieren zu müssen. Der Wunsch nach innerer Ruhe und körperlicher Entspannung beinhaltet, daß wir ab einem gewissen Punkt bereit sein müssen, alle Ziele, die wir zu erreichen hoffen, *loszulassen* und uns völlig dem Sein zu *überlassen,* alles, was geschieht oder nicht geschieht mit einem offenen, unvoreingenommenen Herzen *zuzulassen*.

Um stationären Patienten die Möglichkeit zu bieten, während ihres Krankenhausaufenthalts das Meditieren zu lernen, haben wir eine Art «Fernsehmeditation» entwickelt, die Ärzte und Krankenschwestern von Fall zu Fall empfehlen können.

Normalerweise ist das Fernsehen eine Quelle der Ablenkung. Wir hatten jedoch vor, es auf eine neue Art und Weise zu benutzen, die man vielleicht als interaktives Fernsehen bezeichnen könnte.

Unser Programm heißt *The World of Relaxation* («Die Welt der Entspannung»). Es ermuntert den Patienten, seine Zeit im Krankenhaus so optimal wie möglich zu nutzen und, falls er Interesse daran hat, zu lernen, wie man sich entspannt und diesen Zustand vertieft. Er wird auf die vielen Vorzüge einer solchen Beschäftigung hingewiesen, unter anderem auch darauf, daß man lernen kann, einen gewissen Einfluß auf Schmerzen und Ängste zu nehmen, sie sogar zu reduzieren, ja noch mehr: den Heilungsprozeß günstig zu beeinflussen.

Nach dieser Einleitung zeigt die Kamera eine Stunde lang nicht viel mehr als mein Gesicht. Darüber hinaus geschieht nichts. Ich bitte den Zuschauer, seine Augen zu schließen, wie ich selbst es auch tue, und leite ihn dann mit geschlossenen Augen meditierend durch eine Heilmeditation, die die Atembeobachtung, einen modifizierten Body-Scan und eine einfache Übung zur Lenkung des Atems in die verschiedenen Körperregionen umfaßt. Meine Stimme wird von einer sanften, unaufdringlichen Harfenmusik untermalt, die Georgia Kelly, die Musik und Klänge als therapeutisches Mittel einsetzt, komponiert hat und auch selber spielt.

Nun ist die Frage berechtigt, wozu ein Fernsehprogramm gut sein soll, wenn eine Stunde lang nichts passiert und der Patient dabei auch noch die Augen schließen soll? Die Antwort ist einfach. Das Gesicht einer anderen Person, und sei es nur auf dem Bildschirm, ist eine Art Rückversicherung. Wenn der Patient sich desorientiert oder gelangweilt fühlt, kann er die Augen öffnen und sich vergewissern, daß es tatsächlich möglich ist, eine Stunde lang ruhig und konzentriert zu verharren.

Ich ermuntere ihn dazu, sich in die Übung einzublenden oder auszuschalten, je nachdem, wie wohl er sich dabei fühlt, und sich den Klängen der Harfe zu überlassen, die aus dem Nichts aufzutauchen scheinen und wieder ins Nichts hineingleiten. Die Harfe ist ein Instrument, dem schon seit biblischen Zeiten eine heilende Wirkung zugeschrieben wird. Ihre Klänge haben einen zeitlosen, beruhigenden Charakter. Sie sind ein Spiegel der eigenen Gedanken, die ebenfalls aus dem Nichts aufzutauchen scheinen und sich wieder in ein scheinbares Nichts hinein auflösen, jeden Augenblick neu.

Unser «Programm» wird in den USA und Kanada bereits von über hundert Krankenhäusern angeboten. Eine Patientin, die es während ihres Aufenthalts im New York Medical Center kennenlernte, schrieb mir:

31. Oktober 1988

Lieber Dr. Kabat-Zinn,
«Es fehlt Ihnen weniger, als Sie denken.» Diese Worte von Ihnen, wie auch die vielen anderen ermutigenden Gedanken, haben mich durch zwei Krebsoperationen begleitet und mir geholfen, nicht vor lauter Angst verrückt zu werden. Ich bin Vorstellungen begegnet, die alle Dinge im Leben in ein neues Licht rücken, ihnen Sinn und Bedeutung verleihen, ganz besonders einem bis ins Innerste verunsicherten Menschen. Dafür möchte ich Ihnen danken.
Ich weiß von vielen anderen Patienten im Krankenhaus, die aus Ihrer Stimme Trost schöpften und die Hoffnung, sich nicht aufgeben zu müssen.
Ich habe immer noch Schmerzen von der letzten Operation, aber trotzdem erlebe ich viele einzigartige, wunderbar erfüllte Augenblicke – durch Ihre Hilfe.»

Meditation über liebende Güte

Dieselben Heilkräfte, die Sie in der Meditation auf Ihren Körper richten, können Sie auch auf andere Menschen und auf Ihre Beziehungen zu diesen richten. Das Entwickeln von Mitgefühl und Liebe anderen gegenüber hat eine stark reinigende Wirkung auf den Geist. Wenn diese Gefühle in einem Geist erzeugt werden, der durch die intensive Praxis der Meditation ruhig und klar geworden ist, dann können sie beziehungsweise ihre Energie, sehr effektiv auf andere gerichtet werden.

Die Meditation über liebende Güte wird während unserer langen Samstagssitzung durchgeführt, um unseren Patienten ein Gefühl für die Kraft zu vermitteln, die einem konzentrierten und ruhigen Geist innewohnt, der zudem ein starkes Mitgefühl, Wohlwollen, Liebe und Vergebung anderen gegenüber in sich entstehen läßt. Die Reaktion darauf ist immer wieder ein Erlebnis. Es werden viele Tränen vergossen, Tränen der Betroffenheit, aber auch der Freude und der Befreiung. Positive Gefühle in sich entstehen zu lassen, ist in seiner Wirkung mit der Einnahme eines Gegenmittels vergleichbar, wenn man sich eine Vergiftung zugezogen hat. In diesem Fall wirken sie gegen das innere Gift der Boshaftigkeit, Mißgunst und Abneigung.

Zu Beginn dieser Meditation bringen wir den Geist mittels Atembeobachtung in einen relativ stabilen Zustand. Danach erzeugen wir bewußt freundliche, verständnisvolle Gefühle *uns selbst gegenüber* und übertragen diese Emotionen dann auf andere. Wir sind weder uns selbst noch ihnen wegen begangener Fehler böse. In der Vorstellung sehen wir zum Beispiel einen bestimmten Menschen vor uns, der uns am Herzen liegt, oder halten den Gedanken an ihn aufrecht, während wir positive Gedanken und Wünsche auf ihn richten, wie etwa daß ihm Glück beschieden sein möge, er frei von Leid sein möge, Liebe und Freude erfahren möge und so weiter.

Auf diese einfache Weise können Sie Liebe und Mitgefühl für Eltern, Kinder, Freunde und schwierige Menschen gleichermaßen erzeugen und sie ihnen zukommen lassen. Als nächstes denken wir an einen Menschen, mit dem wir Schwierigkeiten haben oder dem wir eher ablehnend gegenüberstehen. Ganz bewußt erzeugen wir in uns ein Gefühl der Liebe und des Respekts und lassen *alle* Vorbehalte diesem Menschen gegenüber los, indem wir uns vor Augen führen, daß er ebenso vollkommen ist wie wir selbst; daß er sich in derselben Situation befindet wie wir, nämlich Gefühle und Wünsche hat, Angst und Schmerz empfindet und zu vermeiden sucht; daß er Leid erfährt und sich nach Glück sehnt. Wenn dieser Mensch uns geschadet hat, vergeben wir ihm von ganzem Herzen, lassen unseren Ärger, unseren Stolz, alle verletzten Gefühle, unsere Selbstgerechtigkeit und alle Rechtfertigungen dafür, daß wir ihn nicht leiden können, los. Außerdem bitten wir ihn, uns zu verzeihen, falls wir ihn wissentlich oder unwissentlich gekränkt oder beleidigt haben sollten. Sie können dies auch bei Verstorbenen tun und negative Gefühle ihnen gegenüber bereinigen, indem Sie sie um Verzeihung bitten und ihnen vergeben. Zu wissen, warum man einem Menschen vergibt, bedeutet, sich aus der Umklammerung alter, erdrückender Schuldgefühle zu befreien, die man mit viel Energie in sich aufrechterhält.

Als nächstes kann das Gefühl der Liebe und Güte auf solche Menschen gerichtet werden, denen es gerade nicht gutgeht. Wenn Sie wollen, können Sie diese innere Einstellung auf alle leidenden, unterdrückten Wesen, ja sogar auf den ganzen Planeten ausdehnen! Lassen Sie in Ihrer Vorstellung Liebe und Mitgefühl aus Ihrem Herzen in alle Richtung ausstrahlen, und kehren Sie schließlich zur Atmung zurück. Verharren Sie in dem Gefühl von Liebe für alle Wesen, solange Sie mögen.

Anfangs kam mir diese Meditation ein wenig konstruiert vor. Das änderte sich jedoch, als ich sah, welch starke, positive Wirkung sie erzeugt. Regelmäßig praktiziert, hat sie einen besänftigenden Effekt auf unseren Geist und unser Herz. Sie bewirkt, daß man feinfühliger wird im Umgang mit sich selbst *und* den anderen, daß man fähig wird, zu sehen, daß alle Wesen ausnahmslos Liebe und Mitgefühl verdienen – wie man selbst. Wenn man dann in einen Streit verwickelt wird, ist der Geist in der Lage, klar zu bleiben, und das Herz verschließt sich nicht sofort in negativen Gefühlszuständen, die letztlich nur uns selbst schaden.

Zusammenfassend läßt sich sagen, daß wahre Heilung nicht einfach die Wiederherstellung der physischen Gesundheit ist, sondern die tiefgreifende Heilung unserer Sichtweise. Dazu gehört das Erkennen des eigenen inneren Ganz-Seins und Miteinander-verbunden-Seins, was nichts anderes bedeutet, als daß alle Dinge in gegenseitiger Abhängigkeit voneinander existieren. Vor allem aber bedeutet es, daß es möglich ist, Frieden in sich selbst zu finden.

14 Ärzte, Patienten und Gesunde auf dem Weg zu einem neuen Körperbewußtsein

Wir leben in einer faszinierenden Zeit des Umbruchs, auch und gerade auf dem Gebiet der Medizin. Heute wissen wir mehr als je zuvor über Struktur und Funktion lebender Organismen. Die Molekularbiologie hat seit der Entdeckung der DNS als Trägerin der Erbsubstanz im Jahre 1944 die gesamte medizinische Praxis revolutioniert. Mit ihrer Hilfe wurde eine umfassende wissenschaftliche Grundlage geschaffen und in vielen Bereichen konnte man erstaunliche diagnostische und therapeutische Erfolge verzeichnen. Auch in der Zukunft ist mit weiteren wichtigen Erkenntnissen zu rechnen.

So wissen wir heute einiges über die genetische und molekulare Struktur einer Reihe von Krankheiten. Demzufolge gibt es auch neue, immer wirkungsvollere Medikamente gegen Infektionskrankheiten oder zur Normalisierung physiologischer Funktionen des Körpers, wenn diese aus dem Gleichgewicht geraten sind. Wir wissen, daß in unseren Zellen Gene existieren, sogenannte Photo-Onkogene, die die Arbeit der Zellen steuern, die aber, wenn sie sich durch Mutation verändern, bösartige Geschwülste erzeugen. Wir haben bessere Möglichkeiten zur Vermeidung und Behandlung von Herzkrankheiten als noch vor zehn Jahren. Heute ist es sogar möglich, durch Injektion eines bestimmten Enzyms (CTPA oder Streptokinase) unmittelbar nach einem Herzanfall den Blutklumpen in der Kranzarterie aufzulösen und so zu verhindern, daß der Herzmuskel zu stark geschädigt wird.

Eine weitere Errungenschaft der letzten zwanzig Jahre war die Entwicklung computergesteuerter Diagnoseverfahren wie der Sonographie/Ultraschall, Thermographie und Computertomographie, die völlig neue Innenansichten des Körpers und Informationen über seine Funktionen ermöglichen.

Vergleichbare Fortschritte gab es auch in der Chirurgie. Mit der Hilfe von Laser können selbst feinste Schweißarbeiten an der Retina, der Netzhaut des Auges, vorgenommen werden, um das Sehvermögen zu erhalten. Künstliche Hüft- und Kniegelenke, enorm verbessert im Vergleich zu früher, ermöglichen es Menschen mit schwerer Arthritis, sich wieder schmerzfrei zu bewegen; Herz-Bypass-Operationen und Organverpflanzungen gehören zum chirurgischen Alltag.

Trotz unseres umfangreichen Wissens über Krankheiten, trotz verbesserter Diagnoseverfahren und Behandlungsmethoden, bleiben noch viele Fragen unbeantwortet und viele Krankheiten können nicht behandelt werden. Trotz des rasanten Fortschritts in der Genforschung, der Molekularbiologie, der Zellbiologie und der Neurophysiologie, ist unser Verständnis von der Biologie lebender Organismen, selbst der einfachsten, nach wie vor als rudimentär zu bezeichnen. Und wenn es um bestimmte Krankheiten geht, stößt nicht nur die Medizin schnell an die Grenzen des Machbaren und Wißbaren.

Es wäre ungerecht, einzelne Ärzte deswegen zu kritisieren. Nach wie vor gibt es kein Heilmittel für zahlreiche chronische Krankheiten, obwohl diese in unserer Gesellschaft zu den am weitesten verbreiteten Leiden und Ursachen für schwere und schwerste Behinderungen oder gar den Tod sind. Es ist nach wie vor weitaus vernünftiger, ihnen so gut wie möglich vorzubeugen, als sich später langwierigen, kostspieligen und in vielen Fällen erfolglosen Therapien unterziehen zu müssen.

Viele Krankheiten sind aufs engste mit sozialen Faktoren wie Armut, Ausbeutung, unzumutbaren Arbeitsbedingungen, gesundheitsgefährdenden Umwelteinflüssen oder auch mit kulturell bedingten Gewohnheiten verknüpft, die ebenfalls außerhalb direkter medizinischer Einflußnahme liegen.

Obwohl wir eine ganze Menge über die Molekularbiologie bestimmter Arten von Krebs wissen und einige sogar erfolgreich behandeln können, stehen wir dem größten Teil der Krebserkrankungen auch heute noch machtlos gegenüber. Dennoch kommt es immer wieder vor, daß Menschen mit Krebs einfach länger leben als von den Ärzten prognostiziert; bei anderen verschwindet er unerwartet oder bildet keine weiteren Metastasen. Die Medizin hat für solche Entwicklungen keine Erklärung. Dennoch geschehen sie.

Viele Ärzte erkennen die Rolle durchaus an, die dem Geist oder auch sozialen Faktoren bei der Heilung zukommt. Sie nennen es «Überlebenswille» und können sein Wirken manchmal hautnah bei ihren Patienten beobachten; verstehen tun sie den Vorgang aber nicht. Und obwohl jeder weiß und auch schon erlebt hat, daß Hoffnung und Unterstützung durch Familie oder Freunde das Pendel in Richtung «Heilung» ausschlagen lassen können, wurden Ärzte bis vor kurzem nicht darin ausgebildet, ihren Patienten dabei zu helfen und sie zu ermutigen, Gebrauch von ihren inneren Ressourcen zu machen.

Allzuoft führt der unbedingte Glaube an die Allmacht der Medizin zu einer unpersönlichen Behandlungsweise des Patienten. Wenn Ärzte oder Schwestern ihren Patienten das Gefühl vermitteln, der medizinische Befund sei für die Heilung wichtiger als die Rolle, die sie selbst dabei spielen, muß dies eine unzureichende medizinische Versorgung genannt werden.

In dem Arzt/Patient-Verhältnis darf sich der eine nicht dem anderen überlegen fühlen. Würde und Wissen des Kranken müssen respektiert und honoriert werden, ob die Behandlung nun sichtbare «Erfolge» zeitigt oder nicht. Ärzte können sich die vielen kleinen und größeren Taktlosigkeiten, die ein Patient in der Regel über sich ergehen lassen muß, so lange nicht vorstellen, bis sie selbst einmal gezwungen sind, in die Rolle des Patienten zu schlüpfen. Erst wenn sie am eigenen Leib erleben, wie hilflos ein kranker Mensch oft einer wahrhaft beschämenden Behandlung ausgesetzt ist, können sie vielleicht ein wenig nachempfinden, wie wichtig die bewußt zum Ausdruck gebrachte Anerkennung der menschlichen Integrität eines Kranken ist.

Wer ärztliche Hilfe beansprucht, befindet sich psychisch oft in einer labilen Verfassung, da Angst und Sorgen das seelische Gleichgewicht belasten. Auch fehlt den meisten Menschen das medizinische Verständnis ihrer Krankheit, und so reagieren sie äußerst sensibel auf jede Äußerung ihres Arztes, was sich sowohl positiv wie negativ auf die Behandlung auswirken kann.

Dr. George Engel, emeritierter Professor der Medizinischen Fakultät der University of Rochester, befürwortet schon seit langem ein Ausbildungsmodell, das als *biopsychosoziales Modell* bekannt wurde. Es soll Ärzten dabei helfen, ihre Patienten als *ganze* Menschen zu betrachten. Es räumt den psychologischen und sozialen Faktoren die gleiche Bedeutung ein wie den physischen und behandelt sie mit der gleichen Sorgfalt wie Röntgenaufnahmen und Blutuntersuchungen. Dieses Modell, bereits vor zehn Jahren entwickelt, hat mittlerweile eine ganze Generation junger Ärzte beeinflußt und sie ermutigt, die Grenzen des traditionellen medizinischen Denkens zu überschreiten.

Obwohl schon Hippokrates auf die Bedeutung des Geistes für Gesundheit und Krankheit hingewiesen hat, spielte die Geist/Körper-Wechselbeziehung im Alltag der westlichen Medizin bis vor kurzem so gut wie keine Rolle. Einer der Hauptgründe dafür dürfte die im westlichen Denken seit Descartes übliche Trennung des ursprünglich als Einheit betrachteten Menschen in *Soma,* Körper, einerseits, und *Psyche,* Seele, andererseits sein. Diese Kategorisierung eröffnete zwar Verständnismöglichkeiten auf einer bestimmten Ebene, doch geriet im Laufe der Zeit in Vergessenheit, daß die Trennung von Geist und Körper nur eine konstruierte, keineswegs realistische Trennung ist. Die so entstandene dualistische Sicht- und Denkweise wurde derart bestimmend, daß die gesamte westliche Welt sich dem durchaus vorhandenen Wissen um die Interaktionen zwischen Geist und Körper völlig verschloß und sie nicht einmal mehr als Gegenstand wissenschaftlicher Forschung zuließ. Erst als grundlegende Schwächen am alten dualistischen Paradigma offenbar zu werden begannen, setzte langsam eine Art Bewußtseinswandel ein.

Eine der Schwächen des medizinischen Standardmodells besteht darin, daß es keine Erklärung dafür anzubieten hat, warum manche Menschen unter bestimmten Umständen krank werden, andere jedoch nicht – selbst dann nicht, wenn sie den gleichen Krankheitserregern ausgesetzt sind. Ererbte Faktoren allein erklären die unterschiedlich gut funktionierende Krankheitsabwehr jedenfalls nicht in ausreichendem Maße. Es scheint noch andere, mitbestimmende Faktoren zu geben. Das biopsychosoziologische Modell weist darauf hin, daß psychologische und soziale Komponenten die Bereitschaft eines Menschen, krank zu werden beziehungsweise seine Krankheitsanfälligkeit hemmen oder unterstützen können. Dazu zählen der Glaube oder die innere Grundeinstellung, die Art der persönlichen Beziehungen (Familie, Freunde), psychischer Streß, von der Umwelt ausgehender Streß sowie die individuelle Lebensweise. Untermauert wurde das biopsychosoziologische Modell durch die Entdeckung, daß das Immunsystem durch psychologische Faktoren beeinflußt werden kann – und zwar auf biologischen Verbindungsbahnen.

Ein weiteres Phänomen, für das die Schulmedizin keine Erklärung findet, das aber ebenfalls auf die Notwendigkeit eines Modells hinwies, das der Rolle des Geistes Rechnung trägt, ist der *Placebo-*

Effekt. In unzähligen Fällen wurde beobachtet, daß Menschen, die der Meinung waren, ein bestimmtes hochwirksames Medikament erhalten zu haben, exakt die Reaktionen zeigten, die dieses Medikament hervorrufen sollte, obwohl sie in Wirklichkeit lediglich eine Zuckertablette, ein sogenanntes Placebo, bekommen hatten. Dieses Phänomen kann nur damit erklärt werden, daß die Vorstellung, ein hochwirksames Präparat eingenommen zu haben, über die Bahnen des Nervensystems im Körper ähnlich günstige Bedingungen schafft, wie dies durch die Wirkstoffe eines Arzneimittels auf molekularer Ebene der Fall wäre. Man darf, ja muß annehmen, daß der Glaube eines Menschen die biochemischen Prozesse seines Körpers tatsächlich verändert.

Auf der Macht der Suggestion beruht auch die Wirkung der Hypnose, von der man schon seit langem weiß, daß sie beispielsweise die Schmerzwahrnehmung oder das Erinnerungsvermögen drastisch beeinflussen kann. Auch dafür hat das medizinische Standardmodell keine Erklärung.

Ein weiterer Faktor, der zu einer Erweiterung unserer Sichtweise von Gesundheit und Krankheit führte, war die Begegnung des Westens mit der Akupunktur. Die Akupunktur basiert auf dem fünftausend Jahre alten ganzheitlichen medizinischen Modell Chinas. Die Behandlung besteht aus einer gezielten Stimulierung der subtilen Energiekanäle, den sogenannten *Meridianen,* die laut westlicher Schulmedizin keine anatomische Grundlage haben. Die Auseinandersetzung mit diesem System führte immerhin dazu, daß man bei uns begann, wenigstens die Möglichkeit einzuräumen, daß es noch andere legitime und vor allem funktionierende medizinische Modelle geben könnte, beziehungsweise daß man den Körper und seine Krankheiten ja vielleicht auch anders betrachten kann, zumal das chinesische Modell überaus feine, wirksame Diagnose- und Behandlungsmethoden entwickelt hat.

Dr. Herbert Benson von der Medizinischen Fakultät der Harvard University führte Anfang der siebziger Jahre eine Reihe von Untersuchungen mit Personen durch, die transzendentale Meditation praktizierten. Seine Untersuchungen ergaben, daß die Meditation beachtliche physiologische Veränderungen bewirkt, die er als Entspannungsreaktion bezeichnete. Dazu gehört das Sinken des Blutdrucks, ein geringerer Sauerstoffverbrauch und allgemeine Entspannung. Dr. Benson bezeichnete die Entspannungsreaktion als physiologisches Pendant der Streßreaktion, die wir unter großer Belastung oder in Gefahrensituationen erleben. Er schloß daraus, daß die Entspannungsreaktion sich positiv auf die Gesundheit auswirken und womöglich vor den krankmachenden Folgen von übermäßigem Streß schützen könnte, wenn man lernen würde, sie regelmäßig zu erzeugen.

Etwa zur selben Zeit wiesen andere Wissenschaftler mit Hilfe des Biofeedback nach, daß eine Reihe von Körperfunktionen, wie zum Beispiel Herzfrequenz, Hauttemperatur, Hautwiderstand, Blutdruck und Gehirnwellenfrequenz, die man bis dahin für nichtbeeinflußbar gehalten hatte, steuerbar sind, wenn die Testpersonen eine Rückmeldung – ein Feedback – über ihre Leistung erhielten. Die ersten Untersuchungen dieser Art wurden von Elmer und Alyce Green von der Menninger Foundation durchgeführt, weitere von David Shapiro und Gary Schwartz, die damals noch an der Harvard University tätig waren, sowie von Chandra Patel in England, um nur einige zu nennen, die echte Pionierarbeit auf diesem Gebiet geleistet haben. Viele der Biofeedback-Studien bedienten sich unter anderem der Entspannungsreaktion, der Meditation und diverser Yoga-Übungen, um die Kontrolle über bestimmte Körperfunktionen zu erlernen.

Im Jahre 1977 erschien ein Buch, das erstmals die verschiedenen Ansätze miteinander in Verbindung brachte und sie einem breiten Publikum zugänglich machte. *Unser Wissen vom Bewußtsein* von Dr. Kenneth Pelletier präsentierte das ganze Spektrum von Forschungsergebnissen, die alle überzeugend belegen, daß der Geist einer der Hauptkrankheitsfaktoren ist und demzufolge auch einer der Hauptgesundheitsfaktoren sein könnte. Das Buch lieferte stichhaltige Argumente dafür, daß es ungleich sinnvoller ist, die Verantwortung für die eigene Gesundheit zu erkennen und zu übernehmen, anstatt zu warten, bis wir sie mit Streß und einer falschen Lebensweise ruiniert haben, um dann von der Medizin Wunder zu erwarten. Das Buch gehört mittlerweile zu den Klassikern auf diesem Gebiet.

Derselbe durchschlagende Erfolg war den Büchern von Norman Cousins beschieden, der sich ebenfalls zum Anwalt dieser Anschauung machte. Freimütig berichtet er von seinen Erfahrungen bei dem Versuch, die Verantwortung für seine Genesung selbst in die Hand zu nehmen, was bei Erscheinen der Bücher für kontroverse Reaktionen und heftige Diskussionen innerhalb der etablierten Ärzteschaft sorgte. In dem Buch *Der Arzt in uns selbst* beschreibt er seine erfolgreiche Eigenbehandlung einer degenerativen Kollagenkrankheit, unter anderem mit hohen Dosen einer selbstverordneten Lachtherapie. Lachen scheint ein zutiefst heilsamer Zustand zu sein, in dem Geist und Körper in großer Harmonie miteinander vereinigt sind. Cousins' Erfahrungen zufolge haben Humor und die Fähigkeit, sich selbst weniger ernst zu nehmen, eine therapeutische, die Heilung beschleunigende Wirkung, selbst angesichts lebensbedrohlicher Umstände.

Cousins hat nicht nur kranke Menschen, sondern auch Ärzte und Pflegepersonal zu einer neuen Sicht inspiriert, die die aktive Beteiligung des Patienten am Heilungsprozeß für wesentlich hält. Die meisten Menschen lassen sich jedoch von der Autorität in Weiß einschüchtern, vor allem wenn sie durch eine Krankheit bereits zutiefst verunsichert sind, deren medizinische Zusammenhänge sie nicht verstehen oder über die sie sich einfach nicht ausreichend informiert haben. In dieser Situation bedarf es einer großen, bewußten Willensanstrengung, um das Selbstvertrauen nicht vollkommen zu verlieren. Da kann zum Beispiel bei der Vorbereitung auf die Begegnung mit dem Arzt die Achtsamkeitsmeditation helfen, sich über die eigene Situation klarzuwerden und so gezielte Fragen stellen zu können.

Ein indirekter, aber starker Impuls, der die Medizin in Richtung einer neuen Sichtweise vorantrieb, war der revolutionäre Paradigmenwechsel auf dem Gebiet der Physik, der Anfang unseres Jahrhunderts eingeleitet wurde und noch immer nicht vollständig abgeschlossen ist. Die starrste der Naturwissenschaften mußte sich mit einigen umwälzenden Entdeckungen auseinandersetzen, die aufzeigten, daß sich die natürliche Welt, die Welt der Phänomene, auf der tiefsten, fundamentalsten Ebene jeder konventionellen Beschreibung, ja dem konventionellen Denken schlechthin entzieht. Die Annahme, daß alle Dinge so *sind,* wie wir sie mit unseren fünf relativ groben Sinnen wahrnehmen, und daß sie nur dort existieren, wo wir sie wahrnehmen, wie auch das Postulat, daß die gleichen Voraussetzungen immer zu dem gleichen Ergebnis führen, mußten vollständig revidiert werden, um die flüchtige Welt der kleinen und kleinsten Teilchen auch nur annähernd zu erfassen. So weiß man heute beispielsweise, daß die subatomaren Partikel – Elektronen, Protonen und Neutronen –, aus denen alles, auch der physische Körper, besteht, die Eigenschaft haben, sowohl als Welle wie auch als Partikel zu erscheinen. Auch läßt sich nicht mit letzter Gewißheit sagen, daß sie zu einer bestimmten Zeit eine bestimmte Energie besitzen, und schließlich sind Beziehungen zwischen Ereignissen auf der Realitätsebene der subatomaren Teilchen nur als Wahrscheinlichkeiten beschreibbar.

Durch ihre Entdeckungen im Innern des Atoms waren die Physiker gezwungen, ihr Verständnis von der Wirklichkeit entscheidend zu erweitern. Sie prägten den Begriff «komplementär», um zu vermitteln, daß zum Beispiel ein Elektron zwei völlig verschiedene und scheinbar unvereinbare physikalische Eigenschaften aufweisen kann, daß es eben, wie gerade erwähnt, entweder als Welle oder als Partikel erscheint, je nachdem, mit welcher Methode man es untersucht, daß seine «Qualität» also abhängig ist vom Standpunkt des Betrachters. Sie waren gezwungen, als grundlegendes Naturgesetz ein Prinzip der Ungenauigkeit anzunehmen – die sogenannte Heisenbergsche Unschärferelation –, um zu erklären, warum man entweder den Ort eines subatomaren Partikels oder seine Geschwindigkeit kennen kann, nicht aber beides gleichzeitig. Darüber hinaus mußten sie die Vorstellung eines Quantenfeldes entwickeln, welche besagt, daß Materie nicht von dem sie umgebenden Raum getrennt werden kann, beziehungsweise daß Partikel einfach «Verdichtungen» eines sich im Fluß befindlichen Kontinuums sind, das überall existiert. In einer so beschaffenen Welt ist es wenig sinnvoll, nach der Ursache des Auftauchens und Verschwindens von Materie aus der Leere zu fragen, obwohl man weiß, daß es geschieht. Diese neuen Beschreibungen der Realität, der inneren Struktur der Teilchen, aus denen unsere Körper, ja alle sichtbaren Phänomene bestehen, liegen so weit außerhalb unseres alltäglichen Bewußtseins, daß sie ein völliges Umdenken erforderlich machen.

Die revolutionären Konstrukte, mit denen die Physiker sich in den vergangenen neunzig Jahren herumgeschlagen haben, dringen allmählich auch in unseren Alltag ein. In komplementären Begriffen zu denken ist längst nichts Ungewöhnliches mehr. So wird mittlerweile weitgehend akzeptiert, daß die bisherige wissenschaftlich-medizinische Auffassung von Gesundheit und Krankheit *eine* Möglichkeit ist, die aus einer bestimmten Betrachtungsweise resultiert, nicht aber die einzig gültige sein muß. Das Konzept der Komplementarität erinnert uns daran, daß Erkenntnissysteme stets als Teilaspekte eines größeren Ganzen gesehen werden müssen, welches selbst jenseits aller

Modelle und Theorien steht, die es zu erfassen versuchen. Das Konzept negiert keineswegs Wissen und Erkenntnis auf einem bestimmten Gebiet, verdeutlicht aber, daß solches Wissen nur innerhalb des Systems zutrifft und anwendbar ist, in dessen Rahmen seine Definitionen als gültig und bedeutungsvoll erkannt werden.

Dr. Larry Dossey macht in seinem Buch *Wahre Gesundheit finden* klar, welche Folgen diese neue Sichtweise der Physik für die Medizin hat. Dossey vertritt die Auffassung, daß unsere gewöhnliche Sicht von Leben und Tod, Gesundheit und Krankheit noch immer fest im Denken der Physik des 17. Jahrhunderts verankert ist, daß man sich aber angesichts einer veränderten physikalischen Welt- und Wirklichkeitsbeschreibung fragen muß, ob nicht auch unser medizinisches Verständnis sich ändern müßte. Er ist der festen Überzeugung, daß wir die seltene Chance haben, das Gesundheitswesen so zu transformieren, daß das Leben in seinen Mittelpunkt rückt und daß statt Fragmentierung, Einsamkeit und Tod Einssein und Ganzheit gestärkt werden.

Aus der Notwendigkeit, Gesundheit und Krankheit in einem umfassenderen Kontext zu verstehen, als bisher gemeinhin üblich, entstand, wie wir gesehen haben, ein neues Paradigma. Obwohl es noch in den Kinderschuhen steckt, findet es im medizinischen Alltag bereits einen positiven Niederschlag. Eine der Auswirkungen war die Entwicklung eines neuen Forschungszweigs innerhalb der Medizin, der sogenannten Verhaltensmedizin, die sich darum bemüht, ein tieferes Verständnis vom Wesen der Gesundheit zu gewinnen.

Offiziell gibt es die Verhaltensmedizin seit dem Jahr 1977. Sie erkennt die Wechselwirkungen zwischen Geist und Körper ausdrücklich an und mißt der wissenschaftlichen Erforschung dieser Interaktionen große Bedeutung bei. Sie ist ein interdisziplinärer Forschungszweig, der die Verhaltens- und die biomedizinischen Wissenschaften miteinander verbindet, in der Hoffnung, daß beide zusammen ein umfassenderes Bild von Gesundheit und Krankheit ermöglichen, als jede für sich es könnte. Die Verhaltensmedizin geht ausdrücklich davon aus, daß unsere Denk- und Verhaltensweisen unsere Gesundheit beeinflussen. Sie ist also eine Erweiterung des traditionellen medizinischen Modells, da sie Geist und Körper, Glaube und Gefühl sowie sichtbare Symptome und Therapien gleichermaßen berücksichtigt. Der Patient ist im Heilungsprozeß ein gleichberechtigter

Partner und übernimmt so die Verantwortung für sein Wohlergehen, anstatt sich passiv ausschließlich auf die Ärzte oder die Wunderkraft der Heilmittel zu verlassen.

Die Verhaltensmedizin gibt vielen Patienten neue Hoffnung, denen auf herkömmliche Weise nicht geholfen werden konnte. Immer mehr Ärzte ermutigen diese Menschen dazu, an Kursen wie dem unseren teilzunehmen, damit sie lernen, mit sich und dem Streß in ihrem Leben besser umzugehen. Dazu ist es nötig, der Geist/Körper-Interaktionen gewahr zu werden und sie zu verstehen. Nur vor einem solchen Hintergrund wird vielen Patienten klar, warum man ihnen dazu rät, ihren Lebensstil zu ändern, und eben deswegen informieren wir unsere Patienten auch über die Forschungsergebnisse der Verhaltensmedizin, damit sie sehen, woher die Ärzte ihr Wissen beziehen und womit sie arbeiten. So beginnen die Kranken, ihre Situation besser zu verstehen, oder erkennen deutlicher, was medizinisch machbar ist und was nicht. Vor allem aber können sie plötzlich begreifen, daß jeder Mensch selbst «Herr» seiner Gesundheit ist und auf jene Aspekte einwirken kann, die sie beeinträchtigen, nämlich auf die tiefinnersten Überzeugungen, auf Gedanken, Gefühle, zwischenmenschliche Beziehungen und Verhaltensweisen. Durch die Praxis der Achtsamkeit lernen sie, direkten Einfluß darauf zu nehmen.

15 Die Kraft des positiven Denkens

Wir haben nun schon mehrfach davon gesprochen, daß unsere Wahrnehmung der Welt, die Art und Weise, wie wir Realitäten und uns selbst erfassen beziehungsweise erklären, von unseren Denkmustern geprägt ist. Wenn uns etwas zustößt, haben wir in der Regel eine plausible Erklärung dafür. Unsere Denkmuster bestimmen alle unsere Entscheidungen, sogar unser Selbstvertrauen hängt davon ab. Sie sind der harte Kern unserer Weltanschauung und die Basis unseres Lebensgefühls. Denkmuster können in Kategorien zusammengefaßt, systematisiert und dann verschiedenen Personengruppen zugeordnet werden.

Optimismus und Pessimismus – die grundlegenden Filter unserer Weltsicht

Dr. Martin Seligman und seine Kollegen von der University of Pennsylvania haben die Gesundheit von Personen untersucht, die sich in ihrer Grundeinstellung hauptsächlich optimistisch beziehungsweise pessimistisch zeigten. Wenn ihnen beispielsweise etwas «Schlechtes» widerfahren war, gaben sie ganz unterschiedliche Gründe dafür an. Zu den Mißgeschicken gehörten persönliche Niederlagen, Verlust des Arbeitsplatzes, Ablehnung durch einen Menschen, der einem viel bedeutet, Krankheiten, Verletzungen und andere belastende Umstände ebenso wie Naturkatastrophen (Erdbeben oder Überschwemmungen).

Die zu Pessimismus neigenden Personen gaben sich die Schuld an dem erlebten Mißgeschick. «Immer passiert mir so etwas»; «Das habe ich nun davon»; «Wer weiß, ob es je wieder besser wird»; «Jetzt kann ich auch dies oder jenes nicht mehr tun», so lauteten ihre Kommentare. Auch rechneten sie damit, daß sie unter den Folgen lange zu leiden haben würden. Im Extremfall führt diese Einstellung zu Depressionen, Hoffnungslosigkeit und ausgeprägtem Selbstmitleid. Es ist die Einstellung eines Menschen, der jederzeit mit dem Schlimmsten rechnet.

Ein Optimist sieht dieselben Ereignisse mit anderen Augen. Er schmäht sich nicht für einen Fehler; selbst wenn er seinen Teil Schuld an einer verfahrenen Situation erkennt, betrachtet er sie trotzdem als ein vorübergehendes Problem, das keineswegs irreparabel oder unüberwindlich ist. Er sieht wohl die direkten Folgen, verallgemeinert diese aber nicht und bauscht sie nicht zum absoluten Desaster auf. «Diesmal war ich nicht besonders geschickt, aber ich lasse mir etwas einfallen. Beim nächsten Mal klappt es dann.»

Dr. Seligman und seine Kollegen zeigten, daß Pessimisten im Gegensatz zu Optimisten in schwierigen Situationen eher anfällig sind für Depressionen, daß sie weniger krankheitsresistent sind und zu hormonellen Störungen sowie auch zu Störungen des Immunsystems neigen. In ihren Studien mit Krebspatienten wurde deutlich, daß die ausgeprägten Pessimisten unter ihnen zuerst starben. Eine andere Studie mit Baseballspielern erwies, daß die Männer mit einer pessimistischen Lebenseinstellung – obwohl noch jung und gesund – mit größerer Wahrscheinlichkeit ebenfalls früher starben als ihre optimistischen Kollegen.

Aus diesen und zahlreichen anderen Fallstudien folgerte Seligman, daß nicht so sehr die äußere Welt per se an unserer Krankheitsanfälligkeit «schuld» ist, als vielmehr unsere ureigenste innere Wirklichkeit, das, was wir *denken* und *glauben,* hoffen oder fürchten. Eine pessimistische Grundeinstellung scheint für den Körper pures Gift zu sein. Zumindest wird dadurch teilweise die größere Krankheitsanfälligkeit von Pessimisten plausibel, wenn man dabei zusätzlich noch Faktoren wie Alter, Geschlecht, Ernährung und gesundheitsschädliche Gewohnheiten wie Rauchen et cetera berücksichtigt. Eine optimistische Lebenseinstellung scheint in der Auseinandersetzung mit belastenden Umständen eine schützende Wirkung zu entfalten und vor Depression, Krankheit und vorzeitigem Tod zu bewahren.

Selbstvertrauen

Ein starker Verbündeter der Gesundheit ist der Glaube an die eigene Fähigkeit, dem Leben gewachsen zu sein und sich von schwierigen Umständen nicht «unterkriegen zu lassen». Dr. Albert Bandura und seine Kollegen von der Medizinischen Fakultät der Stanford University fanden heraus, daß *Zuversicht* und ein starkes *Selbstvertrauen* die besten Garanten für die Genesung nach einem Herzanfall sind. Zuversichtliche Menschen mit einem gesunden Selbstvertrauen kommen beispielsweise auch mit arthritischen Schmerzen besser zurecht und sind eher in der Lage, Veränderungen im Lebensstil (zum Beispiel nicht mehr zu rauchen) auch auf Dauer durchzuhalten. Sie zweifeln nicht daran, daß sie das, was sie anfangen, auch erfolgreich zu Ende führen können. Diese innere Überzeugung beeinflußt, womit man sich beschäftigt, wie sehr man bereit ist, sich dafür anzustrengen, ehe man aufgibt, oder wie mühevoll/leicht man es findet, Schlüsselbereiche seines Lebens unter Kontrolle zu bringen.

Unser Selbstvertrauen wird durch positive Erfahrungen gestärkt. Wer sich zum Beispiel beim Body-Scan merklich entspannt und ein neues Körpergefühl entwickelt, wird durch dieses «Erfolgserlebnis» ein noch größeres Vertrauen in die eigene Fähigkeit sowie in die Übung entwickeln, was gleichzeitig bewirkt, daß man mit der Übung fortfährt und so wirklich bleibende Resultate erzielt.

Einen ähnlichen Effekt hat das ermutigende Beispiel anderer. Berichtet einer der Kursteilnehmer über positive Erfahrungen mit einer Übung, hat das Signalwirkung für all jene, die bis dahin noch keine solchen Erfahrungen gemacht hatten. Zu sehen, daß eine Person ihre Schwierigkeiten überwindet, ist Ansporn und Ermutigung zugleich. Es stärkt das Vertrauen sowohl in die eigene Fähigkeit als auch in die verwendete Methode.

Weitere Studien belegten, daß Menschen mit wenig Selbstvertrauen dieses in eigens dafür konzipierten Trainingsprogrammen gezielt entwickeln und stärken können.

Streßresistenz

Immer wieder gibt es Menschen, denen Streß weniger zusetzt als anderen, ja die unter stressigen Bedingungen geradezu aufblühen und zur Höchstform auflaufen. Es scheint bestimmte, charakteristische Eigenschaften zu geben, die manche gegen Streß und streßbedingte Krankheiten immun machen. Mit diesem Phänomen, das manchmal auch als «Streßresistenz» bezeichnet wird, beschäftigten sich Dr. Suzanne Kobasa von der City University of New York und ihr Kollege, der israelische Medizinsoziologe Dr. Aaron Antonovsky.

Die beiden untersuchten Geschäftsleute, Anwälte, Busfahrer, Angestellte der Telefongesellschaft und viele andere Menschen in Berufen, die mit großem Streß verbunden sind. In jeder Gruppe fanden sich einzelne Personen, die unter den gleichen belastenden Umständen gesünder waren als ihre Kollegen.

Dr. Kobasa fragte sich, ob diese Personen möglicherweise alle über die gleichen Charaktereigenschaften verfügten, die sie eventuell auf Streß weniger empfindlich reagieren ließen. Tatsächlich stellte sie drei Eigenschaften fest, die diesen Personenkreis von ihren häufiger kranken Kollegen unterschieden: erstens eine gewisse *Kontrolle*, zweitens *Engagement* und drittens Sinn für *Herausforderungen.* Das Gefühl der *Kontrolle* ist ähnlich wie das Selbstvertrauen in Dr. Banduras Studien zu bewerten. Es ist das Gefühl, dem Leben gewachsen zu sein. *Engagement* geht mit Selbstbestätigung einher, weshalb engagierte Menschen bei allem, was sie tun, ihr Bestes geben. Und schließlich betrachten sie *Herausforderungen* als selbstverständlich zum Leben gehörend und nicht als Gefahr, weswegen sie neuen Situationen relativ unvoreingenommen begegnen und die ihnen innewohnenden Möglichkeiten erkennen können.

Dr. Kobasa fand heraus, daß die beste Methode, um streßresistenter zu werden, absolute Ehrlichkeit sich selbst und dem eigenen Leben gegenüber ist. Dazu gehört die Bereitschaft, sich zu fragen, was man eigentlich erreichen möchte, welche Methoden man dafür anwendet und ob nicht einige Korrekturen in den Bereichen Kontrolle, Engagement und Herausforderung angebracht wären.

Dr. Aaron Antonovsky untersuchte Personen, die eine extreme Situation, nämlich das Leben in einem Konzentrationslager, überstanden hatten. Seiner Auffassung nach hat Gesundheit etwas damit zu tun, daß man in der Lage ist, das innere Gleichgewicht trotz ständiger Bedrohung immer wiederherzustellen. Er fand heraus, daß Menschen, denen dies selbst unter den außerordentlichen Bedingungen eines KZs möglich war, über ein hohes Maß an Integrität beziehungsweise innerer Kohärenz der Welt und ihre Rolle darin betreffend, verfügten.

Dieses Gefühl von Kohärenz und Integrität läßt sich durch drei Komponenten charakterisieren: *Verstehbarkeit, Kontrollierbarkeit* und *Bedeutsamkeit.* Ein Mensch, der so in sich ruht, daß er in seiner inneren und äußeren Lebenserfahrung einen Sinn sehen kann, der sich den Anforderungen des Lebens gewachsen fühlt und alle diese Anforderungen als bedeutungsvoll, als eine Möglichkeit, daran zu wachsen und zu lernen, betrachtet, dessen Wesen ist von diesen drei Komponenten geprägt.

Emotionen und ihre Bedeutung am Beispiel Krebs

Die bisher diskutierten Studien beschäftigten sich vornehmlich mit Denkschemata und persönlichen Überzeugungen sowie deren Auswirkungen auf Gesundheit und Krankheit. Parallel dazu wurden andere Untersuchungen durchgeführt, die sich mit der Rolle der Emotionen befaßten, denn offensichtlich bedingen Denkmuster und Emotionen einander.

Schon seit langem streiten sich die Gelehrten darüber, ob Menschen mit einem bestimmten Persönlichkeitsprofil für bestimmte Krankheiten anfälliger sind als andere. Manche Untersuchungen legen nahe, daß es «krebsanfällige» Persönlichkeitstypen geben könnte, aber auch solche, die für Herzkranzgefäßerkrankungen prädestiniert sind.

Zu den führenden Vertretern dieser Auffassung gehören Dr. Caroline Bedell Thomas und Dr. Bernie Siegel, deren Langzeitstudien viele eine solche Verbindung untermauernde Resultate erbrachten. Dennoch müssen wir dabei stets berücksichtigen, daß es verhängnisvoll wäre, aufgrund dieser Ergebnisse anzunehmen, daß jeder Mensch mit einem entsprechenden Persönlichkeitsprofil automatisch die jeweilige Krankheit bekommen wird. Das Ergebnis solcher Untersuchungen sind immer statistische Werte, das heißt Wahrscheinlichkeiten, denn durchaus nicht jeder Mensch mit einem entsprechenden Persönlichkeitsprofil erkrankt an Krebs, so wie ja auch nicht jeder Raucher an Lungenkrebs stirbt. Die Wahrscheinlichkeit einer Erkrankung ist jedoch in beiden Fällen erhöht.

Zu den Faktoren, die bei einem Menschen das Risiko, zum Beispiel an Krebs zu erkranken, steigern, gehört die Unfähigkeit, mit Emotionen umzugehen. Entweder werden sie unterdrückt, wie es bei der Wut oft der Fall ist, oder hemmungslos ausgelebt, oder man streitet ab, überhaupt welche zu haben. Ein weiterer begünstigender Faktor ist das Gefühl von Hilflosigkeit. Ein Mensch, der sich hilflos fühlt, kämpft nicht, sondern betrachtet sich als besiegt, wird wütend oder feindselig.

Krebs ist eine Störung des Zellwachstums. Einzelne Zellen verlieren ihren das Wachstum steuernden biochemischen Mechanismus, was dazu führt, daß sie wild zu wuchern beginnen. Es kommt zur Bildung kleinerer oder größerer Klumpen, sogenannter Tumore. Manche Wissenschaftler vertreten die Auffassung, daß dies ein natürlicher, im Körper ständig ablaufender Prozeß ist, der von einem gesunden Immunsystem aber ohne Schwierigkeiten unter Kontrolle gehalten wird. Die Klumpen werden zerstört, ehe sie Schaden anrichten können. Nach Auffassung dieser Wissenschaftler kommt es dann zu Krebs, wenn das Immunsystem durch Krankheit oder Streß so geschwächt ist, daß es diese «entarteten» Zellen nicht mehr identifizieren und zerstören kann, und sie sich daher ungehindert ausbreiten. Je nach Art des Krebses entwickeln diese Zellen entweder ihr eigenes Versorgungssystem und bilden schließlich einen soliden Tumor, oder sie «überwältigen» das System mit einer großen Anzahl von im Blut zirkulierenden Krebszellen, wie dies bei Leukämie der Fall ist.

Es kann auch vorkommen, daß ein gesundes Immunsystem überwältigt wird, nämlich dann, wenn ein Mensch massiv krebserregenden Substanzen ausgesetzt ist. Menschen, die in der Nähe von Giftmülldeponien leben oder ständig hohe Dosen radioaktiver Strahlung abbekommen, sind besonders gefährdet, wie wir seit Hiroshima, Nagasaki und nicht zuletzt Tschernobyl wissen. Eine Strahlenüberdosis kann zur Bildung von Tumoren führen und gleichzeitig die Fähigkeit des Immunsystems schwächen, Krebszellen zu identifizieren und zu zerstören. Kurz, Krebs ist ein vielschichtiges, äußerst komplexes Krankheitsgeschehen, das Gene, zelluläre Prozesse, aber auch Umweltfaktoren und individuelle Verhaltensweisen umspannt.

Und wäre der Zusammenhang zwischen Krebs und negativen Emotionen auch noch so offensichtlich, wäre es dennoch unangebracht und unverzeihlich, einem Krebskranken zu erklären, daß seine Krankheit das Ergebnis psychologischen Stresses oder ungelöster Konflikte sei. Dies käme einer groben Verallgemeinerung gleich, die die psychische Integrität dieses Menschen verletzte. Es würde ihn zwingen, seine Aufmerksamkeit auf die Vergangenheit zu konzentrieren, wo er doch alle Kraft und Energie braucht, um sich der Gegenwart und der Realität seiner Krankheit zu stellen. Nach allem, was wir über Emotionen und ihre Wirkung auf die Gesundheit wissen, sind Akzeptanz und Vergebung bessere Verbündete als Selbstbezichtigung und Schuldgefühle.

Sicher gibt es Menschen, denen die Erkenntnis, ihre Krankheit mitverursacht zu haben, Auftrieb gibt, weil es bedeutet, daß sie auch etwas zu ihrer Genesung beitragen können. Aber alle Gespräche in dieser Hinsicht, sei es seitens des Arztes oder des Therapeuten, müssen mit großem Feingefühl geführt werden und von ehrlicher Zuwendung dem Patienten gegenüber geprägt sein. Sie sind nur dann von Nutzen, wenn sie aus dem unvoreingenommenen Geist des Nicht-Urteilens, des Mitgefühls und der Akzeptanz heraus geschehen, da Selbstbeschuldigungen dem Kranken nur noch mehr schaden würden. Weil Geist und Körper nicht wirklich voneinander getrennt sind, wird unsere Gesundheit immer in irgendeiner Form von psychologischen Faktoren mitbestimmt. Wenn aber erst einmal eine Krankheit diagnostiziert wurde, sind die einzelnen Ursachen nur noch zweitrangig. Viel wichtiger ist nun, die Selbstheilungskräfte zu aktivieren. Wir wissen, daß positive Emotionen die Heilung fördern. So kann sogar eine auf Krebs lautende Diagnose zu einem Wendepunkt im Leben eines Menschen werden, zu einer Zeit der Selbstbegegnung, in der er lernt, eine optimistische, integrierte Sicht zu entwickeln, sich selbst zu vertrauen, den Geist bewußt zu beobachten und mit negativen Bewußtseinszuständen konstruktiv umzugehen.

Es ist eine Arbeit, die man in seinem ureigensten Interesse tut, denn in unzähligen Untersuchungen wurde nachgewiesen, daß sowohl ständig unterdrückte als auch zum Ausdruck gebrachte Wut, Feindseligkeit und Zynismus hauptverantwortliche Faktoren für Krebs, Hypertonie und Erkrankungen der Herzkranzgefäße sind.

Andere Untersuchungen beschäftigten sich mit der Frage nach dem Zusammenhang zwischen Motivation und Gesundheit. Nicht nur liegt jeder unserer Handlungen eine Motivation zugrunde, sondern auch der Art und Weise, in der wir unsere Erfahrungen zu einer bestimmten Sicht der Welt zusammenfügen. Dr. David McClelland, ein bekannter Psychologe, der diese Zusammenhänge seit über zwanzig Jahren erforscht, hat im Hinblick darauf das sogenannte *Macht-Motivations-Syndrom* formuliert. Menschen, die ihm unterliegen, neigen in ihren Beziehungen dazu, ihre Macht auszuspielen. Ihr Machtstreben ist stärker als jedes andere Bedürfnis. Sie neigen zu aggressivem Verhalten, sind streitsüchtig und wettbewerbsorientiert. Sie tun alles, um an Prestige zu gewinnen und einmal errungene Positionen zu festigen. Geraten sie aber unter

Druck, sind sie rasch frustriert, fühlen sich blockiert und werden schneller krank als Menschen, die von solchem Antrieb frei sind.

Dr. McClelland hat auch ein entgegengesetztes Verhaltensmuster identifiziert, das streßresistent macht. Dabei handelt es sich um Personen mit einem ausgeprägten Zusammengehörigkeitsgefühl. Sie fühlen sich zu anderen hingezogen und möchten freundliche Kontakte mit jedermann, aber nicht in der berechnenden Hoffnung, daß diese Kontakte ihnen irgendwann einmal nützlich sein könnten, sondern weil sie ganz einfach kommunikativ und offen sind. Wie zu erwarten, erkranken sie weitaus seltener als ihre gestreßten, machthungrigen Mitmenschen.

In Zusammenarbeit mit Dr. McClelland und seinen Kollegen Dr. Joel Weinberger und Carolyn McCleod untersuchen wir derzeit in der Streßklinik, welche Veränderung unsere Patienten hinsichtlich der Motivation durch die gezielte Geistesschulung erfahren. Vorläufigen Analysen der noch andauernden Studie zufolge erleben sie gleich in mehrfacher Hinsicht tiefgreifende Veränderungen, nämlich sowohl bezüglich ihrer Fähigkeit zur Entspannung, im Umgang mit Krankheitssymptomen und vor allem auch im Hinblick auf ihre innersten Denk- und Verhaltensschemata. Diese hielt man bis vor kurzem für unveränderliche Grundmuster der Persönlichkeitsstruktur. Die fundamentalen Veränderungen, die wir bei unseren Patienten feststellen, legen jedoch nahe, daß die Schulung der Achtsamkeit das Bild eines Menschen von sich selbst und der Welt zutiefst positiv verändern kann und somit auch seine Kontakte zu anderen.

Schließlich und endlich gibt es zahlreiche Hinweise, daß vor allem auch soziale Faktoren die Gesundheit beeinflussen. Statistiken zufolge sind gesellschaftlich isoliert lebende Menschen weniger gesund als gesellschaftlich aktive und kontaktfreudige Personen. Dasselbe gilt für Alleinstehende im Gegensatz zu Verheirateten. Das Bedürfnis nach Zusammengehörigkeit ist ein Grundbedürfnis und für die Gesundheit ein nicht zu unterschätzender Faktor. Es ist ebenso relevant wie Anamnese, Alter, sozialer Status, Gewohnheiten (Rauchen, Trinken et cetera), körperliche Betätigung und so weiter. Menschliche Zuwendung hat nachgewiesenermaßen eine beruhigende, stabilisierende Wirkung auf die Herztätigkeit, und sogar die ständige Anwesenheit eines Haustieres kann den Blutdruck von «Herrchen» beziehungsweise «Frauchen» senken.

Zusammenfassend läßt sich also sagen, daß unsere physische Gesundheit aufs engste mit unseren Denk- und Verhaltensmustern, mit unserem Selbstverständnis, ja sogar mit der Qualität unserer zwischenmenschlichen Beziehungen verknüpft ist. Bestimmte Denkweisen und Gemütszustände machen uns nachweislich anfälliger für Krankheiten. Dazu gehören Hoffnungslosigkeit und Hilflosigkeit, Feindseligkeit und Zynismus; mangelnde Begeisterungsfähigkeit; Angst vor Herausforderungen; die Unfähigkeit, Gefühle angemessen auszudrücken, und nicht zuletzt die Einsamkeit in ihren verschiedenen Spielarten.

Zu den Denk- und Verhaltensmustern, die das Pendel in Richtung Gesundheit ausschlagen lassen, gehören eine optimistische Grundeinstellung, die Fähigkeit, Schwierigkeiten loszulassen und zu erkennen, daß sie vorübergehen werden. Optimisten wissen intuitiv, daß es im Leben immer wieder Alternativen gibt. Außerdem sind sie in der Lage, über sich selbst zu lachen.

Weitere der Gesundheit zuträgliche psychologische Faktoren sind das Wissen um die Kohärenz aller Dinge, die Überzeugung, daß alles einen Sinn hat, sowie das aktive Mitgestalten seines Lebens. Schwierigkeiten werden als Herausforderung betrachtet, und man vertraut in die eigene Fähigkeit, Veränderungen, die man für wichtig hält, auch wirklich herbeizuführen.

Zu den sozialen Faktoren gehört, das man den Wert seiner Mitmenschen sowie der Beziehung zu ihnen erkennt, und das Gefühl, daß die «anderen» grundsätzlich gut sind.

Da alle Forschungsergebnisse, mit denen wir uns beschäftigt haben, natürlich nur eine statistische Gültigkeit besitzen, kann nicht definitiv gesagt werden, daß eine bestimmte Denkweise krank macht, sondern nur, daß Menschen schneller krank werden oder früher sterben, wenn sie, aus welchen Gründen auch immer, bestimmte starre Denkmuster pflegen. Es macht eher Sinn, Gesundheit und Krankheit als die beiden entgegengesetzten Pole eines Kontinuums zu betrachten, anstatt sich entweder für «gesund» oder für «krank» zu halten. In uns sind immer mehrere Kräfte gleichzeitig am Werk. Manche arbeiten mehr in Richtung Krankheit, andere mehr in Richtung Gesundheit. Einige dieser Kräfte lassen sich von uns kontrollieren, andere nicht. Niemand kann den Zeitpunkt, an dem ein System zusammenbricht, mit letzter Sicherheit vorhersagen. Es ist von Mensch zu Mensch verschieden, und selbst für ein und dieselbe

Person kann er je nach Verfassung variieren. Die vielfältigen Kräfte, die auf unsere Gesundheit einwirken, tun dies in einem dynamischen Zusammenspiel, dessen Konstellation sich jedoch fortwährend verändert, je nachdem, an welchem Punkt des Kontinuums wir uns gerade befinden.

Die Gültigkeit dieser Erkenntnisse und ihr praktischer Nutzen erschließen sich einem vielleicht nicht auf den ersten Blick, spätestens aber, wenn man die Aufmerksamkeit auf die Gedanken und Gefühle sowie deren physische, psychologische und soziale Konsequenzen richtet. Sie zu beobachten und schon im Augenblick des Auftretens zu erkennen, bedeutet, ihren Bann brechen zu können. Ich möchte Sie ermutigen, negative, pessimistische Gedanken, Wut und Zynismus genau zu registrieren und zu untersuchen. Wenn Sie das nächste Mal Ihren Ärger unterdrücken, machen Sie sich klar, wie Sie sich körperlich dabei fühlen oder wie Sie sich fühlen, wenn Sie «explodieren» und welche Wirkung das auf Ihre Umgebung hat. Können Sie den direkten Effekt Ihrer Feindseligkeit auf Ihre Mitmenschen sehen? Führt Ihre Wut zu übereilten Handlungen? Denken Sie nur das Schlechteste von anderen und sagen Sie Dinge, die Ihnen hinterher leid tun? Sind Sie in der Lage zu begreifen, daß Sie in dem Augenblick, wo die Wut ausbricht, sich selbst und anderen schaden?

Natürlich können Sie Ihre Achtsamkeit auch auf auftauchende positive Gefühle richten. Wie fühlen Sie sich körperlich, wenn Sie eine Schwierigkeit als Herausforderung annehmen? Wie, wenn Sie Freude empfinden? Wenn Sie anderen vertrauen, großzügig sind, ihnen gegenüber Mitgefühl entwickeln? Welche Auswirkungen haben diese inneren Erfahrungen auf Ihre Umgebung? Können Sie die positiven Folgen Ihrer positiven Einstellung feststellen?

Die Entwicklung von Achtsamkeit befähigt uns, ganz gezielt an den die Gesundheit fördernden Eigenschaften zu arbeiten, jeden Augenblick neu. Jede dieser Eigenschaften ermöglicht uns, die Welt mit neuen Augen zu sehen und auf völlig neue Weise in ihr zu sein.

16 Das Gefühl des Verbunden-Seins

Aus zahlreichen Studien wissen wir, daß Menschen, die zu jemandem gehören, glücklicher, zufriedener und gesünder sind als Alleinstehende. Dies gilt auch für Menschen, die eine Aufgabe haben und wissen, daß sie gebraucht werden. Eine Vielzahl von Krankheiten, Beschwerden und psychischen Störungen geht auf das Konto traumatischer Kindheitserlebnisse, in denen Erfahrungen des Getrennt-Seins gemacht und verinnerlicht wurden. Man könnte vielleicht sogar behaupten, daß alle positiven Anschauungen, Überzeugungen und Gefühle, die im vorigen Kapitel angesprochen wurden, hauptsächlich aber das Vertrauen in das grundsätzliche Gut-Sein des Menschen und nicht zuletzt das Bedürfnis nach Verbunden-Sein in der Kindheit wurzeln. Werden uns diese Erfahrungen in der Kindheit verwehrt, ist es im späteren Leben um so schwerer, sich *ganz* zu fühlen.

Tatsache ist, daß alle unsere Erfahrungen von Anfang an Erfahrungen der Zusammengehörigkeit sind. Es beginnt damit, daß wir durch den Körper eines anderen Menschen in diese Welt kommen, nachdem wir im wahrsten Sinn des Wortes Teil eines anderen Wesens, nämlich unserer Mutter, waren, aufs engste mit ihr verbunden, gewissermaßen in ihr «enthalten». Der Bauchnabel ist ein sichtbares Relikt aus dieser Zeit.

Babys sind ohne die Hilfe und Zuwendung der Eltern oder anderer Personen vollkommen hilflos, aber sie wachsen und gedeihen in dem Gefühl der Geborgenheit und des Verbunden-Seins mit Eltern, Verwandten und Freunden. Sie sind gleichzeitig in sich selbst vollkommene Wesen und dennoch, was ihre elementarsten Bedürfnisse angeht, vollkommen abhängig von anderen. Jeder von uns war einmal derart hilflos und dennoch bereits vollkommen. Der Wunsch nach Zusammengehörigkeit bleibt auch im späteren Leben bestimmend, wenn man – zumindest äußerlich – eine größere Unabhängigkeit erlangt hat. In Wirklichkeit geht es ja auch nicht darum, abhängig oder unabhängig zu sein, man möchte wechselseitig verbunden sein! Dieses Gefühl des Verbunden-Seins wird von der Energie gespeist, die wir Liebe nennen. Aber auch sie ist kein unabhängiger Faktor. Auch Liebe benötigt Nahrung, obwohl sie immer vorhanden ist, weil sie allzuschnell für selbstverständlich gehalten wird und so nie in ihrer höchsten Form zum Ausdruck gebracht werden kann. Jemanden tief im Innern zu lieben, nutzt wenig, wenn man diese Liebe äußerlich in Form von Ungeduld und Intoleranz zum Ausdruck bringt und sich der Diskrepanz gar nicht bewußt ist. So mancher ahnt nicht im mindesten, wie das eigene Verhalten auf andere wirkt, beziehungsweise wie es von ihnen gesehen wird.

Hier kommt der Meditation über die liebende Güte große Bedeutung zu, mit deren Hilfe man in hohem Maße die Fähigkeit entwikkeln kann, unbedingte Liebe zum Ausdruck zu bringen.

Frühe Kindheitserlebnisse wie Isolation, Grausamkeit, Gewalt und Mißbrauch können im späteren Leben zu schweren psychischen Störungen führen. Sie bestimmen nachhaltig, ob dieser Mensch das Leben als lebenswert und sinnerfüllt oder als nicht lebenswert und sinnentleert empfindet, und natürlich auch, ob er sich selbst als liebenswert betrachtet oder nicht. Zwar gibt es immer die sogenannten Kämpfernaturen, die mit diesen Erfahrungen im Laufe des Lebens fertig werden, das heißt, Wege finden, die in der Kindheit geschlagenen Wunden vernarben zu lassen, doch erholen sie sich nie ganz von einem zu frühen Getrennt-Werden, da ein solcher Prozeß auch immer mit einem schmerzlichen Verlust an erfahrbarer Liebe einhergeht.

Die Schweizer Psychiaterin Dr. Alice Miller hat sich viele Jahre lang dieser Problematik gewidmet und über ihre Erfahrungen mit Kindern von Alkoholikern, Drogenabhängigen sowie sexuell und körperlich mißbrauchten Kindern in ihrem faszinierenden Buch *Am Anfang war Erziehung* berichtet. Aber auch Kinder aus scheinbar weniger belasteten Verhältnissen leiden in gleichem Maße unter dem Gefühl der Isolation; lediglich die Formen des Ausdrucks ihres Leids sind subtiler.

Kinder sind höchst sensible Wesen und registrieren selbst die feinsten Unstimmigkeiten in ihrer Umgebung. Ein echter Mangel an Wärme und Nähe zu den Eltern im frühen Kindesalter kann tiefe Wunden hinterlassen, ob man sich dessen bewußt ist oder nicht. Natürlich kann eine solche Wunde verheilen, aber vorher muß sie als

Wunde, als unterbrochene Verbindung, erkannt werden. Nicht selten äußert sich eine solche Verletzung in einem mehr oder weniger stark ausgeprägten Gefühl der Entfremdung, zum Beispiel auch dem eigenen Körper gegenüber. Um Heilung zu bewirken, ist es daher unumgänglich, sowohl die Verbindung zum eigenen Körper wiederherzustellen, als auch sich selbst positive Gefühle entgegenzubringen.

In der Streßklinik begegnen wir diesen Kindheits-Wunden tagtäglich. Viele unserer Patienten leiden an ihnen wesentlich intensiver als an den physischen Schmerzen, die ihre Krankheiten ihnen verursachen. Vielen fällt es schwer, sich so anzunehmen und zu lieben, wie sie sind. Die einen glauben, nicht viel wert zu sein, andere sehen sich außerstande, Zuneigung zum Ausdruck zu bringen oder haben Angst vor Ablehnung. Die meisten besitzen keinerlei Bezug zu ihrem Körper; Gedanken wie Zusammengehörigkeit, Verbunden-Sein und Integrität sind Fremdworte in ihrem Leben. Viele haben gedankenlos dahingesprochene Sätze oder Vorwürfe ihrer Eltern verinnerlicht, denn Kinder unterscheiden nicht zwischen «wirklich Gemeintem» und «nicht so Gemeintem». Sie nehmen es wörtlich, wenn man sie schlecht, böse, dumm, häßlich oder dergleichen nennt. Solche «nicht so gemeinten» Botschaften werden Teil des Selbstverständnisses und Lebensgefühls einer heranreifenden Persönlichkeit und werden, vergraben in den Tiefen der Psyche, ins Erwachsenenleben «hinübergerettet».

Selbstverständlich haben die meisten Eltern oder Lehrer nicht die Absicht, ihren Kindern so etwas anzutun. Nur – wir tun es eben doch, fahrlässig sozusagen, weil wir uns die Implikationen unseres Tuns und Redens nie wirklich klarmachen. Wir verfügen über starke psychologische Verteidigungsmechanismen, die keinen Zweifel an uns und unserer Autorität aufkommen lassen. Unerschütterlich sind wir der Ansicht, ganz genau zu wissen, was gut ist für unsere Kinder und was schlecht, was wir zu tun haben und warum. Doch die allermeisten von uns wären schockiert, wenn ein unbeteiligter Dritter ihnen ab und zu in die Parade fahren und zeigen würde, wie sich etwas aus der Perspektive des Kindes darstellt, oder uns auf die möglichen Konsequenzen unseres Tuns und Redens aufmerksam machte.

Es ist mehr als wahrscheinlich, daß die an Kindern verübten seelischen Grausamkeiten Menschen über Generationen hinweg negativ beeinflussen, weil Eltern, Lehrer und andere Erwachsene sich der

Folgen ihres Handelns für das Selbstwertgefühl der Kinder nicht bewußt sind oder das Problem einfach ignorieren. Jeder von uns trägt die Narben einer solchen Behandlung mit sich herum und läßt nichts unversucht, um die damit verbundenen Erfahrungen zu kompensieren. Bis diese Wunden aber wirklich verheilt sind – nicht nur verdrängt –, werden alle Kompensationsversuche genau das bleiben, was sie sind, denn bloße Kompensation ist nicht in der Lage, uns das Gefühl des Ganz-Seins oder wahrer Gesundheit zu vermitteln.

Ein Modell

Der Psychologe Dr. Gary Schwartz hat ein Modell vorgeschlagen, das jede Krankheit letztlich auf das Gefühl des Getrennt-Seins zurückführt, den Ursprung von Gesundheit dagegen auf das Gefühl des Verbunden-Seins. Sein Modell basiert auf der in Kapitel 12 vorgestellten Sichtweise, nach der ein komplexes System stets als ein zusammengehöriges, integriertes Ganzes gesehen werden muß und nicht auf die Summe seiner isoliert zu betrachtenden Bestandteile reduziert werden kann. Es ist ein Beispiel dafür, wie das neue wissenschaftliche Paradigma auch in der Medizin seinen Ausdruck findet. In Kapitel 12 haben wir gesehen, daß lebende Systeme ihr inneres Gleichgewicht und die ihnen innewohnende Ordnung mit Hilfe sogenannter Rückkopplungsschleifen steuern und aufrechterhalten. Die Herzfrequenz paßt sich der Muskeltätigkeit an; Essen ist eine Funktion des Hungers. Durch diese selbstregulativen Prozesse erhält ein System einerseits die Stabilität seiner Funktionen, andererseits seine Anpassungsfähigkeit an neue Umstände aufrecht. Dazu gehört die Steuerung der Energien wie auch des Energieverbrauchs, um die Organisation und Integrität des Systems im Rahmen eines komplexen, sich ununterbrochen verändernden, dynamischen Zustands zu erhalten, während es gleichzeitig mit seiner Umgebung interagiert. Um diese Fähigkeit der Selbststeuerung zu entwickeln, müssen die einzelnen Teile des Systems gezielt Informationen über ihren Zustand an jene Teile des Systems weiterleiten, mit denen sie in Beziehung stehen. Diese Informationen dienen der Regulierung beziehungsweise der selektiven Kontrolle sämtlicher Funktionen des Netzwerks und seiner einzelnen Teile, um innerhalb des Systems das Gleichgewicht der Energien zu gewährleisten.

Dr. Schwartz verwendet den Begriff *Fehlsteuerung*, um zu beschreiben, was geschieht, wenn ein sich selbst regulierendes System wie der menschliche Körper hinsichtlich seiner Rückkopplungsschleifen aus der Balance gerät. Eine Fehlsteuerung ist die Folge einer Unterbrechung oder Störung der wichtigsten Rückkopplungsschleifen. Ein fehlgesteuertes System verliert seine dynamische Stabilität, das heißt sein inneres Gleichgewicht. Die Folge sind Rhythmusstörungen und eine zunehmende innere Unordnung. Es ist immer weniger in der Lage, die noch funktionierenden Rückkopplungsschleifen zur Wiederherstellung des Gleichgewichts zu nutzen. Diese Unordnung zeigt sich sowohl im Verhalten des Systems als Ganzem wie auch in der Interaktion seiner einzelnen Teile. Das «ungeordnete Verhalten» einer Person zum Beispiel wird medizinisch als «Krankheit» bezeichnet. Die Art der Krankheit hängt davon ab, welches (oder welche) Subsystem(e) am meisten gestört ist (sind).

Dr. Schwartz hebt hervor, daß eine der Hauptursachen für das Gefühl des Getrennt-Seins im Menschen die *Unachtsamkeit* ist, das heißt, das Nicht-Achten auf relevante Rückmeldungen von Körper und Geist, die für das harmonische Zusammenspiel beider nötig sind. Die Nichtbeachtung dieser Meldungen führt zu Störungen; die Störungen wiederum zu Fehlsteuerung; Fehlsteuerung zu Unordnung und diese schließlich zu Krankheit.

Dieser Prozeß kann – und das ist die gute Nachricht – auch in umgekehrter Richtung ablaufen: Durch Achtsamkeit entsteht das Gefühl des Verbunden-Seins; Verbunden-Sein gewährleistet die selbstregulative Steuerung; diese stellt die innere Ordnung sicher, und diese wiederum erhält die Gesundheit aufrecht. Es gäbe noch viel über die genaue Funktionsweise der Rückmeldungsschleifen zu sagen, aber auch ohne die Details zu erörtern, können wir einfach festhalten, daß die Qualität der Verbindungsbahnen in uns sowie zwischen uns und der äußeren Welt über unsere Fähigkeit zur Selbstregulierung und Heilung entscheidet. Die Qualität dieser Verbindungen hängt von der Achtsamkeit auf Rückmeldungen des Systems ab und kann im Fall einer Störung auch wiederhergestellt werden. Was aber ist mit relevanten Rückmeldungen gemeint? Wie sehen sie aus? Worauf sollen wir unsere Aufmerksamkeit richten, um vom Zustand der Krankheit in den Zustand der Gesundheit zu gelangen, also von Unordnung zu Ordnung?

Solange Körper und Geist harmonisch zusammenwirken, sind wir relativ gesund, das heißt, unser Organismus reguliert sich selbst, ohne daß wir ihm allzugroße Beachtung schenken müßten. Fast alle selbstregulativen Funktionen unterstehen der Kontrolle des Gehirns und des Nervensystems und geschehen für gewöhnlich ohne unsere bewußte Kontrolle. Wenn Körper und Geist sich in einem relativ ausgewogenen Zustand befinden, spricht man von Gesundheit. Es ist eine Gesundheit, die unserer Aufmerksamkeit, unserer bewußten Kontrolle nicht bedarf. Wäre dies der Fall, wären wir Tag und Nacht mit nichts anderem mehr beschäftigt. Aufgrund von Rückmeldungen aus der Umgebung und von den Organen selbst nimmt das Gehirn ständig alle notwendigen Anpassungen in den entsprechenden Organsystemen vor, völlig ohne unser Zutun und ohne daß wir uns dessen bewußt wären.

Einige der lebenswichtigen Körperfunktionen dringen allerdings in unser Bewußtsein und ihnen können wir mit Aufmerksamkeit begegnen. Sind wir beispielsweise hungrig, essen wir. Der Hunger ist eine Rückmeldung des Organismus, die wir mühelos registrieren. Wir essen, und wenn wir satt sind, hören wir damit auf. Unser Sättigungsgefühl ist wiederum eine Rückmeldung unseres Körpers, der nun genug hat. Dies ist ein sehr einfaches Beispiel für eine funktionierende Selbststeuerung.

Wenn Sie essen, ohne daß eine «Hungrig»-Meldung vorliegt, vielleicht weil Sie Angst haben oder deprimiert sind, oder weil Sie sich irgendwie leer fühlen und versuchen, sich mit irgend etwas zu «füllen», kann Mangel an Aufmerksamkeit zu einer Störung des Systems führen, ganz besonders dann, wenn dieses Verhalten zu einer Gewohnheit wird, zu einem chronischen Fehlverhalten. Schon bald werden Sie die «Genug»-Meldung des Körpers gar nicht mehr wahrnehmen und wie unter Zwang essen. Wie empfindlich der einfache, natürlich Hunger-Satt-Mechanismus gestört werden kann, beweisen die heute häufig auftretenden neurotischen Eßstörungen.

Schmerzen oder das Gefühl, nicht ganz auf der Höhe zu sein, sind ebenfalls Signale, denen wir Beachtung schenken müssen, weil sie uns darauf aufmerksam machen, daß etwas nicht in Ordnung ist. Magendrücken als Folge von Streß oder nach dem Genuß bestimmter Speisen und Getränke (zum Beispiel Alkohol) ist ein ernst zu nehmendes Signal. Schluckt man als Reaktion darauf lediglich eine Tablette, ohne die eigentliche Ursache zu beheben, nimmt man diese Meldung des Körpers nicht gerade ernst! Statt dessen stört man – aus

Bequemlichkeit oder Unkenntnis – sein Frühwarnsystem und hindert ihn an der Wiederherstellung der Balance. Wird die Meldung aber ernstgenommen, führt dies zu einer bewußten Änderung des Verhaltens, wodurch der Körper bei der Wiederherstellung des Gleichgewichts eine wirksame Unterstützung erfährt.

Wenn wir einen Arzt konsultieren, wird dieser Teil unseres Feedback- oder Rückmeldungssystems. Er hört sich unseren Bericht über unsere Beschwerden an und versucht, mit Hilfe seiner diagnostischen Mittel deren Ursachen im Körper festzustellen. Dann verschreibt er ein Medikament, das seiner Meinung nach die Verbindung der Rückkopplungsschleifen untereinander am besten wiederherstellt, so daß der Körper seiner selbstregulativen Tätigkeit erneut nachkommen kann. Was wir unserem Arzt über die Wirkung der Behandlung rückmelden, gibt ihm die Möglichkeit, die verordnete Therapie gegebenenfalls zu modifizieren.

Die Wiederherstellung der Gesundheit, das heißt die Neuverknüpfung aller unterbrochenen Verbindungen, erfordert immer ein hohes Maß an Aufmerksamkeit. Aber selbst im Zustand relativer Gesundheit erweisen wir uns einen großen Dienst, wenn wir unserem Körper und seiner Funktionsweise, den Aktivitäten des Geistes und der Umwelt gegenüber größere Sensibilität entwickeln. Einzig die Stärke unserer Achtsamkeit bestimmt das Maß an Harmonie und Stabilität, das wir erfahren. Je bewußter und achtsamer wir werden, desto eher sind wir in der Lage, das Ganz-Sein in seiner wahren Bedeutung zu erfassen und zu erfahren.

Krankheit und Gesundheit sind dynamische Prozesse, die im Körper ununterbrochen stattfinden. Das relative Gleichgewicht beider kann daher zu jedem beliebigen Zeitpunkt einzig von der Qualität der Aufmerksamkeit abhängen, die wir den Geist/Körper-Interaktionen schenken, und davon, in welchem Maße wir in der Lage sind, Ganzheit und Verbunden-Sein zu erkennen und uns selbst anzunehmen.

Die meisten Menschen sind weder für körperliche noch für geistige Vorgänge besonders sensibel. Das zeigt sich zu Beginn der Achtsamkeitsübung oft besonders deutlich. Überrascht stellt man fest, wie schwierig es ist, die Achtsamkeit auf dem Körper ruhen zu lassen oder Gedanken als Impulse zu erkennen. Wenn man sich daranmacht, dem Körper systematisch Aufmerksamkeit zu schenken, wie es beim Body-Scan, beim Yoga oder bei der Sitzmeditation der Fall ist, beginnt man, die unterbrochenen Verbindungen wiederherzustellen. Dabei lernt man seinen Körper zwangsläufig besser kennen, setzt mehr Vertrauen in ihn, versteht seine Signale besser und weiß, wie ausgesprochen gut es tut, sich im Zustand tiefer Entspannung völlig eins mit ihm zu fühlen. Darüber hinaus erwirbt man die Fähigkeit, den Grad der Anspannung bewußt zu steuern, wie es ohne eine geschulte Achtsamkeit nicht möglich ist.

Das gleiche gilt für unsere Gedanken und Gefühle sowie für unsere Beziehungen zur Umwelt. Je besser wir beispielsweise den eigentlichen Denkvorgang verstehen, desto eher können wir uns bei unseren Gedankensprüngen und Ungenauigkeiten ertappen sowie die daraus resultierenden selbstzerstörerischen Verhaltensweisen entlarven. Die große Selbsttäuschung des Getrennt-Seins, der wir ein Leben lang unterliegen, gekoppelt mit unseren zutiefst konditionierten Denkgewohnheiten, den Narben, die wir mit uns herumtragen, sowie unserem im allgemeinen unachtsamen Bewußtsein können eine ausgesprochen vergiftende Wirkung auf Körper und Geist haben. In der Folge entsteht ein Gefühl der Unzulänglichkeit, das alle Bereiche des Lebens negativ beeinflußt.

Je bewußter wir uns der gegenseitigen Abhängigkeit von Gedanken, Gefühlen und Handlungen sowie deren Konsequenzen werden, desto effektiver können wir den Hindernissen, den Herausforderungen und dem Streß in unserem Leben begegnen. Allerdings werden wir dabei nicht um die Aktivierung unserer inneren Ressourcen herumkommen. Es ist daher wichtig, klar zu verstehen, was mit Streß eigentlich gemeint ist, wie wir auf ihn reagieren, wie er einerseits die Funktionen des Körpers stört und wie wir uns andrerseits seiner bedienen können, um daran zu wachsen, zu gesunden und Frieden mit uns selbst zu machen. Der Streß, den wir erfahren, kann gleichzeitig der Schlüssel zu unserer Heilung sein.

Teil drei

Streß

17 Was ist das eigentlich – Streß?

Streß ist ein äußerst komplexes Geschehen, das auf mehreren Ebenen stattfindet, viele verschiedene Ursachen hat und am umfassendsten aus der Sicht der Systemperspektive zu erklären ist. In diesem Kapitel werden wir verschiedene Definitionsmöglichkeiten sowie ein vereinheitlichendes Prinzip betrachten, die uns helfen sollen, Streß in allen seinen Erscheinungsformen besser zu meistern.

Man kann sich Streß als gleichzeitiges Handeln auf verschiedenen, sich gegenseitig beeinflussenden Ebenen vorstellen, so zum Beispiel auf physischer, psychologischer und sozialer Ebene. Unter besonderen Umständen bestimmt die Vielfalt von Interaktionen den augenblicklichen Zustand von Körper und Geist wie auch die Anzahl möglicher Alternativen, die belastenden Umstände zu meistern. Der Einfachheit halber werden wir die einzelnen Ebenen zwar getrennt betrachten, uns dabei aber stets vor Augen halten, daß sie nur verschiedene Aspekte ein und desselben Phänomens sind.

In den fünfziger Jahren fand der Begriff «Streß» durch die Arbeiten von Dr. Hans Selye erstmals größere Verbreitung. Er prägte den Begriff aufgrund seiner zahlreichen Tierstudien, in deren Rahmen er physiologische Veränderungen bei verletzten Tieren oder solchen, die mit ungewohnten/extremen Bedingungen konfrontiert wurden, untersuchte.

Im allgemeinen Sprachgebrauch ist der Begriff seither eher zum Sammelbegriff für alle uns irgendwie belastenden Umstände geworden. Meistens wird daraus allerdings nicht ersichtlich, ob Streß als *Ursache* für eine Belastung, die wir verspüren, zu gelten hat, oder ob er die *Auswirkung* jener Belastungen ist, mit anderen Worten, ob Streß der Reiz oder die Reaktion auf den Reiz ist. Wenn wir zum Beispiel sagen, daß wir gestreßt sind, so impliziert dies, daß wir Streß als Reaktion auf irgendeine Situation erfahren. Andererseits impliziert ein Satz wie «Es ist alles so stressig», daß Streß ein äußerer

Stimulus ist, der uns dazu bringt, uns so oder so zu fühlen. Selye entschied sich dafür, Streß als Wirkung zu definieren und prägte den Begriff *Stressor* oder *Streßauslöser,* um den Reiz zu benennen, der die *Streßreaktion* auslöst. Er definierte Streß als «die nicht-spezifische Reaktion des gesamten Organismus (also Geist *und* Körper) auf jedwede Form von Druck oder Anforderung». Stressoren können sowohl innere Ereignisse (Gedanken, Gefühle) als auch äußere Gegebenheiten sein. So kann beispielsweise ein Gedanke/Gefühl Streß verursachen und somit ein Stressor sein; unter anderen Umständen wiederum kann derselbe Gedanke oder dasselbe Gefühl aber auch die Reaktion auf einen äußeren Reiz sein.

Bei der Frage nach den «eigentlichen Ursachen» einer Krankheit sah Selye deutlich das Zusammenwirken von äußeren und inneren Faktoren, und er vertrat die Auffassung, daß Krankheiten aufgrund fehlgeschlagener Anpassungsversuche an belastende Umstände entstehen. Dreißig Jahre vor der Psychoneuroimmunologie war Selye sich der Tatsache bewußt, daß Streß die Abwehrkräfte des Körpers schwächen und ihn daher weniger widerstandsfähig gegen Krankheitserreger machen könnte.

«Bedeutsamerweise kann extremer Streß (verursacht durch Hunger, Sorgen, Müdigkeit oder Kälte über einen längeren Zeitraum hinweg) die Verteidigungsmechanismen des Körpers überwältigen. Das gilt sowohl für die Adaptation, die von chemischer Immunität abhängt, als auch für jene, die auf entzündliche Barrikaden zurückzuführen ist. Es erklärt auch, warum Krankheiten ganz besonders in Kriegszeiten oder bei Hungersnöten überhandnehmen. Wenn Mikroben, die uns ständig umgeben, keine Krankheit auslösen, bis wir unter Streß stehen, was ist dann die Ursache der Krankheit – die Mikrobe oder der Streß? Ich meine beide – und beide in gleichem Maß. In den meisten Fällen ist nicht der Virus oder die Bakterie als solche ‹schuld› an einer Krankheit, noch unsere adaptiven Reaktionen, sondern unsere unangemessenen Reaktionen auf den Erreger.»

Selyes geniale Erkenntnis war die Nicht-Spezifität der Streßreaktion. Er behauptete, daß der wesentliche Aspekt des Phänomens «Streß» das Reagieren des *gesamten* Organismus sei, der sich mit Hilfe aller ihm zur Verfügung stehenden physiologischen Reaktionen um Anpassung (Adaptation) an die Anforderungen und Belastungen bemüht, denen er sich konfrontiert sieht. Selye bezeichnete diese Reaktion als *Allgemeines Adaptations-Syndrom* und beschrieb es als den Weg, auf dem der Organismus nicht nur seine Funktionstüchtigkeit aufrechterhält, sondern ganz generell seine Vitalität, und zwar auch angesichts von existentiellen Bedrohungen, Traumata und unerwünschten Veränderungen. Er betonte auch, daß Streß ein natürlicher Bestandteil allen Lebens sei und nicht vermieden werden könne. Damit das Überleben des Organismus aber dennoch gesichert ist, bedarf es der Fähigkeit zur Anpassung, zur Adaptation.

Selye erkannte auch, daß Streß unter bestimmten Umständen zu *Adaptationsstörungen* führt, was, anders ausgedrückt, bedeutet, daß unsere Adaptationsversuche selbst zu Krankheitsauslösern werden können, so sie unangemessen oder übertrieben ausfallen. Um in einer adäquaten Art und Weise auf die Stressoren in unserem Leben reagieren zu können, müssen wir daher lernen, unsere Aufmerksamkeit auf die *Effektivität* der entsprechenden Anstrengungen zu richten.

Auch anhand der Arbeiten von Dr. Seligman über Optimisten und Pessimisten konnten wir sehen, daß nicht der potentielle Streßauslöser ausschlaggebend dafür ist, ob man Streß erfährt und krank wird oder nicht, sondern wie der einzelne ihn interpretiert und mit ihm umgeht. Diese Erfahrung hat jeder von uns schon unzählige Male gemacht. Manchmal genügt eine Kleinigkeit, um uns in helle Aufregung zu versetzen und eine in keinem Verhältnis zur Situation stehende emotionale Überreaktion auszulösen. Das geschieht vor allem dann, wenn wir unter großem Druck stehen, wenn wir erregt oder ängstlich und deshalb verwundbar sind. Zu anderen Zeiten bringt uns nicht einmal eine echte Krise aus der Ruhe; ja, man interpretiert sie vielleicht nicht einmal als eine solche. Erst hinterher, wenn die Anspannung weicht und eine gewisse physische Erschöpfung oder innere Leere sich einstellt, merkt man, daß man offensichtlich doch unter großem Druck stand. Bis zu einem gewissen Grad hängt unsere Fähigkeit, mit Stressoren umzugehen, von deren Schädlichkeit ab. An einem Ende des Spektrums befinden sich Stressoren, die, wenn wir sie nicht vermeiden, unsere Gesundheit unweigerlich schädigen, so harmlos sie uns auch erscheinen mögen. Dazu gehören hohe Strahlungsdosen, hochgiftige Chemikalien oder der tödliche Schuß aus einer Waffe. Die Aufnahme großer Energiemengen, egal welcher Art, führt unweigerlich zu einem Schaden bei jedem Lebewesen, wenn nicht gar zu dessen Zerstörung.

Am anderen Ende des Spektrums befinden sich Kräfte, die, obwohl sie immer auf uns einwirken, von niemandem als ausgesprochen belastend empfunden werden. Wir stehen alle ununterbrochen unter dem Einfluß der Gravitation, der wechselnden Jahreszeiten und des sich verändernden Klimas, ohne uns deren direkter Wirkung bewußt zu sein. Dabei nimmt unser Körper ständig Anpassungen vor; ganz selbstverständlich verlagert man das Gleichgewicht von einem Bein aufs andere, man lehnt sich an, verändert die Stellung. Jemand, der von Berufs wegen viel steht oder läuft, ist sich des Streßfaktors Erdanziehung durchaus bewußt. Damit soll deutlich gemacht werden, daß manche Stressoren ein natürlicher Bestandteil unserer Existenz und daher unvermeidlich sind und daß der Körper dauernd damit beschäftigt ist, sich diesen Anforderungen anzupassen. Das Beispiel der Gravitation zeigt sehr klar, daß Stressoren in Wirklichkeit *neutrale* Kräfte, also weder gut noch schlecht sind, auch wenn wir das spontan oft meinen.

Im großen Mittelfeld der Stressoren gilt die Faustregel, daß der einzelne Streß erfährt – oder auch nicht –, je nachdem, wie er diese Stressoren interpretiert und mit ihnen umgeht. Im übrigen ist jeder Mensch sehr wohl in der Lage, den feinen Punkt der Balance aufrechtzuerhalten, der den Umgang mit Streß und natürlichen Stressoren ermöglicht. Diese Fähigkeit läßt sich schulen und wird dann zu einem wirkungsvollen Mittel, mit dem wir selbst bestimmen können, wieviel Streß wir erfahren. Anstatt unter dem Druck zu stehen, mit jedem neuen Stressor individuell fertig werden zu müssen, beginnt man mit Anforderungen und Veränderungen *generell* souveräner umzugehen. Am Anfang dieses Prozesses steht natürlich, daß man überhaupt merkt, wann man gestreßt ist.

Die ersten Forschungsergebnisse über die physiologischen Auswirkungen von Streß stammen aus Tierversuchen, in denen zunächst nicht zwischen psychologischen und physiologischen Komponenten der Streßreaktion differenziert wurde. So gaben die Kritiker Selyes zu bedenken, daß die gemessenen physiologischen Veränderungen bei Tieren, die beispielsweise gezwungen wurden, durch eiskaltes Wasser zu schwimmen, mehr eine Auswirkung der Angst dieser Tiere waren als eine rein physiologische Reaktion auf den äußeren Stressor, in diesem Fall das kalte Wasser. Selyes Ergebnisse sind also möglicherweise eine Mischung aus psychologischen und physiologischen Reaktionen auf eine angsteinflößende Erfahrung und keineswegs rein physiologische Werte, wie er annahm. Aufgrund dieser

Überlegung begann man mit der Untersuchung psychologischer Faktoren der Streßreaktion bei Tieren *und* Menschen. Hier nun wurde der eindeutige Nachweis erbracht, daß psychologische Aspekte in der Tat einen großen Anteil an der Reaktion der Tiere auf physischen Streß hatten. Man erkannte zum Beispiel, daß Tiere, denen man die Möglichkeit gab, einen gewissen Einfluß auf eine Streßsituation zu nehmen, weniger Streß erlebten und damit weniger Störungen aufwiesen als jene, die diese Möglichkeit nicht hatten. Das Gefühl der *Kontrolle* erwies sich als psychologischer Schlüsselfaktor, der die Tiere vor streßinduzierten Krankheiten schützte.

Gleiches gilt auch für Menschen. Da ein Mensch außerdem einen weitaus größeren psychologischen Handlungsspielraum hat als ein Tier, liegt der Schluß nahe, daß die Streßerfahrung eine kontrollierbare Erfahrung ist, und daß wir es in der Hand haben, ob wir in Zeiten großer Belastung krank werden oder nicht.

Die Tierversuche zeigten die verheerende Wirkung der sogenannten «erworbenen beziehungsweise erlernten *Hilflosigkeit*». Die Bezeichnung charakterisiert einen Zustand, in dem man der Überzeugung ist, nichts ausrichten zu können. Aber da dieses Verhalten *er*lernt wurde, kann es ebenso wieder *ent*lernt werden. Selbst wenn wir rein äußerlich nichts unternehmen können, um eine stressige Situation sichtbar zu verändern, so verfügen wir doch über immense innere Ressourcen, die uns davor bewahren, uns hilflos und ausgeliefert zu fühlen. Allerdings müssen wir lernen, sie zu aktivieren. Ein Beispiel dafür ist ganz sicher das Ergebnis der Studien von Dr. Antonovsky.

Unter Ressourcen ist in diesem Zusammenhang die Kombination innerer und äußerer Kräfte zu verstehen, die uns in die Lage versetzen, mit den sich ständig verändernden Erfahrungen fertig zu werden. Zu den äußeren Ressourcen gehört unter anderem die Zuwendung von Familienmitgliedern und Freunden, die einem viel bedeuten, aber auch die Unterstützung einer Gruppe oder Organisation. Zu den inneren zählen Selbstvertrauen, Gelassenheit angesichts kleiner und größerer Umwälzungen, die persönliche Ethik, eine offene Weltsicht sowie generell eine positive Einstellung dem Leben gegenüber. Alle diese Potentiale können durch die Übung der Achtsamkeit gestärkt werden.

Sind andererseits unsere Reaktionen von Angst, Hoffnungslosigkeit oder Wut geprägt, oder – auf einer subtileren Ebene – von Neid und Mißtrauen, dann werden diese Reaktionen die Problematik in aller Regel verstärken, bis wir schließlich keinen Ausweg mehr sehen und uns zunehmend als hilflose Opfer unglücklicher Umstände sehen.

Dr. Richard Lazarus, ein bekannter Streßforscher, und seine Kollegen von der University of California in Berkeley, bezeichnen Streß als eine «Beziehung zwischen dem Individuum und seiner Umwelt, von der die Person sich überfordert und bedroht sieht». Diese Definition impliziert, daß eine Situation in irgendeiner Form als bedrohlich interpretiert werden muß, um von uns als «Streß» erkannt zu werden. Nun gibt es eine ganze Reihe von Umständen, die wir keineswegs als bedrohlich einstufen, obwohl sie es tatsächlich sind. Unsere aufreibende Lebensweise untergräbt zum Beispiel in vielen Fällen unsere Gesundheit ganz direkt, sie laugt uns physisch und psychisch aus, ohne daß wir uns dessen bewußt wären. Auch alle negativen Einstellungen uns selbst, anderen und der Umwelt gegenüber beeinträchtigen unsere Gesundheit und erschweren die Kontrolle schwieriger Situationen. All dies geschieht unbewußt.

Eben weil unsere Wahrnehmung und die Interpretation des Wahrgenommenen bei der Adaptation eine so große Rolle spielen, ist es wichtig für uns, die inneren Vorgänge dessen, was geschieht, zu verstehen, um als *Individuen* konstruktiv mit Streß umgehen zu können. So ist es ganz sicher hilfreich, sich immer wieder klarzumachen, daß uns eigentlich nicht so sehr die Stressoren selbst beeinträchtigen, als vielmehr die Art und Weise, wie wir sie interpretieren und auf sie reagieren. Sobald wir unsere Sichtweise verändern, können wir auch unsere Reaktionen verändern.

18 Alles ist im Fluß

Streß ist eigentlich nichts anderes als die Notwendigkeit, den wechselnden Anforderungen und Belastungen des Lebens Rechnung zu tragen. Veränderungen sind ein integraler Bestandteil unseres Daseins. Sie liegen in der Natur der Dinge. Wenn wir das verstehen und akzeptieren, anstatt uns fälschlicherweise davon bedroht zu fühlen, sind wir in einer sehr viel besseren Ausgangsposition, um Streß konstruktiv zu bewältigen. Die Praxis der Meditation macht uns unmißverständlich klar, daß sich Geist, Körper, Gedanken, Gefühle, Empfindungen und Wahrnehmungen dauernd verändern. Wir sehen und erfahren aus erster Hand, wie sie sich gegenseitig beeinflussen. Alles ist stets im Fluß. Wir leben eingebettet in ein Meer der Veränderung – egal worauf wir uns zu konzentrieren versuchen, stets wandelt es sich. Kein Augenblick gleicht dem anderen.

Auch sogenannte tote Materie unterliegt der ständigen Transformation: Kontinente, Berge, Felsen, Strände, Meere, die Atmosphäre, der Planet, Sterne und Galaxien sind in einem evolutionären Prozeß dauernden Werdens und Vergehens begriffen. Das menschliche Leben währt im Vergleich dazu nur eine so winzige Zeitspanne, daß sie uns zeitlos und unveränderlich *erscheinen,* obwohl sie es nicht sind.

Betrachten wir die wichtigsten Kräfte, die auf unser Leben einwirken, einmal genauer, stellen wir als erstes fest, daß *nichts* beständig oder permanent ist. Wenn unser Leben in gewohnten, ruhigen Bahnen verläuft, so hat das nichts mit Beständigkeit zu tun. Die Tatsache, daß wir leben, bedeutet bereits Veränderung. Leben ist Dynamik, ist Entwicklung. Wir befinden uns in einem evolutionären Prozeß. Wir durchlaufen eine ganze Reihe von Transformationen, denen wir weder einen genauen Anfang noch ein Ende zuordnen können. So tauchen wir als Individuen aus einem Strom von Wesen auf, in dem unsere Eltern nur unsere unmittelbaren Vorläufer sind, und zu einem für uns in der Regel unbekannten Zeitpunkt hören wir wieder auf, als Individuen zu existieren. Im Unterschied zu «toter» Materie und auch den meisten anderen uns bekannten Daseinsformen wissen wir jedoch um die Unvermeidbarkeit von Veränderungen, einschließlich des Todes, und sind in der Lage, Betrachtungen darüber anzustellen.

Schon allein die physischen Veränderungen im Laufe eines Lebens sind phantastisch. Das einzelne, unterscheidbare menschliche Leben beginnt seine Reise als befruchtete Eizelle. Diese mikroskopisch kleine «Einheit» enthält sämtliche Informationen, die für das Entstehen eines Menschen nötig sind. Während sie durch den Eileiter wandert, um sich schließlich in der Gebärmutter einzunisten, beginnt sie, sich zu teilen, in zwei Zellen, in vier, in acht und so weiter. Langsam entwickelt sich aus diesem «Zellklumpen» eine Art Hülle, die mit der andauernden Zellteilung wächst und nach und nach Form annimmt. Sie faltet sich ineinander und bildet so verschiedene Schichten und Strukturen, die sich schließlich zu unterscheidbaren, spezialisierten Geweben und Organen mit unterschiedlichen Funktionen ausbilden: Knochen, Nerven, Muskeln, Haut, innere Organe, Organsystem, Augen, Ohren, Nase, Zunge, Haare, Zähne.

Schon in diesem Stadium, in dem das Leben quasi erst noch entsteht, beginnt auch bereits das Sterben. Viele der Zellen, die ursprünglich die Strukturen von Händen und Füßen mitaufbauten, sterben ab, um zwischen den Fingern und Zehen Platz zu machen, damit wir nicht mit Paddelhänden und -füßen geboren werden. Eine Vielzahl von Zellen des sich entwickelnden Nervensystems stirbt noch vor der Geburt, wenn sie keine Partnerzellen finden, mit denen sie sich verbinden können. So gilt selbst auf der Zellebene das Prinzip der gegenseitigen Abhängigkeit.

Zum Zeitpunkt der Geburt besteht der menschliche Körper aus über zehn Billionen Zellen, die alle mehr oder weniger reibungslos funktionieren müssen, damit ein gesundes Kind geboren wird, das alle Voraussetzungen für die während der Kindheit und Pubertät einsetzenden Veränderungen mitbringt. Aber Wachstum, Entwicklung und Lernfähigkeit sind keineswegs auf die Zeit der Jugend beschränkt. Tatsächlich besteht überhaupt kein Grund, *je* damit aufzuhören, auch nicht, wenn der Körper altert und schließlich stirbt. Sterben ist ein natürlicher Vorgang, ein natürlicher Bestandteil allen Werdens. Im Laufe unseres Lebens verändert sich nicht nur der Körper viele Male, sondern auch unsere Anschauungen und unser

Selbstverständnis ändern sich. Und während wir als Individuen diese verschiedenen Stadien durchlaufen, finden auch in unserer Umgebung ständig Veränderungen statt. Es gibt nichts, was dauerhaft wäre, nur Dinge, die so erscheinen, weil sie sich langsamer und unmerklicher wandeln, als wir selbst es tun.

Alle lebenden Organismen haben vielfältige Formen des Selbstschutzes entwickelt, um sich vor den dauernden Veränderungen in der Umgebung zu schützen und ihre wichtigsten Funktionen aufrechterhalten zu können. Die Auffassung von einer inneren biochemischen Stabilität wurde erstmals im 19. Jahrhundert von dem französischen Physiologen Claude Bernard formuliert. Er stellte die Hypothese auf, daß der Körper feinstens aufeinander abgestimmte Regelmechanismen entwickelt hat, die der Kontrolle des Gehirns unterstehen und vom Nervensystem sowie durch die Abgabe hormoneller Botenstoffe ans Blut aktiviert werden. Der Körper stellt auf diese Weise sicher, daß die Bedingungen, die das optimale Funktionieren der Zellen gewährleisten, trotz dauernder Veränderungen wie zum Beispiel Temperaturschwankungen, Nahrungsmangel über einen längeren Zeitraum hinweg, Bedrohungen et cetera aufrechterhalten bleiben. Die «Korrekturen» oder Anpassungen, die über die Rückmeldungsschleifen ausgeführt werden, gewährleisten das dynamische innere Gleichgewicht, die sogenannte *Homöostase,* indem sie Extreme innerhalb des Körpers ausgleichen. Die Körpertemperatur, der Sauerstoffgehalt des Blutes oder auch der Blutzuckerspiegel werden so reguliert.

Darüber hinaus verfügen wir über ausgeprägte Triebe sowie sichere Instinkte, die ebenfalls für die Aufrechterhaltung der Homöostase sorgen. Sie steuern unser Verhalten so, daß bestimmte Grundbedürfnisse des Körpers – zum Beispiel Hunger oder Durst – befriedigt werden. Wenn der Körper Flüssigkeit benötigt, trinken wir, wenn er Energie braucht, essen wir.

Da steter Wandel unsere äußere Welt kennzeichnet, ist der Körper relativ gut dafür gerüstet. Er verfügt über die innere Stabilität gewährleistenden Mechanismen, die das Überleben auch unter sich verändernden Bedingungen sichern. Spezielle «Reparaturmechanismen» erlauben es ihm sogar, biologische Fehlsteuerungen zu erkennen und zu korrigieren. Er ist in der Lage, Krebszellen zu identifizieren und zu neutralisieren, gebrochene Knochen zu heilen, Blut gerinnen und Wunden heilen zu lassen.

Diese Mechanismen nehmen ihre Arbeit als Reaktion auf bestimmte Signale innerhalb des Organismus auf. Wir brauchen uns nicht um die Vorgänge in der Leber zu kümmern – glücklicherweise reguliert sie ihre Funktionen selbst. Wir brauchen auch nicht über die Atmung nachzudenken. Das Atmen geht ganz von allein. Wir brauchen die Hypophyse nicht daran zu erinnern, Wachstumshormone auszuschütten, und wenn wir uns verletzt haben, brauchen wir nicht darüber nachzudenken, wie wir das Blut am besten gerinnen lassen könnten.

Erst wenn wir unseren Körper überstrapazieren, zum Beispiel indem wir mehr Alkohol konsumieren, als er vertragen kann, müssen wir eines Tages tatsächlich an unsere Leber denken. Manchmal ist sie dann aber nicht mehr zu retten. Das gleiche gilt für Raucher und ihre Lungen. Jeder noch so ausgeklügelte Reparaturmechanismus, jedes Schutz- und Reinigungssystem des Körpers kann nur ein gewisses Maß an Mißbrauch tolerieren – sonst bricht es zusammen.

In den sechziger Jahren begann man, sich für einen möglichen Zusammenhang zwischen den zahlreichen Veränderungen, die ein Mensch im Laufe eines einzigen Jahres erfährt, und der Entwicklung seiner Gesundheit in den darauffolgenden Jahren zu interessieren. Dr. Thomas Holmes und Dr. Richard Rahe von der Medizinischen Fakultät der University of Washington, erarbeiteten einen Fragebogen, in dem eine Reihe von mehr oder weniger schwerwiegenden Ereignissen aufgeführt wurde – angefangen vom Tod eines Ehepartners/Familienangehörigen/Freundes über Scheidung, Gefängnis, Krankheiten, Heirat, Kündigung, Pensionierung, Schwangerschaft, sexuelle Probleme, Beförderung, Schulden, außerordentliche persönliche Erfolge, sonstige einschneidende Veränderungen der Lebensumstände/Gewohnheiten, Urlaub bis hin zum einfachen Strafzettel. Sie ordneten diese Ereignisse nach dem ihrer Meinung nach erforderlichen Grad der Anpassung und versahen sie willkürlich mit Punktwerten von 100 (Tod des Lebensgefährten) bis 11 (Erhalt eines Strafzettels). Sie stellten fest, daß eine hohe Punktzahl die Wahrscheinlichkeit des Auftretens einer Krankheit im darauffolgenden Jahr erhöhte. Dies legte die Vermutung nahe, daß Veränderungen an sich eine Person krankheitsanfälliger machen können, egal ob es sich um «positive» oder «negative» handelt. Die Fähigkeit zur Anpassung erfordern sowohl positive Veränderungen (die man auch als «guten

Streß» bezeichnet) wie auch negative Veränderungen. Der Gedanke, daß positive Veränderungen ebenfalls ein gerüttelt Maß an Streß erzeugen können, ist zwar ungewohnt, aber nicht schwer nachzuvollziehen, da man sich auch in diesem Fall neuen, veränderten Umständen anpassen muß.

Viele Menschen freuen sich auf die Zeit nach der Pensionierung und sind glücklich, daß sie endlich nicht mehr so früh aufstehen müssen. Nach einer Weile stellen sie aber fest, daß sie mit der vielen Zeit wenig anzufangen wissen. Sie vermissen die Kollegen und das Gefühl der Zugehörigkeit. Wenn keine neuen Verbindungen geknüpft werden und sie ihrem Leben auch sonst keinen rechten Sinn mehr abgewinnen können, ist es durchaus möglich, daß sie sich dieser einschneidenden Veränderung in ihrem Leben nicht anpassen können, und die anfängliche Freude verwandelt sich in Kummer und – Streß.

Auch die hohe Scheidungsrate in unserer Gesellschaft zeigt, daß sich anfängliches Glück in Leid verwandeln und zu einer Quelle für Streß werden kann, wenn die Partner nicht in der Lage sind, sich den nötigen Freiraum für persönliches Wachstum und daraus resultierende Veränderungen zu gewähren. Mangelnde Anpassung an die anspruchsvolle Rolle des Elternseins und die Veränderungen, die Kinder mit sich bringen, sind eine weitere Ursache für Streß. Dasselbe gilt für Beförderungen, ersehnte Schulabschlüsse und alle anderen als positiv bewertete Veränderungen.

Die Bedeutung von Veränderungen hängt immer auch vom Gesamtkontext ab, in dem sie geschehen. Stirbt der Partner nach einer langen Krankheit, ist die Anpassung eine andere, als wenn der Tod ihn überraschend von unserer Seite reißt oder man sich schon seit längerer Zeit einander entfremdet hatte.

Aber nicht nur die einschneidenden Veränderungen im Leben bedürfen der Anpassung. Jeden Tag sind wir mit einer Vielzahl von relativ unbedeutend anmutenden Ärgernissen und Hindernissen beschäftigt, die sich zu größeren Problemen auswachsen können, wenn wir den Kontext, in dem sie geschehen, aus den Augen verlieren.

Wir müssen lernen, achtsam zu sein, um unsere gedankenlosen, automatischen Reaktionen zu erkennen und zu überwinden. Die Kraft der Achtsamkeit liegt darin, daß sie unseren Geist – und somit unser Leben – vollständig transformiert.

19 Gefangen in der Streßreaktion

Normalerweise befinden wir uns in einem relativ stabilen psychophysischen Gleichgewicht, das heißt, wir sind gesund. Dauernde Überbelastung kann die Gesundheit jedoch empfindlich stören, ja völlig untergraben. Erstarrte Verhaltensmuster verschärfen den Druck, dem wir ohnehin ständig ausgesetzt sind, zusätzlich. Wir haben bereits gesehen, daß unsere automatischen Reaktionen auf Stressoren ausschlaggebend dafür sind, ob und wieviel Streß wir erfahren. Automatische, unachtsame Reaktionen trüben unseren Blick und hindern uns daran, kreative Problemlösungen zu finden, Emotionen angemessen auszudrücken und inneren Frieden zu erfahren. Jede so geartete Reaktion beeinträchtigt das innere Gleichgewicht und erhöht das Risiko eines Zusammenbruchs beziehungsweise einer Erkrankung.

Betrachten Sie Abbildung 9 und stellen Sie sich kurz vor, Sie wären die dort dargestellte Person. Externe Stressoren (kleine Pfeile über der Person) wirken in Form verschiedener Kräfte (biologische, physikalische, soziale, ökonomische und politische) von außen auf uns ein. Sie bewirken Veränderungen in unserem Körper und in unserem Leben.

Auch *in* uns finden Veränderungen statt, und zwar nicht nur als Reaktion auf die Wahrnehmung jener äußeren Kräfte. Vielmehr erzeugt der Geist selbst ebenfalls reaktive Energien, die den Organismus zusätzlich belasten. In der Abbildung werden sie als «innere Stressoren» bezeichnet. Wie wir gesehen haben, können unsere Gedanken und Gefühle zu Hauptstreßfaktoren werden, wenn wir ihnen die entsprechende Bedeutung beimessen – und dabei brauchen sie nicht einmal der Realität angemessen zu sein. Ein Mensch, der glaubt, eine unheilbare Krankheit zu haben, kann fürchterliche Qualen ausstehen, obwohl er sich alles nur einbildet.

Stressoren, die über einen längeren Zeitraum hinweg auf uns ein-

Abbildung 9 DER STRESSREAKTIONS-ZYKLUS

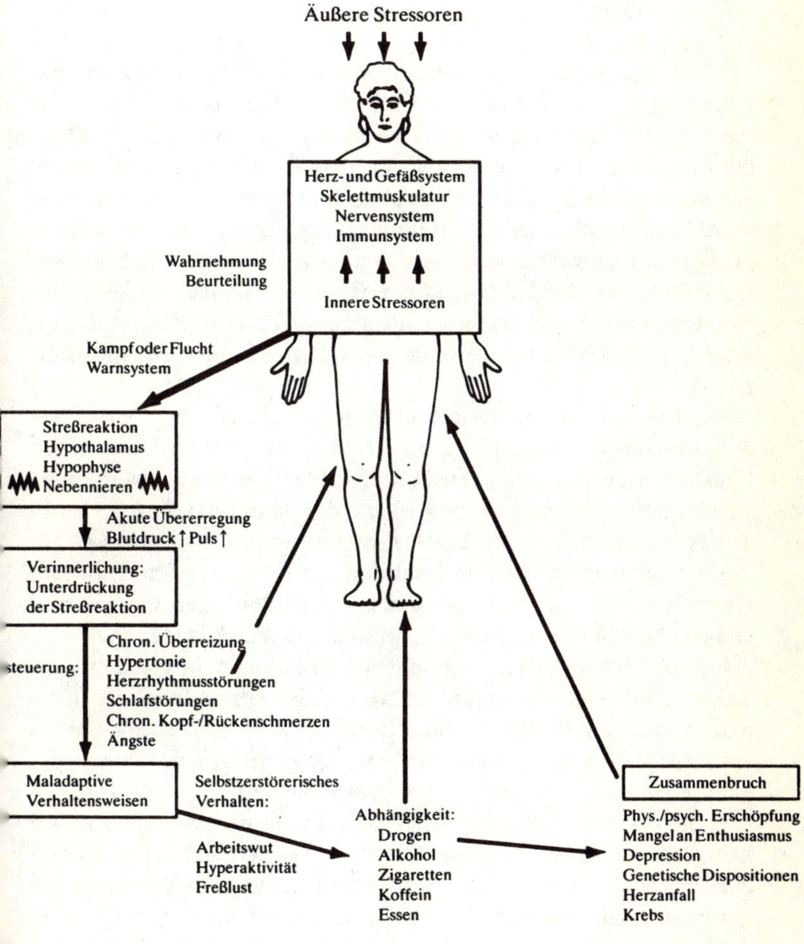

wirken, werden als *chronische Stressoren* bezeichnet (zum Beispiel die Pflege eines behinderten Familienangehörigen); solche die nur kurz oder zeitweise auf uns einwirken (zum Beispiel Termindruck) als *akute Stressoren*.

Manche Stressoren (Prüfungen und dergleichen) sind vorhersagbar, andere (etwa ein Unfall) nicht. In der Abbildung werden alle inneren und äußeren Streßauslöser durch kleine Pfeile gekennzeichnet. Die Person selbst repräsentiert alle Aspekte des Seins, das heißt sowohl die körperlichen als auch die geistigen Erfahrungen in ihrer Gesamtheit.

Wird eine Situation als lebensbedrohlich erfahren, reagiert der Körper auf eine bestimmte Art und Weise. Auf eine als nicht direkt lebensbedrohlich eingestufte Gefahr erfolgt entweder eine schwache oder gar keine Reaktion. Ist der Stressor allerdings stark emotional «geladen» und scheint er eine direkte Bedrohung darzustellen, dann kommt automatisch eine Kettenreaktion in Gang, die dem Körper grünes Licht zu defensivem oder aggressivem Handeln gibt, je nach Erfordernis. In wirklichen Gefahrensituationen versetzt dieser Mechanismus uns in die Lage, über alle inneren Ressourcen zu verfügen, wodurch wir die Kontrolle wiederherstellen und uns wirksam schützen können.

Der amerikanische Physiologe Walter B. Cannon prägte den Begriff «Homöostase», um die innere Stabilität der physiologischen Funktionen zu beschreiben und untersuchte in einer Reihe von Experimenten die physiologischen Abläufe der Alarmreaktion. So beobachtete er beispielsweise die Reaktion einer Katze, die von einem Hund angebellt wurde. Die Reaktion der Katze bezeichnete er als Kampf-oder-Flucht-Reaktion, weil die physiologischen Veränderungen das bedrohte Tier zum Kampf oder zur Flucht befähigten.

Der Mensch erfährt in bedrohlichen Situationen die gleichen physiologischen Veränderungen. Im Augenblick der Gefahr wird automatisch die Kampf-oder-Flucht-Reaktion ausgelöst. Das Ergebnis ist ein Zustand physiologischer und psychologischer *Übererregung,* gekennzeichnet durch große Muskelanspannung und starke Emotionen, die von Nervosität über Angst bis hin zu schierem Entsetzen und nackter Wut reichen können. Die Kampf-oder-Flucht-Reaktion ist eine ungeheuer schnelle Abfolge von neuralen Entladungen sowie der Freisetzung von Streßhormonen, von denen das Adrenalin wohl das bekannteste sein dürfte. Beides, die neuralen Entladungen wie auch die Freisetzung von Hormonen, erhöht augenblicklich unser Wahrnehmungsvermögen auf allen Ebenen, was uns in die Lage versetzt, so viele Informationen wie möglich so schnell wie möglich aufzunehmen. Die Pupillen weiten sich, um mehr Licht einzulassen; die Körperhaare stellen sich auf und erhöhen so unsere Empfindsamkeit für Vibrationen. Wir sind absolut wach. Die Herzfrequenz erhöht sich (und somit der Blutdruck), damit mehr Blut und mehr Energie an die Arm- und Beinmuskulatur abgegeben werden kann, die im Fall des Kampfes oder der Flucht einsatzfähig sein müssen. In diesem Zustand erbringt das Herz das Vier- bis Fünffache seiner gewöhnlichen Leistung.

Gleichzeitig wird die Blutversorgung des Verdauungssystems gestoppt und die Verdauungstätigkeit selbst eingestellt, denn die Muskeln benötigen alle Energie für den bevorstehenden Kampf beziehungsweise die Flucht. Das Gefühl, Schmetterlinge oder Ameisen im Bauch zu haben, das man in Streßsituationen oft verspürt, rührt von daher.

Alle physiologischen und emotionalen Veränderungen kommen durch die Aktivierung des *Autonomen Nervensystems* (ANS) zustande, jenem Teil des Nervensystems, der unter anderem die Herzfrequenz, den Blutdruck sowie das Verdauungssystem steuert. Innerhalb des ANS wird das sogenannte *Sympathische Nervensystem* (SNS) durch die Kampf-oder-Flucht-Reaktion stimuliert, dessen Aufgabe es ist, alle Funktionen zu beschleunigen. Ein weiterer Zweig, das sogenannte *Parasympathische Nervensystem* (PNS), verlangsamt die Prozesse.

Beide Zweige unterstehen der Kontrolle des Hypothalamus, der Hauptkontrolldrüse des ANS, die zum sogenannten *Limbischen System* gehört, einem tiefergelegenen Gehirnareal. Das Limbische System kann man sich als Sitz der Emotionen vorstellen. Über den Hypothalamus ist es nicht nur mit dem ANS verbunden, sondern auch mit dem endokrinen Drüsensystem und mit der Skelettmuskulatur. Diese miteinander in Verbindung stehenden Systeme ermöglichen es uns, auf äußere Ereignisse emotional und physiologisch koordiniert zu reagieren.

Das Limbische System ist unter anderem für die Steuerung der physiologischen Funktionen wie auch der Emotionen und Instinkte zuständig. Es ist eines der Hauptkontrollzentren unseres biologischen Regelmechanismus. Durch die Stimulierung des SNS regt es spezielle Gebiete im Hypothalamus an, wodurch es zu einer massiven Entladung von Nervensignalen kommt, die wiederum die Funktionen der Organe und Organsysteme beeinflussen. Dies geschieht zum einen durch die direkten «Stromleitungen» der Nervenfasern zu den inneren Organen, zum anderen durch die Abgabe von Hormonen und Neuropeptiden ins Blut. Ein Teil der Hormone wird von Drüsen abgesondert, andere von Nervenzellen (den sogenannten Neuropeptiden), wieder andere von beiden. Hormone und Neuropeptide sind Botenstoffe, das heißt, sie übermitteln Informationen, die in bestimmten Zellgruppen und Geweben bestimmte Reaktionen auslösen. Am Zielort angelangt, «docken» sie an sogenannten Rezeptormolekülen an und übertragen die Information. Man nimmt sogar an, daß Emotionen und Gefühlszustände von der Ausschüttung bestimmter Neuropeptide abhängen.

Einige dieser hormonellen Botenstoffe werden im Zusammenhang mit der Kampf-oder-Flucht-Reaktion freigesetzt. So werden beispielsweise Epinephrin und Norepinephrin vom Nebennierenmark ausgeschüttet (dem Teil der Nebennierendrüsen, der auf der Niere sitzt), wenn die Nebennieren von den Signalen des Hypothalamus stimuliert werden, was über die Nervenbahnen des SNS geschieht. Beide Hormone sind für den plötzlichen Blutandrang wie auch für das Gefühl von Extrakraft verantwortlich, das wir in Notsituationen verspüren und als Streßreaktion bezeichnet haben. Streß stimuliert außerdem auch die Hypophyse, die die Freisetzung weiterer Hormone veranlaßt, die an der Streßreaktion beteiligt sind und von denen einige aus der Nebennierenrinde stammen.

Die folgende Geschichte von Arnold Lemerand, die am 1. November im *Boston Globe* stand, illustriert, welch unglaubliche Kraft die Streßreaktion erzeugen kann:

> Arnold Lemerand aus Southgate, Michigan, ist sechsundfünfzig Jahre alt. Vor zehn Jahren erlitt er einen schweren Herzanfall. Seither vermeidet er es, schwere Gegenstände zu heben. Diese Woche jedoch, als der fünfjährige Philip Toth unter eine schwere, gußeiserne Röhre geriet, die fast eine Tonne wog, wuchtete Lemerand sie hoch und rettete so das Leben des Jungen. Später versuchten er, seine erwachsenen Söhne, Reporter und Polizisten vergeblich, die Röhre gemeinsam anzuheben.

Die Geschichte zeigt nicht nur, welche Kräfte die Kampf-oder-Flucht-Reaktion in einem Menschen freizusetzen vermag, sie zeigt auch, daß man in einer solchen Situation handelt, ohne lange nachzudenken. Hätte Lemerand sich vorher über das Gewicht der Röhre Gedanken gemacht oder sich an sein schwaches Herz erinnert, gewiß wäre er zu dieser Leistung nicht in der Lage gewesen. Doch die Notwendigkeit, angesichts einer lebensbedrohlichen Situation handeln zu müssen, versetzte ihn augenblicklich in einen Zustand höchster Erregung, in dem das Vernunftdenken vorübergehend ausgeschaltet und direktes Handeln möglich wurde. Als die Gefahr vorüber war, vermochte er seine Leistung auch nicht mit Hilfe anderer zu wiederholen.

Im Augenblick wirklicher Gefahr ist die vitale Energie der Kampf-oder-Flucht-Reaktion unser Verbündeter. Wenn wir sie aber nicht kontrollieren oder konstruktiv mit ihr umgehen können, sondern uns von ihr beherrschen lassen, fügen die von ihr hervorgerufenen physiologischen Veränderungen uns Schaden zu.

Ein Großteil der Belastungen, die wir Streß nennen, entsteht aufgrund von «Bedrohungen», die nicht unserem Leben, sondern unserem sozialen Status gelten. Viele existieren sogar nur in unserer Einbildung. Schon das Gefühl der Bedrohung genügt jedoch, um die Kampf-oder-Flucht-Reaktion mit all ihren charakteristischen Merkmalen (Extraschub an Energie, blitzschnelles Reagieren) auszulösen. Leider sind dies kaum die geeigneten Mittel, um zwischenmenschliche Konflikte zu lösen! Wenn unsere gesellschaftliche Stellung oder unser Ego mitsamt seinen innersten Überzeugungen auf dem Spiel zu stehen scheint, reicht dies aus, um das Sympathische Nervensystem in Alarmzustand zu versetzen. Innerhalb eines Augenblicks befinden wir uns im Zustand der Kampf-oder-Flucht-Reaktion, ob es uns gefällt oder nicht.

Diese Überreaktion wird mit all ihren Begleiterscheinungen unglücklicherweise schnell zur Gewohnheit, das heißt, sie wird ausgelöst, aber nicht mehr aufgehoben. Verspannungen – für gewöhnlich in den Schultern, im Gesicht, Stirn, Kiefer, Händen –, erhöhte Herzfrequenz, innere Unruhe, Herzrhythmusstörungen und feuchte Hände werden chronisch. Schon beim leisesten Druck entsteht der Wunsch, fliehen zu wollen. Man wird ungeduldig, wütend und streitsüchtig, nur um «Dampf» abzulassen – und all dies als Reaktion auf ganz gewöhnliche Alltagsereignisse, nicht etwa, weil man sich in wirklicher Gefahr befände. Da die Kampf-oder-Flucht-Reaktion also zu unserem Alltag gehört und auf jede Art von Bedrohung hin ausgelöst wird, aber unerwünschte Nebenwirkungen hervorruft, wenn sie zum Dauerzustand wird, müssen wir uns diese Tatsache zunächst einmal klar vor Augen führen, ehe wir uns ernsthaft daranmachen, das automatische Verhaltensmuster der Streßreaktion für uns zu nutzen. Wie wir schon bald sehen werden, ist die Übung der *Achtsamkeit* ein geeignetes Mittel, um sich von den unerwünschten Folgen der Streßreaktion zu befreien, und zwar schon im Augenblick des ersten Impulses, das heißt, wenn man sich bedroht fühlt, davonlaufen möchte oder bereit ist, wie ein Löwe zu kämpfen.

Was aber tun? Mit dem ersten Impuls setzt ja bereits die Kampf-oder-Flucht-Reaktion ein. Der Blutdruck erhöht sich, Streßhormone und Neurotransmitter werden freigesetzt, das Herz beginnt zu rasen, die Muskeln sind zum Zerreißen gespannt.

Meist versuchen wir, diese Gefühle so gut wie möglich zu kaschieren. Unter Aufwendung aller Energien tun wir so, als wären wir die Ruhe selbst und verstecken unsere Erregung nicht nur vor den anderen, sondern auch vor uns selbst. Um das bewerkstelligen zu können, müssen wir sie verinnerlichen, denn ihr Ausdruck zu verleihen, das gestatten wir uns, aus welchen Gründen auch immer, nicht. Wir toben uns innerlich aus. Würden wir davonlaufen oder kämpfen, würden die eigens für diesen Zweck mobilisierten Energien aufgebraucht und danach könnte man sich ausruhen und entspannen. Alle Körperfunktionen würden ganz von selbst in den Normalzustand zurückkehren.

Wird die Streßreaktion aber nach innen verlagert, findet keine Freisetzung der Energie statt, keine physische Entladung mit anschließender Entspannung und Erholung. Statt dessen wird sie verschleppt. Die Streßhormone bleiben ungenutzt im Körper, wo sie zusammen mit den äußerst erregten und unheilvollen Gedanken und Gefühlen großen Schaden anrichten. Wenn wir es uns zur Gewohnheit werden lassen, auf die unvermeidlichen Anforderungen und Belastungen des Lebens zu reagieren, indem wir die Streßreaktion verinnerlichen, erzeugen wir in uns einen Zustand dauernder Übererregung oder – Dauerstreß.

Es häufen sich die Beweise dafür, daß dauernde Überstimulierung des Sympathischen Nervensystems langfristig zu erheblichen Störungen wie erhöhtem Blutdruck, Herzrhythmusstörungen, Verdauungsbeschwerden, chronischen Kopfschmerzen, Rückenschmerzen, Schlafstörungen wie auch zu chronischer Übererregbarkeit führt. Jede einzelne der genannten Störungen und Beschwerden vergrößert den Streß noch mehr. Dieser Zusammenhang wird in Abbildung 9 durch den Pfeil dargestellt, der von den Symptomen chronischer Erregung zurück auf die Person weist.

Das Ergebnis solcher Lebensart bekommen wir in der Streßklinik tagtäglich zu sehen. Viele unserer Patienten haben im wahrsten Sinne des Wortes genug und sind ernsthaft daran interessiert, anders mit ihren Problemen umzugehen als bisher.

Jeder Mensch hat seine ganz persönliche Art, um mit den Anforderungen des Lebens zurechtzukommen. Manchen Menschen gelingt dies selbst unter schwierigen Umständen besser als anderen. Sie wissen, wann sie eine Pause machen und Abstand gewinnen müssen; sie haben Interessen, die sie fordern und ihren Horizont erweitern, und sie geben sich selbst den besten aller Ratschläge: die Dinge auch einmal von einer anderen Warte aus zu betrachten, um den Überblick nicht zu verlieren. Sie gehören zum sogenannten streßresistenten Typ. Die meisten Menschen gehen mit Streß allerdings eher destruktiv um, was in Abbildung 9 als *maladaptives Verhalten,* als ein ungesundes, unheilsames Verhalten, bezeichnet wird. Gemeint sind Verhaltensweisen, die in gewisser Hinsicht zwar helfen, mit Streß fertig zu werden, und auch ein gewisses Gefühl der Kontrolle vermitteln, die Belastungen auf lange Sicht aber eher noch vergrößern.

Eine der beliebtesten maladaptiven Verhaltensweisen ist es, Probleme zu leugnen. «Streß? Wer? Ich?» Und während eine solche Person verbal jeden Streß heftig leugnet, enthüllt ihre Körpersprache genau das Gegenteil. Manchen Menschen fällt es extrem schwer, die Rüstung, in die sie ihr Innerstes gesteckt haben, auch nur ein wenig zu öffnen oder zuzugeben, daß sie sich verletzt fühlen oder verärgert sind. Wer Konflikte leugnet, wird sie auch nicht lösen können. Reagiert man wütend und voller Ressentiments, sobald man darauf angesprochen wird, so ist das ein sicheres Zeichen dafür, daß man sich weigert, tief und ehrlich in sein Innerstes zu schauen, um einem Problem auf den Grund zu gehen.

Diese Verhaltensweise ist keineswegs zwingend maladaptiv. Sie ist durchaus geeignet, sich ab und zu einmal ein relativ unbedeutendes

Ärgernis vom Leib zu halten, aber es funktioniert eben nicht immer, und in der Regel ist der Preis, den man dafür bezahlt, viel zu hoch.

Eine andere, ungesunde Art der Streßkontrolle ist Arbeitswut. Manche Menschen schütten sich mit Arbeit zu und vermeiden so, sich mit ihren wirklichen Problemen auseinanderzusetzen. Die Arbeit liefert einen wunderbaren Vorwand, nie zu Hause sein zu müssen, wo man sich vielleicht unwohl und überfordert fühlt. Andererseits kann Arbeit sehr befriedigend sein, wenn Kollegen und Vorgesetzte einem Anerkennung zollen, wenn man kreativ ist und Erfolge sieht. Dann ist es nicht schwer, völlig darin aufzugehen. Man kann geradezu süchtig danach werden. Viele Menschen finden in der Arbeit die ersehnte Selbstbestätigung und erlauben sich den Luxus, den anderen Aspekten ihres Lebens, bei denen sie nicht dasselbe Maß an Kontrolle erreicht haben, konsequent aus dem Weg zu gehen.

Ein ähnlich destruktives Vermeidungsverhalten wie die Arbeitswut, aber wesentlich weniger zielgerichtet, ist die Geschäftigkeit. Anstatt sich Problemen zu stellen, lädt ein geschäftiger Mensch sich so lange unsinnig viele, zumeist wohltätige Verpflichtungen auf, bis er auch nicht eine Minute Zeit mehr für sich selber hat. Diese Form der Hyperaktivität verstärkt das Gefühl, die Kontrolle zu verlieren, noch, anstatt sie wiederherzustellen, obwohl man gerade das anstrebt.

Ein beliebtes Mittel, diesem Zustand abzuhelfen, ist der Griff nach einem chemischen Stimulans. Um mit Streß und Unbehagen in unserem Leben fertig zu werden, brauchen wir Alkohol, Nikotin, Koffein, Zucker und jede Menge anderer Mittelchen. Der Impuls für diese Handlungsweise entsteht meist an einem emotionalen Tiefpunkt, aus dem verständlichen Wunsch heraus, sich wieder besser fühlen zu wollen. Und wir haben eine Menge Tiefpunkte. Unsere Abhängigkeit von Stimulanzien legt ein trauriges Zeugnis davon ab, wie groß das individuelle Leid und die Sehnsucht nach innerem Frieden und Ausgeglichenheit wirklich sein müssen.

Kaffeepäuschen, Zigarettenpause, ein schneller Drink hier und da werden oft unbewußt dazu benutzt, um innezuhalten, tief durchzuatmen, einen Augenblick der Ruhe zu erleben, sich kurz zu entspannen und mit anderen ungezwungen zu kommunizieren. Wieder andere essen, wenn sie sich überfordert, deprimiert oder erregt fühlen. Das Essen wird zur Krücke, die hilft, dem Druck standzuhalten, und wenn alles vorbei ist, wird es zur Belohnung umfunktioniert. Es ist nur natürlich, die innere Leere füllen zu wollen, wenn man sich leer fühlt. Essen kann ebenfalls zur Sucht werden. Wie bei allen Formen der Sucht braucht man eine gutfunktionierende Strategie und viel Entschlossenheit, um sich wieder davon zu befreien. Das gleiche gilt selbstverständlich für den gewohnheitsmäßigen Mißbrauch von Tabletten. Tabletten rangieren als Antistreßmittel an erster Stelle. Sie sind deswegen so beliebt, weil sie uns der eigenen Verantwortung und der Anstrengung, auch nur irgend etwas an uns oder unserer Lebensweise verändern zu müssen, entheben. Sie sind einfach, bequem und «funktionieren». Warum also sollte man sie nicht nehmen? Nach wie vor ist diese Einstellung weit verbreitet, ja sie wird nicht einmal in Frage gestellt.

Ich meine damit nicht etwa, daß Medikamente per se etwas Schlechtes sind, im Gegenteil. Sie spielen eine wichtige Rolle in der Medizin. Aber die geradezu aggressiven Verkaufspraktiken der Pharmaindustrie erwecken im Unterbewußtsein von Ärzten *und* Patienten den Eindruck, als sei Gesundheit lediglich eine Frage der richtigen Pille. Die Frage, *ob* denn überhaupt eine Arznei nötig ist, wird viel zu selten gestellt.

Unsere Gesellschaft spiegelt als Ganzes diese Einstellung wider. Wir sind eine drogenkonsumierende Gesellschaft. Die meisten Patienten *erwarten* regelrecht, daß der Arzt ihnen etwas verschreibt. Täte er es nicht, hätten sie womöglich das Gefühl, «leer» ausgegangen zu sein. Anstatt uns zu fragen, ob sich unterhalb der Symptomebene nicht vielleicht ein Verhaltensmuster eingenistet hat, dem Beachtung zu schenken wichtig wäre, lassen wir uns mit Medikamenten helfen.

Viele Medikamente haben eine verheerende Wirkung auf Psyche und Organismus, wenn sie als alleiniges Mittel gegen Streß und Unwohlsein verordnet werden. Obwohl er vorübergehend Linderung verschafft, zählt der Griff zur Tablette zu den maladaptiven Verhaltensweisen, nicht zuletzt deswegen, weil er die Probleme auf lange Sicht verschlimmert. Aber, und das ist die eigentliche Crux, Tabletten helfen weder, ein Problem an der Wurzel zu packen, noch lehren sie uns, effektiv mit den Stressoren umzugehen, die ein natürlicher Bestandteil unseres Lebens sind. Die Abhängigkeit von Medikamenten verfälscht unsere durch Konditionierungen aller Art ohnehin verzerrte Sicht der Dinge noch mehr. Sie schwächt unser Denkvermögen und untergräbt selbst die intakten Instinkte, die uns eigentlich nach einer gesünderen, befriedigenderen Lebensweise streben lassen würden. So behindert sie unser inneres Wachstum und unsere Gesundheit.

Koffein beispielsweise ist eine der Hauptursachen für Blutdruckanomalien und Störungen der Herzfrequenz sowie bei Herzerkrankungen, Krebs und Lungenleiden. Alkohol schädigt Leber, Herz und Gehirn; Kokain verursacht Herzrhythmusstörungen und kann zu plötzlichem Herzstillstand führen. In jedem Fall entsteht eine psychische Abhängigkeit. Nikotin, Alkohol und Kokain machen darüber hinaus auch körperlich abhängig.

Abbildung 9 macht deutlich, daß die Nebenwirkungen von Streßreaktion und maladaptivem Verhalten früher oder später zu einem Zusammenbruch des Systems führen. Unsere inneren, die Homöostase aufrechterhaltenden Ressourcen sind nur begrenzt verfügbar. Welche der Funktionen als erste aufgibt, hängt von verschiedenen Faktoren wie genetischer Disposition, sozialem und ökologischem Umfeld und dem individuellen, maladaptiven Lebensstil ab. Liegen Herzanfälle beispielsweise «in der Familie», neigen Sie bei gleichzeitigem Vorhandensein weiterer Risiskofaktoren (Rauchen, fette Kost, Bluthochdruck, feindseliges Verhalten den Mitmenschen gegenüber) wahrscheinlich zu Herzattacken. Theoretisch kann jedes Organsystem eine Schwachstelle und Einfalltor für Krankheiten sein, seien es Haut, Lungen und Atemwege, Gefäße, Verdauungssystem, Nieren oder Bandscheiben. Eine ungesunde Lebensweise verschlimmert in jedem Fall die jeweils vorhandene Disposition.

Welche Form der Zusammenbruch auch annehmen mag, er wird unweigerlich zu einem weiteren Stressor, mit dem Sie nun auch noch fertig werden müssen.

Ist jemand einer Belastung über längere Zeit hinweg ausgesetzt, zum Beispiel durch die Pflege eines kranken oder alten Familienmitglieds oder eines behinderten Kindes, ist es ratsam, gleichzeitig Kurz- *und* Langzeitstrategien zu entwickeln, um zu verhindern, daß der Alltagsdruck so groß wird, daß die Person sich im Dauerstreß befindet. In einem solchen Zustand reagiert sie nämlich selbst auf unbedeutende Stressoren extrem angespannt, ist überaus erregbar und leicht zu verärgern. Sie verliert vollständig die Kontrolle über den eigentlichen Stressor und erreicht alsbald einen Punkt, an dem Hoffnungslosigkeit und Hilflosigkeit ihre Gedanken und Gefühle dominieren. Der daraus resultierende depressive Zustand bewirkt Veränderungen in der Immunabwehr wie auch hormonelle Veränderungen, die die Gesundheit beeinträchtigen und den körperlichen Zusammenbruch beschleunigen.

Zuviel Streß bei gleichzeitigem Mangel an effektiver Streßkontrolle kann aber auch zu einem Nervenzusammenbruch führen, wenn man dabei die eigenen inneren Ressourcen erschöpft und sich dann vollkommen außerstande fühlt, im Alltagsleben «normal» zu funktionieren. Es ist ein Zustand psychischen Ausgebranntseins, der mit einem Verlust an Antrieb, Enthusiasmus und Lebensmut einhergeht. Was einem früher Sinn und Erfüllung schenkte, hat plötzlich seine Anziehungskraft verloren. Das Leben wird von einem Gefühl der Entfremdung beherrscht, das leicht in tiefe Depression umschlagen kann. Trotzdem muß dieser Mensch mit dem zusätzlichen Streßfaktor fertig werden, wie er es bei einem körperlichen Zusammenbruch ja auch müßte.

Solange man in diesem Teufelskreis steckt, denkt man allzugern, daß das Leben eben so sei und daß man nichts daran ändern könne. Doch der Streßreaktionsmechanismus ist keine Sackgasse. Wie wir bereits gesehen haben, stehen uns mehr Ressourcen zur Verfügung und Optionen zur Wahl, als uns klar ist. Die Alternative zur automatischen, eingefahrenen Streß*reaktion* ist bewußtes, achtsames *Handeln,* im Großen wie im Kleinen. Es ist der Weg der Achtsamkeit im täglichen Leben.

20 Bewußt handeln statt reagieren

Wir kehren nun zur Schlüsselfunktion der Achtsamkeit zurück. Erster und wichtigster Schritt auf dem Weg zur Befreiung von der Macht der Streßreaktion ist, das, was wirklich geschieht, zu erkennen, noch während es geschieht. Genau damit wollen wir uns nun etwas eingehender beschäftigen.

Abbildung 10 zeigt den gleichen Streßreaktionsmechanismus wie Abbildung 9 – mit einem Unterschied: Hier gibt es zur Streßreaktion eine Alternative, die als *Streßaktion* bezeichnet werden soll. Sie steht stellvertretend für alle *adaptiven* beziehungsweise gesunden Verhaltensweisen, für die man sich in einer Streßsituation auch entscheiden kann. Es ist keineswegs nötig, jedesmal entweder die volle Kampf-oder-Flucht-Reaktion oder die totale Hilflosigkeit zu erleben. Die Übung der Achtsamkeit ermöglicht jedem Menschen, die Kontrolle von Augenblick zu Augenblick aufrechtzuerhalten und so direkten Einfluß auf den Verlauf des Geschehens zu nehmen – in einer Situation, in der man normalerweise automatisch reagieren würde, sich in einen Zustand der Übererregbarkeit katapultieren ließe und durch maladaptive Verhaltensweise das Ganze noch verschlimmern würde.

Die Streßreaktion wurde als ein unbewußter, automatischer Vorgang definiert. Sobald man sich eine Situation aber bewußt vor Augen führt, hat man sie bereits grundlegend verändert – einfach aufgrund der Tatsache, daß man nicht mehr automatisch reagiert. Vielmehr ist man absolut präsent, während die Streßsituation sich entfaltet. Und da man selbst integraler Bestandteil der *ganzen* Situation ist, *verändert man sie, sobald man den Grad der Achtsamkeit erhöht, und zwar noch bevor man überhaupt etwas getan hat.* Die veränderte Einstellung ist ausschlaggebend, denn sie versetzt uns erst wirklich in die Lage, das ganze Spektrum an Möglichkeiten zu erkennen und zu nutzen, um Einfluß auf das weitere Geschehen zu nehmen.

Abbildung 10 DAS STRESSAKTIONS-PROGRAMM

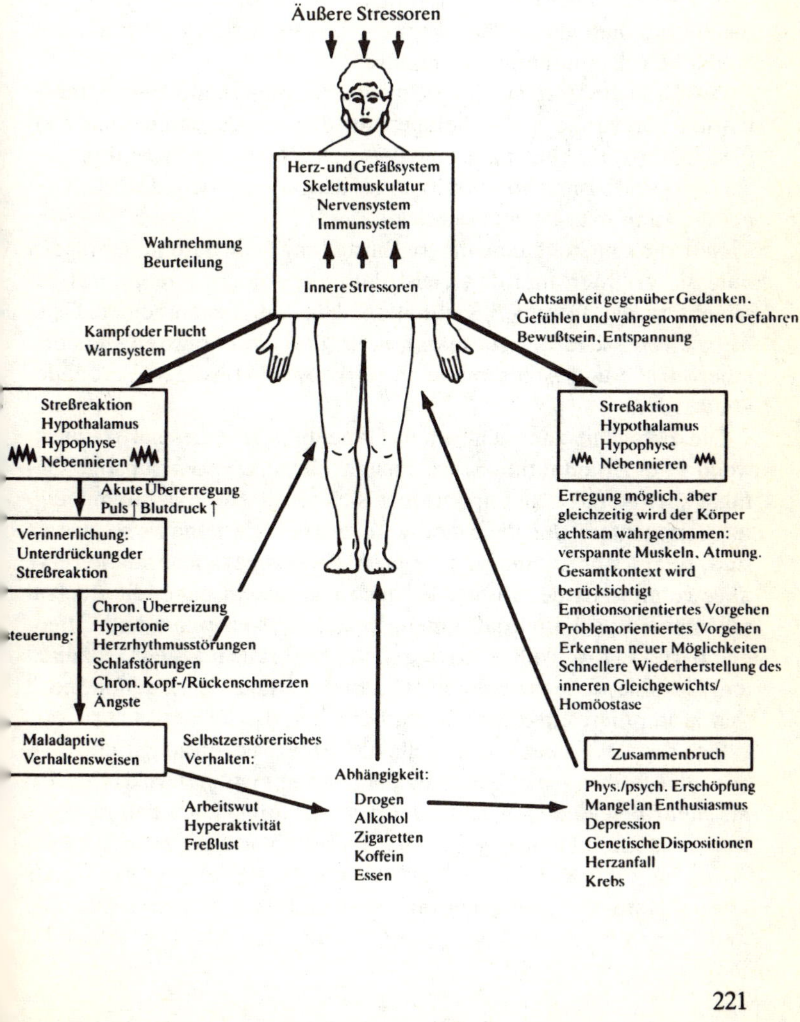

Wenn es einem gelingt, in der Streßsituation ruhig und zentriert zu bleiben, weil man sowohl die momentane Belastung als auch die Versuchung, impulsiv zu reagieren, erkennt, verleiht man der Situation eine völlig neue Dimension. Das bedeutet nicht, daß man aus Angst vor dem etwaigen Verlust der Kontrolle Emotionen und Gedanken unterdrücken müßte. Es schadet nicht, sie zu haben, wenn man ihnen Achtsamkeit angedeihen läßt, wenn man die Spannung im Körper wirklich fühlt und erfühlt.

In diesem Augenblick achtsam zu sein, bedeutet aber vor allem, die Agitationen als das zu erkennen, was sie wirklich sind, nämlich Gedanken, Empfindungen, Impulse.

Der einfache Vorgang des Sichbewußtwerdens kann einer Streßsituation bereits die Spitze nehmen. In diesem Augenblick hat man tatsächlich die Wahl zwischen der gewohnten Streßreaktion und einer angemessenen Streßaktion. Aus dem Gewahrsein der Situation heraus *kann* man *bewußt* handeln.

Natürlich entsteht diese innere Einstellung nicht automatisch. Man muß sie erlernen und den Geist daran gewöhnen. Genau das geschieht in der formalen Meditation. Nur wenn man seinen Geist fortwährend schult, kann man hoffen, daß die daraus entstehende innere Ruhe und Achtsamkeit zu starken, zuverlässigen Verbündeten werden.

Die Fähigkeit zum achtsamen Handeln wird jedesmal trainiert, wenn in der Meditation Schmerzen, Unbehagen oder sonstige Gefühle auftreten. Dann erinnert man sich an die Rolle des unbeteiligten Beobachters, der alle Empfindungen registriert und sie so, wie sie sind, zuläßt, ohne darauf zu reagieren. Es ist zugegebenermaßen eine ungewohnte Art der Kontrolle, doch man macht dabei die überraschende Entdeckung, daß innere Stabilität, Akzeptanz und Offenheit perfekte Kontrollwerkzeuge sind. Man braucht gegen Gedanken und Gefühle weder wie gegen Windmühlenflügel zu kämpfen, noch sich krampfhaft um Kontrolle zu bemühen.

Sich für die Streßaktion anstelle der Streßreaktion zu entscheiden, bedeutet freilich nicht, daß man niemals mehr wütend wird oder sich nie mehr beleidigt, schlecht oder gestreßt fühlt, noch daß man nie wieder Dummheiten begeht oder Trübsal bläst. Es bedeutet vielmehr, daß man sich dieser Gefühle/Impulse beziehungsweise ihrer wahren Natur zunehmend bewußt wird und sie zu erkennen vermag, wenn sie auftauchen. Achtsamkeit bewirkt, daß der Reizbarkeit der

Nährboden entzogen wird oder man sich nach einem «Anfall» schneller wieder «fängt». In der Abbildung wird das durch die *kleinen* Blitze in dem Kästchen «Streßaktion» angedeutet (die Blitze im Kästchen «Streßreaktion» sind dagegen signifikant größer).

In manchen Fällen sind emotionale Erregung und physische Anspannung durchaus angebracht, in anderen Fällen wiederum nicht. Wie man sich entscheidet, hängt vom Grad der Achtsamkeit ab.

Es gibt Situationen, in denen man sich bedroht fühlt, ohne daß ein wirklicher äußerer Anlaß dazu gegeben wäre, aber die Bedrohung existiert im Geist, und das genügt. Lenkt man seine Aufmerksamkeit auf diese Tatsache, sieht man deutlich, daß unsere unausgewogene Sicht maßgeblich an unseren Überreaktionen beteiligt ist. Es liegt ganz an einem selbst, die gewohnte, einengende Perspektive loszulassen, und sei es nur, um herauszufinden, was dann geschieht. Warum sollte man nicht die Chance nutzen, einmal etwas Neues auszuprobieren und seinen Erfahrungshorizont zu erweitern? Man hat absolut nichts zu verlieren. Ganz im Gegenteil – man wird überrascht feststellen, daß Dinge, die das Faß früher zum Überlaufen brachten, kaum mehr ins Gewicht fallen, weil man entspannter und selbstsicherer geworden ist. Diese Erfahrung hat eine außerordentlich befreiende Wirkung. Es ist die Erfahrung physischer und psychischer Ausgewogenheit, die Erfahrung der *inneren Mitte.*

Die Streßaktion wird im Alltag auf dieselbe Weise kultiviert wie die Achtsamkeit – jeden Augenblick neu, und zwar, indem man das Bewußtsein fest in der Atmung und im Körper verankert. Spürt man, daß alle Anzeichen auf Sturm stehen, lenkt man die Aufmerksamkeit in den Bereich, wo man sich am schnellsten verspannt, in die Schultern oder in den Nacken. Wenn das Herz zu rasen beginnt oder im Magen ein flaues Gefühl entsteht, kurz wenn alle vertrauten Streßsymptome auftreten, versuchen Sie, die volle Aufmerksamkeit auf Ihren Ärger, Ihre Wut oder Ihre Ungeduld zu richten, noch während die Emotion in Ihnen aufsteigt. Anstatt sich aber wie gehabt damit zu identifizieren und hinreißen zu lassen, könnten Sie ganz ruhig bleiben und sich sagen: «Aha, das ist also Ärger, das ist Wut», oder «So sieht Streß also aus». Als nächstes machen Sie sich bewußt, daß dies eine Gelegenheit ist, die Übung der Achtsamkeit praktisch anzuwenden, und richten Ihre Aufmerksamkeit auf den Atem. Wenn Sie das rechtzeitig tun, weil es Ihnen rechtzeitig einfällt, können Sie eine potentielle Streßreaktion in eine Streßaktion umwandeln.

Natürlich braucht man dazu viel Übung, aber wenn es Ihnen wie mir und den meisten anderen Menschen, die ich kenne, geht, wird es an Gelegenheiten zum Üben nicht mangeln. Tatsächlich wäre es unrealistisch anzunehmen, man könne von nun an in *jeder* Situation überlegt handeln. Aber schon der *Versuch,* jede Situation in ihrem größeren, umfassenderen Kontext zu sehen, verwandelt einen potentiellen Streßfaktor in eine willkommene Herausforderung, die man nutzen kann, um daran zu wachsen, ähnlich wie ein Seemann den Wind zu nutzen weiß, um schneller voranzukommen. Zwar wird man nicht in der Lage sein, die Situation in ihrer Gesamtheit zu kontrollieren, aber man befindet sich dennoch in einer guten Position, um entweder kreativ mit ihr umzugehen oder sich wenigstens besser davor zu schützen.

Der beste Einstieg ist der Atem. Das Atmen – und hier ganz besonders die Bauchatmung – ist etwas äußerst Beruhigendes. Sich auch nur für kurze Zeit darauf zu konzentrieren, das heißt, bewußt zu atmen, verleiht uns Stabilität und erinnert uns daran, daß unterhalb der aufgepeitschten Oberfläche unserer Gedanken und Gefühle tiefe Ruhe und Frieden herrschen.

Wenn wir beides vorübergehend verloren haben, ist es der Atem, der uns wieder damit verbindet. Bewußt atmend können wir unsere Gedanken und Gefühle überprüfen, ihre reaktive Natur untersuchen und ihre Gültigkeit in Frage stellen. In einer stressigen Situation Ruhe bewahren zu können, bedeutet nicht nur den Impuls der Kampf-oder-Flucht-Reaktion zu erkennen, sondern ebenso alle weiteren relevanten Faktoren, das heißt, man ist sich des größeren Zusammenhangs dieser Situation bewußt. Eine unserer ehemaligen Patientinnen hängte das «Neun-Punkte-Problem» in ihrem Büro auf, um sich in stressigen Augenblicken daran zu erinnern, daß jedes Problem in einem größeren Kontext betrachtet werden muß, in dessen Rahmen allein sich eine geeignete Lösung finden läßt. Diese Einstellung ermöglicht es einem auch, bereits Geschehenes als nun mal geschehen zu akzeptieren. Es ist bereits Vergangenheit. Sie können Ihre ganze, ungeteilte Energie direkt in den Augenblick und seine Anforderungen investieren.

Im Gegensatz zur Streßreaktion bedeutet die Streßaktion keine zusätzliche Belastung. Man handelt, und damit ist die Sache erledigt. Wieder unbelastet, kann man sich anderen Dingen zuwenden, nachfolgende Augenblicke sind frei vom Echo der vorigen, weil man sich ihnen gestellt, sie *verarbeitet* und losgelassen hat. Es kommt also gar nicht erst zu einer Verinnerlichung von Spannungen mit all ihren Nebenwirkungen.

Je vertrauter Sie durch die formale Meditationspraxis im Umgang mit der Achtsamkeitsübung werden, desto leichter fällt es, sie auch in stressigen Alltagssituationen anzuwenden. Wenn Sie gestreßt sind, können Sie jederzeit die Position des neutralen Beobachters einnehmen, der zusieht, wie die Wellen der Gedanken- und Gefühlsimpulse sich aufbäumen, nur um innerhalb von Sekunden wieder in sich zusammenzufallen. Sie brauchen sie weder zu unterdrücken noch davonzulaufen. Natürlich werden Sie immer noch ein wenig mit ihnen auf und ab schaukeln, aber weitaus weniger heftig als unter dem Druck der automatischen Streßreaktion.

Dr. Daniel Goleman und Dr. Gary Schwartz stellten Anfang der siebziger Jahre in zahlreichen Untersuchungen fest, daß Menschen, die regelmäßig meditieren, eine größere Flexibilität im Umgang mit Streß an den Tag legen und eher zur Streßaktion als zur Streßreaktion neigen. In einer anderen Studie, die Dr. Dean Ornish und seine Kollegen mit einer Reihe von Herzpatienten durchführten, waren diese innerhalb eines 24tägigen Intensivkurses, zu dem eine fettarme, cholesterinarme, vegetarische Kost sowie tägliches Meditieren und Yoga-Übungen gehörten, in der Lage, bestimmte Überreaktionen in einer Streßsituation zu kontrollieren. War zuvor in Zeiten der Belastung zum Beispiel der Blutdruck gestiegen, blieb er am Ende des Kurses stabil. Erhöhter Blutdruck als Folge von Streß ist etwas ziemlich Normales. Um so erstaunlicher war es, daß es diesen Patienten gelang, innerhalb kurzer Zeit ihre Streßreaktion effektiv zu beeinflussen und ihr Verhalten zu ändern.

Es sollte klargeworden sein, daß achtsamer Umgang mit Streß nicht heißt, daß man Emotionen unterdrückt oder nie wieder automatisch reagiert, sondern daß man sinnvoll mit ihnen umgeht, um nicht mehr von ihnen überwältigt zu werden. Es heißt, auf eine Situation angemessen zu reagieren. Dies wiederum hängt ganz von der Situation ab und von der Bedeutung, die man ihr beimißt. Es ist nicht möglich, sich im voraus einen Plan zurechtzulegen oder eine Strategie zu entwickeln, die man dann in allen Streßsituationen fix und fertig aus dem Ärmel schüttelt. Man muß lernen, jeden Moment zu nehmen, wie er kommt und ihm die volle Aufmerksamkeit zu schenken. Dabei ist Phantasie gefragt, aber auch Vertrauen in die eigene Fähigkeit, mit Hilfe der Achtsamkeit angemessen handeln zu können. So wird jede Streßsituation zu einem Experimentierfeld, zu einer Gelegenheit für neue Entdeckungen. Manchmal lassen dabei die Schmerzen nach, manchmal nicht, aber immer vermittelt die Übung der Achtsamkeit den Trost der Weisheit und das innere Vertrauen, selbst inmitten von Leid und Schmerz vollkommen ganz zu sein.

Teil vier

Praktische Anwendungen im Alltag

21 Hören Sie auf Ihren Körper

Wie wenig wir unseren eigenen Körper verstehen, zeigt deutlich die Gewohnheit, sofort zu einer Schmerztablette zu greifen, sobald einem etwas auch nur ein bißchen weh tut. Wir empfinden seine Symptome als lästig, da sie uns daran hindern, das zu tun, was wir wollen. Deshalb setzen wir auch alles daran, sie so schnell wie möglich zu beseitigen und übersehen dabei völlig, daß Symptome Signale sind. Sie teilen uns mit, daß etwas aus dem Gleichgewicht geraten ist. Sie zu unterdrücken oder zu ignorieren führt früher oder später zu noch schwerwiegenderen Problemen, ganz abgesehen davon, daß man auf diese Weise natürlich nicht lernt, auf seinen Körper zu hören und ihm zu vertrauen.

Obwohl wir in der Streßklinik wenig Gewicht auf die Reduzierung von Symptomen legen, erleben wir dennoch manchmal dramatische Verbesserungen. Wenn wir auf Schmerzen eingehen, dann tun wir es nicht mit dem Ziel, sie verschwinden zu lassen. Das wäre auch schwierig, denn an den Kursen nehmen Menschen mit den verschiedensten Krankheitsbildern teil. Worauf wir hinarbeiten, ist eine veränderte innere Einstellung, ein persönlicher Sinneswandel, nicht eine Verstärkung der Ich-Bezogenheit und erneute Konzentration auf die Krankheit. Wir stellen das, was noch «funktioniert», in den Vordergrund, nicht die Defekte, ohne diese deswegen zu ignorieren. Diese Vorgehensweise versetzt uns in die Lage, zum Kern des Problems vorzudringen, was bei einer einseitigen, symptomorientierten Methode nicht möglich wäre. Der Kern des Problems, der Krankheit, ist das Nicht-Erkennen der eigenen Ganzheit, die darin liegt, genau das zu *sein,* was man ist, und zwar in jedem Augenblick.

Unsere Beschäftigung mit Schmerzen und Symptomen besteht darin, *in* die Empfindung, die Geist und Körper gerade dominiert, einzutauchen, anstatt sie zu bekämpfen, was nichts anderes bedeutet, als daß man die Empfindung selbst und die Reaktion darauf zum

Gegenstand seiner Achtsamkeit macht und die Ruhe und Klarheit der Achtsamkeit in sie einfließen läßt.

Nehmen wir an, daß Sie an einer chronischen Krankheit leiden. Es ist ganz natürlich, sich deswegen Sorgen zu machen oder bedrückt zu sein, vielleicht sogar Angst davor zu haben, daß sie sich verschlimmern könnte. Wie gesagt, es ist nur natürlich, so zu denken, aber die Energie, die Sie auf diese Gedanken verschwenden, und die Aufmerksamkeit, mit der Sie die Krankheit verfolgen, haben keine heilende, hilfreiche Kraft, sondern das genaue Gegenteil davon.

Der Weg der Achtsamkeit führt uns dahin, daß wir uns in jedem Augenblick so akzeptieren, wie wir sind, sei es mit oder ohne Schmerzen, mit oder ohne Symptome, mit oder ohne Angst. Anstatt eine Erfahrung als unerwünscht abzulehnen, fragt man sich: «Was sagt dieses Symptom über den Zustand meines Körpers oder Geistes aus?» Für einen Augenblick erlaubt man sich, voll in die Empfindung einzutauchen. Dazu gehört eine Portion Mut, vor allem wenn die Empfindung mit Schmerzen oder Angst verbunden ist. Aber Sie sollten es trotzdem versuchen, und sei es nur für, sagen wir, zehn Sekunden. Tauchen Sie für zehn Sekunden in den gefürchteten Schmerz ein, und nutzen Sie die ungewohnte Nähe, um einen genaueren Blick darauf zu werfen.

Natürlich könnten Sie nun fragen, warum man diese Anstrengung auf sich nehmen soll. Die Antwort ist recht einfach: Weil wirkliche Gesundheit nur aus dem Jetzt entsteht, aus diesem Augenblick, den wir erleben, der sozusagen unser momentaner Standort ist. Schmerzen, Symptome und Gefühle aus der Nähe zu betrachten und sie so, wie sie sind, zu akzeptieren, ist von größter Wichtigkeit. Sie zu ignorieren oder zu betäuben hieße, die Verbindungsbahnen lahmzulegen, mit deren Hilfe das Gleichgewicht und die Kontrolle wiederhergestellt werden. Die Bedeutung der Signale des eigenen Körpers zu erfassen ist eine Herausforderung. Auf sie zu achten und sie sich zu Herzen zu nehmen heißt, die Verbindung wiederherzustellen.

Wenn Sie während der Meditation Kopfschmerzen bekommen, versuchen Sie, die Gelegenheit zu nutzen, um das, was Sie «Kopfschmerz» nennen, genauer zu untersuchen. Wie oft hatten Sie im Leben schon Kopfschmerzen, auch ohne daß Sie meditiert hätten? Haben Sie ihnen jemals bewußt Aufmerksamkeit geschenkt? Sind Sie ihnen mit Akzeptanz und Interesse begegnet? Haben Sie auf die gedanklichen Assoziationen geachtet? Oder hat der Autopilot automatisch die gewohnte, negative, ablehnende Reaktion in Gang gesetzt? Wenn ja, sollten Sie getrost einmal etwas Neues ausprobieren und die Aufmerksamkeit verlagern, wodurch Sie alle negativen Gedanken als *Gedanken* erkennen und so den Kopfschmerz als Teil Ihrer Lebenserfahrung – des jetzigen Augenblicks – akzeptieren können. Das ist nicht nur vernünftiger; angesichts der Tatsache, daß er ohnehin da ist, ist es sogar ausgesprochen klug.

Lenken Sie Ihre Aufmerksamkeit ungeteilt auf den Kopfschmerz, und versuchen Sie zu verstehen, was er Ihnen zeigen will. Welche Stimmungen, Emotionen oder Ereignisse gingen seinem Auftreten voraus? Wie fühlen Sie sich jetzt? Ängstlich? Deprimiert? Traurig? Wütend? Enttäuscht? Entmutigt? Verärgert? Können Sie mit dem Schmerz atmen? Sich in ihn hineinentspannen? Können Sie Ihre Gedanken und Gefühle als das, was sie sind, sehen, nämlich als mentale/emotionale Ereignisse, als Wellen auf der aufgepeitschten Meeresoberfläche? Als dunkle Wolken, die dem klaren Himmel des Bewußtseins vorgelagert sind? Ist Ihnen bewußt, daß Sie sich mit dem Schmerz, der Angst oder der Wut identifizieren, sie sogleich als *mein* Schmerz, *meine* Wut et cetera empfinden? Was geschieht, wenn Sie das *mein* fortlassen und den Augenblick als solchen annehmen?

Wenn Sie Kopfschmerzen so analysieren und sich das Zusammenwirken von Gedanken und Gefühlen vor Augen führen, die sich gegenseitig bedingenden Reaktionen, die Urteile und schließlich die Ablehnung des Zustands, in dem Sie sich gegenwärtig befinden, wenn Sie den starken Wunsch, sich wieder besser fühlen zu wollen, näher anschauen, vielleicht erkennen Sie dann an irgendeinem Punkt, daß Sie eben nicht der Schmerz in Ihrem Kopf sind – es sei denn, Sie vollziehen den inneren Prozeß der Identifikation, indem Sie die Empfindung als *Ihren* Kopfschmerz deklarieren.

Unser Sprachgebrauch sagt viel über den Mechanismus aus, mit dem wir Symptome und Krankheiten verinnerlichen. So sagen wir ganz selbstverständlich: «Ich habe Kopfweh», «Ich habe Schnupfen», «Ich habe Fieber», das heißt, wir bringen jedes Symptom unbewußt und automatisch mit uns, mit dem Ich, in Verbindung. Man muß den Vorgang der Identifikation in dem Augenblick erkennen, wo er einsetzt, und ihn bewußt loslassen, um besser auf die Botschaft hören zu können, frei von übertriebenen Reaktionen. Kopfschmerzen wie auch andere Schmerzen sind dynamische, sich entfaltende und der

Veränderung unterliegende Prozesse – aber nicht «unsere» oder «meine».

Betrachtet man ein Symptom voller Aufmerksamkeit, seien es Verspannungen, Herzklopfen, Atemnot, Fieber oder Schmerzen, honoriert man ein Signal des Körpers, das man ansonsten entweder ignorieren oder unterbinden würde – mit dem Ergebnis, daß noch größere Probleme daraus entstehen können.

In der Tat läßt der Körper *nichts* unversucht, um seine Botschaft zu übermitteln, das heißt, unsere Aufmerksamkeit auf ein Problem zu lenken. Einer unserer Kursteilnehmer, ein Priester, faßte es einmal so zusammen: Nach einigen Wochen Meditation erschien es ihm, als habe sein Körper schon ziemlich lange versucht, ihn zu einer Änderung seines überaktiven Lebensstils zu bewegen. Es fing mit Kopfschmerzen während der Arbeit an. Natürlich wurden sie ignoriert, selbst als sie schlimmer wurden. Daraufhin entwickelte der Körper ein Krebsgeschwür. Aber erst ein – glücklicherweise leichter – Herzanfall brachte ihn endlich zur Besinnung. Nun war er bereit zuzuhören. Dieser Priester drückte in schlichten Worten seine Dankbarkeit für den Herzanfall aus. Er bezeichnete ihn als ein wertvolles Geschenk, eine Chance, seine letzte Chance vielleicht, achtsam zu sein.

22 Hören Sie auf, sich zu identifizieren

Wenn Sie sich das nächste Mal mit dem Hammer auf den Daumen schlagen oder sich das Schienbein prellen, sollten Sie nach dem ersten Schreck die Gelegenheit zu einem kleinen Achtsamkeitsexperiment nutzen. Versuchen Sie, das Schauspiel, das sich innerhalb von Bruchteilen von Sekunden abspielt, so genau wie möglich zu beobachten: die explosionsartige Ausbreitung des Schmerzes, Ihre Schmerzäußerungen, die Zuckungen des Körpers. Auch wenn es Ihnen nur vorübergehend gelingt, werden Sie dennoch merken, daß man relativ schnell aufhört, zu jammern oder zu schimpfen und daß die Bewegungen wieder kontrollierter werden. Während Sie nämlich den Schmerz beobachten, erkennen Sie seine Unbeständigkeit. In schneller Abfolge jagen pochende, hämmernde und brennende Empfindungen durch die schmerzende Stelle und gehen ineinander über. Beobachten Sie diesen Fluß der Sensationen, während Sie die Stelle verarzten. Wenn Ihre Konzentration stark genug ist, entdecken Sie vielleicht ein Zentrum der Ruhe in sich, von dem aus Sie das besagte Schauspiel beobachten können. Es ist möglich, sich mitten im Schmerz gleichzeitig vollkommen unbeteiligt, wie losgelöst von ihm zu fühlen.

Ein Hammerschlag auf den Daumen verursacht augenblicklich eine Schmerzexplosion. Derart plötzlich auftretende Schmerzen werden als *akute* Schmerzen bezeichnet, die in der Regel sehr intensiv sind, dafür aber meist auch rasch vorübergehen. Entweder verschwinden sie von selbst oder sie zwingen zu einer Sofortmaßnahme, die Linderung bringt. Wenn Sie in einem solchen Augenblick Achtsamkeit anwenden, das heißt Ihre Empfindungen genau beobachten, werden Sie bemerken, daß Ihre Einstellung diesen Empfindungen gegenüber entscheidend daran beteiligt ist, wie intensiv die Schmerzerfahrung ausfällt. Auch Ihre Emotionen sowie Ihr Verhalten sind davon betroffen. Oder anders ausgedrückt: Sie machen die wahrlich revolutionäre Entdeckung, daß man im Umgang mit physischem Schmerz bestimmen kann, wieviel Schmerz man spürt, anstatt einfach nur von ihm überwältigt zu werden.

Die Behandlung *chronischer* Schmerzen ist noch immer ein medizinisches Problem. Bei akuten Schmerzen oder Verletzungen läßt sich die Ursache in der Regel schnell feststellen und behandeln. Fast immer verschwindet damit auch der Schmerz. Manchmal allerdings erweist ein Schmerz sich als hartnäckig und reagiert weder auf bewährte Medikamente noch auf chirurgische Eingriffe. Auch gibt es Schmerzen, deren eigentliche Ursache nicht eindeutig auszumachen ist. Generell gilt, daß Schmerzen, die länger als sechs Monate andauern oder phasenweise kommen und gehen, als chronische Schmerzen zu bezeichnen sind. Im Folgenden werden wir uns damit beschäftigen, wie die Übung der Achtsamkeit den Umgang mit diesen Schmerzen erleichtern kann.

Alle Patienten der Streßklinik sind von ihren Ärzten gründlich untersucht und meist auch schon längere Zeit behandelt worden, wenn sie zu uns kommen. Dies ist eine der Bedingungen, um überhaupt an unserem Programm teilnehmen zu können. So gibt es keine bösen Überraschungen oder medizinischen Versäumnisse. Die Achtsamkeitsmeditation muß im Krankheitsfall immer mit einer optimalen medizinischen Versorgung einhergehen und darf nicht als Ersatz für die professionelle ärztliche Therapie mißverstanden werden. Sie ist – und das in hohem Maße – eine vitale Ergänzung dazu.

Ebenso wie Streß nicht per se schlecht sein muß, sind es auch Schmerzen nicht. Ihre Funktion ist die eines Warnsystems. Ohne die Fähigkeit, Schmerz zu empfinden, würden wir unserem Körper unter Umständen den allergrößten Schaden zufügen – wir könnten uns lebensgefährlich verbrennen oder verletzen, der Blinddarm könnte durchbrechen, ohne daß wir es merkten.

Menschen, deren Schmerzempfinden von Geburt an gestört ist, tun sich schwer, auch nur die einfachsten Sicherheitsmaßnahmen einzuhalten, die uns normalerweise völlig selbstverständlich sind. Durch viele schmerzliche Erfahrungen haben wir im Laufe unseres Lebens eine ganze Menge über die Welt, uns selbst und unseren Körper gelernt. Schmerz ist ein guter Lehrer, und trotzdem würden die meisten Menschen ihn kategorisch als negativ, als schlecht bezeichnen.

Schon der bloße *Gedanke* an Schmerzen verursacht uns Pein, denn wir haben nie gelernt, uns anders als ablehnend mit ihnen auseinanderzusetzen. Deshalb greifen wir schon beim geringsten Anzeichen von Kopfschmerz zur Tablette, und sobald wir uns auch nur ein wenig unwohl fühlen, werden wir unruhig. Diese feindselige Einstellung ist ein großes Hindernis, gerade für Menschen mit chronischen Schmerzen.

Aversion gegen Schmerz ist im Grunde genommen nichts anderes als eine verstecke Aversion gegen Leid. Für gewöhnlich machen wir keinen Unterschied zwischen Schmerz und Leid, trotzdem gibt es ihn. Schmerz ist eine natürliche Funktion des Lebens, Teil unserer Lebenserfahrung, Leid dagegen eine von vielen möglichen Reaktionen auf Schmerz. Leid entsteht aus physischem und emotionalem Schmerz. Es beeinträchtigt unsere Gedanken, unsere Gefühle und auch, wie wir einer Erfahrung begegnen beziehungsweise sie interpretieren. Dennoch ist Leid etwas Natürliches, und tatsächlich spricht man ganz allgemein vom Leid des Menschseins. Dabei darf man allerdings nicht vergessen, daß Leid, wie bereits erwähnt, eine von vielen möglichen Reaktionen auf Schmerz ist. Schon ein wenig Schmerz kann ausreichen, um allergrößtes Leid hervorzurufen, wenn mit ihm zum Beispiel die Angst vor Krebs verbunden ist. Derselbe Schmerz wird zu einer unbedeutenden Angelegenheit, wenn die Testergebnisse negativ ausfallen und feststeht, daß es sich nicht um etwas Ernstes handelt. So ist es bei weitem nicht immer der Schmerz selbst, der das Maß an Leid bestimmt, sondern wie wir ihn sehen und auf ihn reagieren.

Chronische Schmerzen sind ein weitverbreitetes Übel. Sie können einen Menschen völlig außer Gefecht setzen. Man wird reizbar, ist deprimiert, neigt zu Selbstmitleid, Hilflosigkeit und Hoffnungslosigkeit. Man beginnt, sich minderwertig zu fühlen und kann nichts mehr von dem, was das Leben lebenswert macht, genießen. Zwar können chronische Leiden heutzutage wesentlich effizienter behandelt werden als noch vor zwanzig Jahren, in vielen Fällen lautet der Bescheid des behandelnden Arztes am Ende aber doch, daß man eben «lernen muß, mit den Schmerzen zu leben». Nur, *wie* man das tut, das können sie einem nicht vermitteln. *Zu lernen, mit Schmerzen zu leben, sollte nicht am Ende des Weges stehen, sondern am Anfang.*

Es wurde bereits erwähnt, daß die Ursache chronischer Schmerzen häufig nicht genau zu identifizieren ist. Ein Arzt kann dem Patienten also nicht mit letzter Sicherheit sagen, *warum* er diese oder jene Schmerzen hat. Auch Röntgenaufnahmen, Myelogramme (Röntgenbilder des Wirbelkanals und des Rückenmarks), Szintigramme und Ultraschall sind da oft wenig erhellend. Früher nahm man, wenn der Schmerz klar identifiziert werden konnte, ab und zu einen Eingriff vor, bei dem bestimmte Nervenbahnen durchtrennt wurden, um die Schmerzmeldung zu unterbrechen. Heute ist man davon abgekommen, weil Schmerzmeldungen nicht ausschließlich über bestimmte Nervenbahnen laufen. Menschen mit chronischen Schmerzen, die ihren Körper wie eine defekte Maschine betrachten und behandeln und den Arzt als Mechaniker mißverstehen, der nichts weiter tun muß, als den Schaden zu finden und zu reparieren, erleben denn auch meist eine herbe Enttäuschung, weil es so eben nicht geht.

Aus der Sicht des neuen Paradigmas sind Schmerzen nicht einfach ein Problem des Körpers, sondern des ganzen Systems. Die verschiedenen Arten von Wahrnehmungen und Empfindungen werden über die Bahnen des Nervensystems ans Gehirn weitergeleitet, wo sie registriert und zum Beispiel als «Schmerz» interpretiert werden. Erst dann erkennt auch der Organismus diese Impulse, und wir verspüren Schmerzen. Die Wahrnehmung von Schmerz wird darüber hinaus von höheren kognitiven und emotionalen Funktionen modifiziert, die sich einer Vielzahl von Verbindungen im Gehirn und im zentralen Nervensystem bedienen. Die «Systemsicht» eröffnet viele verschiedene Möglichkeiten, um mit Hilfe des Geistes die Schmerzerfahrung gezielt zu beeinflussen. Dabei hat sich die Meditation als eine große Hilfe im Umgang mit chronischen Schmerzen erwiesen. Wenn ein Arzt zur Meditation rät, dann nicht, weil dem Patienten etwa nichts weiter fehlt, sondern weil Geist und Körper nicht zwei voneinander unabhängige, getrennte Einheiten sind und weil jeder Schmerz auch eine mentale Komponente hat. Was wiederum bedeutet, daß man Einfluß auf jede Schmerzerfahrung nehmen kann, wenn man lernt, die mentalen Ressourcen zu mobilisieren.

Die praktische Anwendung der Meditation bei Schmerzen

Manche Menschen haben Schwierigkeiten einzusehen, warum man sich die Mühe machen soll, *in* den Schmerz einzutauchen beziehungsweise sich in ihn hinein zu entspannen, wenn man doch nichts sehnlicher wünscht, als ihn loszuwerden. Warum soll man nicht einfach die Zähne zusammenbeißen und ihn aushalten oder sich wenigstens ein wenig ablenken? Nun, einfach weil es Situationen gibt, in denen Zähne zusammenbeißen oder sich ablenken nichts fruchtet. Es ist deshalb ganz nützlich, noch ein paar andere Tricks auf Lager zu haben. Außerdem wurde durch verschiedene Experimente nachgewiesen, daß länger anhaltende Schmerzen effektiver gelindert wurden, wenn der Patient sich in sie hineinentspannte, anstatt sie zu ignorieren, sich abzulenken oder sie einfach zu ertragen.

Überdies führt diese Art der Beschäftigung mit Schmerzen zu einem tieferen Selbst- und Körperverständnis, was mit Zähnezusammenbeißen schwerlich erreicht werden kann. Will man aber lernen, *wie* man mit seinen Schmerzen leben kann, ohne sie einfach nur auszuhalten, dann ist genau dieses Verständnis von ausschlaggebender Bedeutung.

Nehmen wir also an, daß Sie unter chronischen Schmerzen leiden und außerdem damit begonnen haben, einige der Übungen aus dem ersten Teil des Buches *regelmäßig* zu praktizieren. Vielleicht haben Sie sich sogar für eine der formalen Meditationstechniken (siehe Kapitel 10) entschieden. Wenn nicht, sollten Sie jetzt den Entschluß fassen, sich acht Wochen lang täglich eine Dreiviertelstunde Zeit dafür zu nehmen, auch wenn Sie sich nicht danach fühlen oder Ihrer Meinung nach keine Anfangserfolge verbuchen können.

Leiden Sie unter chronischen Schmerzen, gelten für Sie dieselben Regeln und Anweisungen wie für alle anderen Patienten. Dazu gehört die Entwicklung der in Kapitel 2 erörterten inneren Einstellungen. Werden Sie sich Ihrer Identifizierung als «chronischer Schmerzpatient» bewußt, und erinnern Sie sich daran, daß Sie ein *ganzer* Mensch sind, der im Augenblick vor der Aufgabe steht, mit dem Problem «chronischer Schmerz» möglichst positiv umzugehen. Eine Veränderung der bisherigen Sichtweise ist um so wichtiger, je länger Sie sich schon mit Ihren Schmerzen herumplagen, und besonders, wenn Sie sich von dem Problem überwältigt fühlen und aus fehlgeschlagenen Therapien das Gefühl des Versagens davongetragen haben. Gerade jetzt sollten Sie nicht vergessen, daß Sie nach wie vor auch Freude und Dankbarkeit empfinden können. Diese Auffassung zu stärken ist nicht nur ein erster Schritt in Richtung Heilung, man schafft so außerdem ein geeignetes Klima für die Meditation.

Welches Problem Sie auch haben, welcher Schmerz Sie auch plagen mag, regelmäßiges Meditieren ist geradezu eine Garantie für tiefgreifende, bleibende Veränderungen, ob der Schmerz nun als Folge davon verschwindet oder nicht. Manchmal tut er es, manchmal nicht, das hängt von vielen verschiedenen Faktoren ab. Die tägliche Meditationssitzung ist Ihr ganz privates Forschungslabor, der Body-Scan, die Hatha-Yoga-Übungen, das Sitzen sowie die Übungen der Achtsamkeit im Alltag sind das Rüstzeug, mit dem Sie langsam, aber sicher die Fähigkeit zu größerer Kontrolle – auch über Ihre Schmerzen – erlangen.

Die Erfahrung hat gelehrt, daß Menschen mit chronischen Schmerzen am Anfang die ermutigendsten Erfahrungen mit dem Body-Scan machen. Wenn langes Stillsitzen oder gezielte Bewegungen schwerfallen, kann er auch im Liegen oder in jeder anderen bequemen Stellung durchgeführt werden. Sie brauchen nichts weiter zu tun, als die Augen zu schließen, sich auf den Atem zu konzentrieren und das sanfte Auf und Ab der Bauchdecke zu verfolgen. Dann bewegen Sie sich atmend durch den ganzen Körper, wie in Kapitel 5 beschrieben. Wenn Sie dabei auf eine Problemzone mit besonders intensiven Schmerzen oder besonders großem Unbehagen stoßen, behandeln Sie diese Region nicht anders als jede andere auch. Atmen Sie durch sie hindurch, und lassen Sie furchtlos jede neuentstehende Empfindung zu. Öffnen Sie sich ihr, beobachten Sie sie. Bei jedem Ausatmen entspannen Sie sich völlig. Spüren Sie, wie die Muskeln weich und locker werden, und wenn sie völlig entspannt sind, lassen Sie diesen Bereich ganz bewußt los. Verharren Sie einen Augenblick in dem Gefühl des Wohlbehagens, der Ruhe und Stille. Auch wenn der Schmerz wieder auftritt oder gar stärker wird, gehen Sie trotzdem zur nächsten Region weiter. Widmen Sie ihr die gleiche ungeteilte Aufmerksamkeit wie zuvor der schmerzenden. Tritt eine Besserung ein, registrieren Sie, auf welche Weise Sie sich besser fühlen, aber ohne sich zu identifizieren, dann setzen Sie den Body-Scan fort.

Vermeiden Sie Erwartungshaltungen, mit denen Sie sich unnötig unter Druck setzen, wie zum Beispiel, daß die Schmerzen nun gewiß bald verschwinden werden. Bleiben Sie offen für das, was kommt, für das Unerwartete. Vielleicht stellen Sie fest, daß die Schmerzen weniger intensiv sind, nicht mehr ganz so stechend et cetera. Bleiben Sie einfach nur bei der urteilsfreien Beobachtung. Registrieren Sie, was geschieht, welche Gedanken Ihnen durch den Kopf gehen, welche Gefühle entstehen. Dann lassen Sie sie los, Atemzug um Atemzug, jeden Augenblick neu. Schlüpfen Sie in die Rolle des neutralen Beobachters, der keine Wertungen vornimmt. Die Aufmerksamkeit ist fest im Body-Scan zentriert. Vielleicht finden Sie das manchmal ein bißchen langweilig, vielleicht regt es Sie aber auch auf. Das macht nichts. Auch Langeweile und Aufregung sind mentale Ereignisse, Impulse, sind Gedanken und Gefühle, die Sie registrieren und loslassen können. Es geht wirklich nicht darum, ob Sie die Übung spannend oder langweilig finden, interessant oder schwierig, was zählt und was Ihnen hilft ist einzig und allein, daß Sie *üben*.

Wenn Sie von Anfang an gute Erfolge mit dem Body-Scan erzielen, brauchen Sie keineswegs übermäßig stolz zu sein. Und wenn das Gegenteil der Fall sein sollte, wenn Sie das Gefühl haben, überhaupt nicht voranzukommen, brauchen Sie nicht übermäßig enttäuscht zu sein. Kein Tag gleicht dem anderen, nicht einmal eine Stunde gleicht der anderen. Vermeiden Sie unter allen Umständen die üblichen voreiligen Schlüsse. *Heilung und persönliches Wachstum benötigen Zeit.* Die Meditation muß über Wochen, Monate und Jahre hinweg stabiler und tiefer werden. Wenn Sie ein Problem oder einen Schmerz über viele Jahre hinweg hatten, ist es ausgesprochen unvernünftig anzunehmen, daß er nun innerhalb einiger Tage oder Wochen wie durch ein Wunder verschwindet, nur weil Sie begonnen haben zu meditieren. Und da Sie vermutlich alles andere sowieso schon ausprobiert haben, ohne den ersehnten Erfolg damit zu erzielen, was können Sie dann verlieren, wenn Sie sich vornehmen, einmal acht Wochen lang regelmäßig jeden Tag eine Dreiviertelstunde zu meditieren? Gibt es etwas Sinnvolleres, als täglich einige Zeit damit zu verbringen, «Tiefenforschung» zu betreiben? In sein eigenes Inneres zu schauen und Kontakt mit dem Urgrund aufzunehmen, einfach nur zu sein? Auch wenn Sie sich lustlos oder entmutigt fühlen, betrachten Sie diese Emotion einfach wie jedes andere Gefühl auch, und lassen Sie sie einfach los.

Wenn der Schmerz so stark wird, daß es Ihnen unmöglich ist, die Aufmerksamkeit in eine andere Körperregion zu lenken, beenden Sie die Übung. Versuchen Sie, Ihre Aufmerksamkeit direkt auf den Schmerz zu lenken, beziehungsweise atmend, mit sanfter Bestimmtheit, in den Schmerz hineinzugehen, egal wie schlimm es sich anfühlt. Dieser Schmerz ist nicht mehr und nicht weniger als die überwältigende Erfahrung dieses Augenblicks, und warum sollten Sie nicht versuchen, sich mit ihm auszusöhnen, da er nun einmal da ist?

Bei so naher «Tuchfühlung» kann einem schon mal etwas mulmig werden, aber auch das ist ein Gedanke, ein Impuls. Sie sollten dann daran denken, daß die Übung der Achtsamkeit keine kämpferische Auseinandersetzung, kein Kräftemessen zwischen Ihnen und Ihren Schmerzen ist. Sie kann es bei der entsprechenden inneren Verfassung allerdings werden, und das ist dann die weniger hilfreiche Einstellung, die die Schmerzen noch verschlimmert. Wirkliche Achtsamkeit entsteht aus der Entschlossenheit, physisches Unbehagen, Schmerzen, Erregung et cetera fortwährend und unbeteiligt zu beobachten, und zwar mit der Absicht, etwas über den Schmerz herauszufinden, nicht, vor ihm davonzulaufen oder ihn loszuwerden. Wenn Sie sich dies im Augenblick des Schmerzes vergegenwärtigen und auch nur ein oder zwei Atemzüge lang *inmitten* des Schmerzes *ruhig* bleiben können, ist das bereits ein erster Schritt in die richtige Richtung.

Ist der Schmerz einmal aufgetreten, versuchen wir, uns ihm in der Meditation möglichst neutral zu nähern, ihn möglichst unvoreingenommen in all seinen Facetten zu beobachten. Es bedeutet, sich der Schmerzempfindung völlig zu öffnen, wie diese auch geartet sein mag und *mit* ihr zu atmen, Atemzug um Atemzug. Auch wenn jeder Atemzug mit Schmerz «angefüllt» ist, versuchen Sie, ihn voll bewußt zu erleben. Bleiben Sie dabei, bis die Zeit, die Sie sonst für den Body-Scan gebraucht hätten, um ist, oder bis der Schmerz erträglicher wird. In diesem Fall setzen Sie den Body-Scan an der Stelle fort, an der Sie ihn unterbrochen haben.

Eine weitere Methode im Umgang mit Schmerzen ist es, sich der Gedanken und Gefühle, die im Zusammenhang damit entstehen, bewußt zu werden. Vielleicht haben Sie schon einmal bemerkt, daß Sie bestimmte Empfindungen im Rahmen des inneren Dialogs als «Schmerz» bezeichnen, sobald sie auftreten. «Schmerz» ist also der «Name», *nicht* die eigentliche Erfahrung. Indem wir jede unangenehme Empfindung «Schmerz» nennen, befrachten wir sie mit allen dazugehörigen Assoziationen und verstärken auf diese Weise den Eindruck von Schmerz. Dieser Zusammenhang ist leicht nachprüfbar.

Aber auch andere Gedanken und Gefühle tauchen auf und verschwinden wieder, ohne direkt benannt worden zu sein. Kommentare, Urteile, Reaktionen, Wünsche und Sätze wie «Das halte ich nicht länger aus» oder «Es ist alles so hoffnungslos». Sie jagen einem durch den Kopf und sind schlimmer als der Schmerz selbst, aber – SIE SIND NICHT DER SCHMERZ!

Diese Schlüsselerkenntnis gilt es, sich während der Meditation und während der Schmerzerfahrung zu vergegenwärtigen. Nicht nur sind diese Gedanken *nicht der Schmerz,* sie sind auch *nicht Sie*! Meistens sind sie nicht einmal besonders genau. Sie sind vielmehr undifferenzierte Reaktionen des Geistes, der nicht willens ist, Schmerzen zu akzeptieren. Wenn wir erkennen, daß Empfindungen wie zum Beispiel Schmerz erst durch die enorme Angst davor so furchtbar werden, erkennen wir zugleich, daß wir Empfindungen nicht in ihrer reinen Form erleben, sondern immer vermischt mit den verschiedensten Gedanken *über* eine Empfindung, Gedanken, die letzten Endes nutzlos sind, weil sie die wirkliche Empfindung überlagern und verfälschen. So begreifen wir auch, daß sie im Fall von Schmerz alles nur noch verschlimmern.

Unser Vernunftdenken teilt alle Erfahrungen in «gute» und «schlechte» ein, und sein einziges Kriterium für die Beurteilung ist, ob es etwas mag oder nicht. Erfahrungen, die es nicht mag, werden nicht zugelassen. Und das ist der springende Punkt. Nicht *Sie* sind es, die/der eine Empfindung nicht akzeptieren will, sondern der rationale Verstand. Aber in der Zwischenzeit ist uns klargeworden, daß wir uns nicht mit unseren Gedanken identifizieren müssen und daß sie nicht von vornherein unumstößliche Wirklichkeiten sind.

Diese Erkenntnis erlaubt uns, mit Schmerzen anders umzugehen als bisher. Sie bietet uns eine nachprüfbare, äußerst wirksame Alternative. Wenn Sie das nächste Mal von heftigen Schmerzen geplagt werden, wagen Sie das Experiment, und lassen Sie den Teil des Geistes los, der die Dinge so, wie sie sich gerade darbieten, nicht akzeptieren will. Anstatt in der gewohnten Art und Weise mit viel Energie gegen die unangenehme Situation zu rebellieren, akzeptieren Sie sie, selbst wenn es Ihnen schwerfällt. Messen Sie Wut, Ärger oder Schmerzen einmal nicht absolute Bedeutung bei, und verkneifen Sie es sich, die Dinge in gewohnter Weise zu beurteilen. Geben Sie sich einmal die Gelegenheit, wirklich zu *sehen,* was ist, und nicht immer nur das zu sehen, was Sie früher einmal gesehen haben und nun gewohnheitsmäßig immer wieder zu sehen meinen. Dabei werden Sie möglicherweise inmitten aller Turbulenzen einen Augenblick innerer Ruhe erfahren, und es wird Ihnen nicht entgehen, daß Ihr *Gewahrsein* der Empfindungen, Gedanken und Gefühle sich von den Empfindungen und Gedanken selbst unterscheidet.

Das die Empfindung wahrnehmende Bewußtsein ist frei von Schmerzen und unterliegt auch nicht dem Einfluß der Gefühle. Wenn Sie den Body-Scan oder irgendeine andere Achtsamkeitsübung praktizieren, stellen Sie schon nach kurzer Zeit fest, daß ein schmerzlicher Zustand sich verschlimmert, sobald man sich mit den entsprechenden Gedanken und Gefühlen identifiziert. Ebensogut kann man sich aber auch mit dem wahrnehmenden Bewußtsein, dem neutralen Beobachter, identifizieren und seine Erfahrungen verändern.

In der Meditation nehmen wir die Position des inneren Zeugen oder neutralen Beobachters ein und behalten sie bis zum Schluß der Sitzung bei. Gegen Ende der Body-Scan-Kassetten üben wir etwas, was man als «nichtgerichtetes Bewußtsein» bezeichnen könnte. Dabei versucht man, überhaupt *jede* Identifikation mit jeglichem inneren Geschehen aufzugeben, sei es nun der Atem, Empfindungen oder Wahrnehmungen gleich welcher Art. Für einen kurzen Augenblick bringen wir Gedanken, Gefühle, Vorlieben und Abneigungen, Konzepte und Ideen über uns selbst und die Welt, kurz unsere ganze Identität, in das Feld des Bewußtseins und lassen auch sie ganz bewußt los.

Schließlich ruft man sich ins Bewußtsein, daß man *jetzt*, in diesem Augenblick ganz ist, ganz – und gleichzeitig Teil eines größeren Ganzen. Es ist nicht nötig, alle Probleme gelöst oder alle schlechten Gewohnheiten abgelegt zu haben. Man identifiziert sich mit dem Aspekt des Seins, der über Körperempfindungen, Namen, Gedanken und Gefühle, Konzepte, ja sogar über die Identifikation mit dem eigenen Alter oder Geschlecht hinausgeht.

Es kommt vor, daß durch das bewußte Loslassen all dessen, womit man sich ständig unbewußt identifiziert, ein Zustand innerer Ruhe entsteht, in dem sich alle Vorstellungen auflösen und nur mehr reines Gewahrsein existiert, ein Wissen jenseits von allem gewöhnlich Wißbaren. Aus diesem Zustand mag die Erkenntnis erwachsen, daß, was auch immer man ist, man ganz sicher nicht der Körper ist, so nützlich und brauchbar er zweifellos sein mag, und demzufolge auch nicht der physische Schmerz, den dieser erfährt.

In dem Maß, wie ein Mensch lernt, einfach nur zu sein und in diesem Gefühl zu verweilen, erfährt seine Einstellung Schmerz und Leid gegenüber eine profunde Veränderung. Viele unserer Patienten haben aufgrund dieser Erfahrung, die aus der regelmäßigen Praxis resultiert, eigene Wege gefunden, um mit ihren Schmerzen leben zu können. Sie haben ein Stück harter, völlig unromantischer innerer «Ausgrabungsarbeit» geleistet, ohne die niemand seine ihm innewohnende Ganzheit entdeckt, weil diese unter unzähligen Schichten von konditionierten Meinungen, Ansichten, Vorlieben, Abneigungen und dem dichten Nebel unserer automatischen Denk- und Verhaltensmuster verborgen liegt. Trotzdem ist sie da, ein Teil menschlichen Seins, wie auch der Körper und die Gefühle.

Wenn dieser Weg in Ihnen eine Resonanz findet, sollten Sie ihn getrost einmal ausprobieren. Dabei muß Ihnen allerdings klar sein, daß es ohne Übung nicht geht. Kultivieren Sie in sich jene Augenblicke der Ruhe und des bloßen Gewahrseins, und betrachten Sie Ihre Schmerzen wie einen Lehrer, der auch zu außergewöhnlichen Methoden greift, um Ihnen zu helfen.

Gewiß erfordert dies ein hohes Maß an Disziplin, und es wird immer wieder Phasen geben, in denen Sie aufgeben möchten, weil Sie keine direkten Ergebnisse sehen. Vergessen Sie dann bitte nicht, daß diese Art innerer Arbeit Geduld und Verständnis mit sich selbst und natürlich mit den Schmerzen erfordert, denn Sie arbeiten ja im wahrsten Sinn des Wortes an der eigenen Schmerzgrenze – und zwar auf *sanfte* Weise, um sich nicht zu überfordern und nichts zu übereilen. Ein Durchbruch läßt sich nicht erzwingen, und schon gar nicht nach unseren Vorstellungen. Er kommt von selbst, wenn die Zeit dafür reif ist. Die Achtsamkeit ist kein Bulldozer, mit dem man jeden Widerstand einfach plattwalzt. Sie rüttelt vielmehr sanft an unseren starren Barrieren, hier ein wenig und dort ein wenig – und während sie zu wanken beginnen, eröffnen sich neue Dimensionen des Seins, sogar im Augenblick des Schmerzes.

23 Achtsamkeit und chronische Schmerzen

Chronische Rückenschmerzen beeinträchtigen alles, was man tut. Man ist gereizt, frustriert, deprimiert, und das bekommmt jeder zu spüren, bis schließlich alle, die mit einer solchen Person zu tun haben, sich gestreßt, gereizt, wütend und hilflos fühlen. Aber – Rückenschmerzen zwingen geradezu zur Achtsamkeit, weil auch die kleinste Unachtsamkeit, je nach Art und Schwere des Problems, unangenehme Folgen haben kann. Will man systematisch daran arbeiten, beispielsweise die Muskulatur stärken, um in der Lage zu sein, wenigstens einige der Dinge zu tun, die man tun möchte, ist Achtsamkeit unerläßlich.

Unter den chronischen Schmerzpatienten der Klinik erzielen jene die besten Ergebnisse, die die Übung der Achtsamkeit als Langzeittherapie betrachten, also keine entscheidende Verbesserung innerhalb von acht Wochen erwarten. Sie denken von vornherein in Zeiträumen von einem halben Jahr, einem Jahr oder gar noch länger und üben unbeirrt und geduldig, auch wenn sie keine Anfangserfolge verbuchen können. Wie wir aber am Beispiel von Phil in Kapitel 13 sehen konnten, kann es durchaus geschehen, daß sich das Lebensgefühl schon nach dem ersten Body-Scan zum Positiven hin ändert. Zusätzlich zu der Bereitschaft, langsam und systematisch an chronischen Rückenschmerzen zu arbeiten, sollte man auch eine halbwegs realistische Einschätzung der Möglichkeiten des Body-Scan haben. Seine Wirkung läßt sich vielleicht mit der eines Konditionstrainings vergleichen, das, regelmäßig durchgeführt, nicht nur den Rücken stärkt, sondern den ganzen Körper. Ich kenne einen Wissenschaftler, der unter starken chronischen Schmerzen leidet. Jeden Morgen, bevor er das Haus verläßt, nimmt er sich eine Stunde Zeit, um seinen Körper «zurechtzurücken», wie er es nennt. Chronische Schmerzen machen in der Tat ein tägliches «Fitneßtraining» unerläßlich.

Im Fall von Rückenschmerzen ist es allerdings ratsam, einen Fachmann zu Rate zu ziehen und nur die Übungen durchzuführen, die dem individuellen Fall angemessen sind. Dann aber ist regelmäßiges Üben ein absolutes Muß. Die Rückenschmerzen dürfen nicht zur Entschuldigung dafür werden, daß man den Rest des Körpers vernachlässigt. Schwimmen und radfahren, selbst auf einem Heimtrainer, sind überaus empfehlenswert. Begnügen Sie sich mit den Übungen, die im Bereich Ihrer Möglichkeiten liegen, und vermeiden Sie solche, von denen der Arzt Ihnen abrät. Verwenden Sie täglich wenigstens fünf oder zehn Minuten darauf, sich ausgiebig zu dehnen und zu strecken, wie es in Kapitel 6 beschrieben wurde. Herzstück Ihrer Bewegungstherapie sollte aber nach wie vor der tägliche Body-Scan bleiben (siehe auch Kapitel 5 und 22). In dieser Zeit lernen Sie Ihren Körper aus der Stille unabgelenkter Achtsamkeit heraus in seiner Ganzheit kennen und begegnen Schmerzen und Unbehagen in dem Augenblick, in dem sie entstehen.

Wenn Sie, so wie Phil, wegen eines chronischen Rückenleidens Ihren Beruf nicht mehr ausüben können und arbeitslos sind, können Sie diese scheinbar wenig ermutigende Situation in eine kreative umwandeln und zu Ihren Gunsten nutzen, indem Sie intensiv den Body-Scan, die Yoga-Übungen und die Sitzmeditation praktizieren. Niemand kennt Ihren Körper so gut wie Sie, und niemand ist von seinem Wohlbefinden so abhängig wie Sie selbst. Jede Übung ist eine lohnende Investition, bei der Sie keinerlei Verluste zu befürchten haben.

Eine der heilsamsten Übungen, die Sie Ihrem Körper zu jeder Zeit zuteil werden lassen können, ist, in den Schmerz hinein- beziehungsweise durch ihn hindurchzuatmen, wie wir es im Body-Scan tun. Lenken Sie den Atem bewußt in die schmerzende Region oder Stelle, zum Beispiel in den Rücken, spüren Sie, wie er in ihn einströmt. Stellen Sie sich vor, daß der Schmerz sich auflöst, während Sie sich, bewußt ausatmend, entspannen. Lernen Sie, jeden Tag anzunehmen, jede Minute, jeden Augenblick. Lassen Sie alle Erwartungen los, und beobachten Sie einfach nur den Atem.

Der Prozeß der Heilung wird oft mit einer Reise verglichen. Es ist ein Weg, der über Höhen und Tiefen führt. Manchmal hat man das Gefühl, als ginge es nach jedem Schritt vorwärts zwei Schritte zurück. Das ist völlig normal. Mit der Zeit entwickelt man ein Gefühl für sich verändernde Umstände sowie die Fähigkeit, gegebenenfalls Anpassungen vorzunehmen. Am wichtigsten ist es jedoch, angesichts der unvermeidlichen Höhen und Tiefen Vertrauen in das eigene Standvermögen zu entwickeln sowie in die Fähigkeit, den großen Kontext, das grundlegende Ganz-Sein, nicht aus den Augen zu verlieren.

In der Streßklinik empfehlen wir Patienten mit Rückenschmerzen, eine achtsame, experimentierfreudige innere Einstellung zu entwickeln, die es ihnen ermöglicht, viele Bereiche ihres Lebens wieder in Besitz zu nehmen, die sie aus Angst aufgegeben oder vernachlässigt haben. Nur weil man ein bestimmtes Leiden hat, braucht man nicht gleich den ganzen Körper lahmzulegen. Mit dem richtigen Maß an Achtsamkeit können Sie – in leicht modifizierter Weise – vermutlich fast alles tun. Wenn Sie etwas heben möchten, gehen Sie dabei zuerst achtsam in die Knie, den Gegenstand nahe am Körper haltend. Wenn Sie aus einem Auto aussteigen, drehen Sie sich nicht zur Tür und steigen dabei gleichzeitig aus, sondern tun Sie alles der Reihe nach. Durch solch kleine Dinge können Sie sich bereits wirksam vor Schmerzen und schmerzhaften Verletzungen bewahren. Für die meisten Menschen mit Rückenschmerzen ist Staubsaugen tabu, weil das Hin- und Herschieben des Staubsaugers viel Kraft erfordert und einseitig anstrengt. Trotzdem, irgendwann muß ja doch gesaugt werden. Die Herausforderung besteht nun darin, eine kreative, den Rücken schonende Methode des Staubsaugens zu entwickeln, zum Beispiel indem man das Auf und Ab der Bewegungen in eine sanfte, bewußt ausgeführte Übung verwandelt. Um unter dem Bett zu saugen, können Sie sich hinsetzen, anstatt sich zu bücken. Saugen Sie langsam im Rhythmus des Atems, wie Sie es beim Yoga auch tun. Sobald Sie spüren, daß Ihr Körper genug hat, hören Sie auf, setzen oder legen sich hin und entspannen alle Muskelpartien, die sich angespannt anfühlen, mit Hilfe der Yoga-Übungen.

Schmerz und Meditation

Es ist kein Zufall, daß man gerade in der Meditation den Umgang mit Schmerzen besonders gut üben kann. Jeder ernsthaft Meditierende *muß* lernen, mit Schmerzen umzugehen und sie hinter sich zu lassen oder zu transzendieren, wie man so schön sagt. Eine solch intensive Schulung war traditionellerweise die Domäne der Klöster. Erst in neuerer Zeit wurden eigens zu diesem Zweck Zentren gegründet, in denen auch jeder Laie in der Meditation unterwiesen werden kann.

Lange Meditationssitzungen oder Klausuren können physisch und psychisch sowohl schmerzvoll wie auch befreiend und erhebend sein. Stellen Sie sich vor, Sie würden die Übungen, die wir während unserer ganztägigen Samstagssitzung praktizieren, ein oder zwei Wochen, vielleicht sogar einen oder mehrere Monate lang ohne Unterbrechung durchführen.

Wenn man mit gekreuzten Beinen reglos auf dem Boden sitzt, und das viele Stunden lang, Tag um Tag, Woche um Woche, beginnt der Körper irgendwann unerträglich zu schmerzen. Betroffen sind vor allem Rücken, Nacken, Schultern und Knie. Für gewöhnlich hören diese Schmerzen von selbst wieder auf, aber sie bis dahin tagelang geduldig zu ertragen, ist eine ziemliche Herausforderung. Stellt man sich dieser Herausforderung, erfährt man in dieser Zeit eine ganze Menge über sich selbst und über das Phänomen Schmerz. Denn ist man bereit, das körperliche Ungemach zu akzeptieren und zu untersuchen, anstatt dem Impuls, aufzustehen und davonzulaufen, nachzugeben, kann man lernen, damit umzugehen. So macht man beispielsweise die fast unglaubliche Erfahrung, daß der Schmerz nicht statisch, sondern ein sich ständig veränderndes Phänomen ist. Man begreift, daß die Schmerzempfindung einerseits und alle Gedanken und Gefühle *darüber* zwei grundverschiedene Dinge sind. So erlebt man, daß der Geist einen entscheidenden Anteil an der Intensität der Schmerzen hat, die man empfindet, und daß er logischerweise auch eine große Rolle bei der Befreiung davon spielt.

Schon während einer längeren Meditationssitzung treten unweigerlich verschiedene unangenehme körperliche Empfindungen auf, die sich leicht bis hin zu unerträglich scheinenden Schmerzen steigern können, denn wir sind es nicht gewohnt, stundenlang in einer bestimmten Körperhaltung zu verharren. Außerdem werden wir uns plötzlich all der im Körper angestauten Spannungen bewußt. Der physische Schmerz, den der Meditierende in diesem Stadium erfährt, wie zum Beispiel plötzliches Stechen in Knien und Rücken, unerträgliches Kribbeln und Brennen, ähnelt in gewisser Weise den Empfindungen, die chronischer Schmerz hervorruft. Man könnte diesem unerquicklichen Zustand schnell ein Ende bereiten, indem man einfach aufsteht, aber der Meditierende lernt, sitzen zu bleiben, die Sensationen achtsam zu erleben und als eine Erfahrung von vielen zu akzeptieren. Durch diese bewußte Anstrengung ist es möglich, die Einstellung innerer Ruhe und gleichzeitig die Konzentration und den Gleichmut auch unter schwierigen Umständen aufrechtzuerhalten. Natürlich ist dies keine leichte Lektion. Man muß bereit, neugierig und ausdauernd sein, um sich dieser Erfahrung von Schmerz immer und immer wieder auszusetzen, sie Tag um Tag zu beobachten, mit ihr zu atmen, in sie hineinzuatmen, zu akzeptieren und schließlich zu überwinden. Die Meditation wird so zu einem Experiment, bei dem unter anderem das Phänomen Schmerz untersucht wird, um sein Wesen besser zu verstehen, um zu lernen, wie man in ihn hineingeht, und sich schließlich mit ihm aussöhnt.

Sportler und Schmerzen

Nicht nur Meditierende, auch Athleten kennen und akzeptieren eine Art selbst auferlegten Schmerz, da sie ebenfalls die Macht des Geistes im Zusammenhang mit Schmerz kennen und, um Höchstleistungen zu erbringen, lernen müssen, sich nicht von ihm überwältigen zu lassen.

Ein Langstreckenläufer beispielsweise weiß sehr genau, daß er mit dem auftretenden Schmerz arbeiten und ihn schließlich im wahrsten Sinne des Wortes transzendieren kann. Wenn der Körper am Ende eines Marathonlaufs vor Schmerz förmlich schreit, weil die Muskeln nicht schnell genug mit genügend Sauerstoff versorgt werden, muß der Marathonläufer auf seine eigenen inneren Ressourcen zurückgreifen. Er muß entscheiden, ob er das Tempo verlangsamen oder weitere Reserven mobilisieren soll, die es ihm ermöglichen, weit über das, was man gewöhnlich als «oberste Grenze« bezeichnet, hinauszugehen. Immer ist es der Geist und nicht der Körper, der über Aufgeben oder Weitermachen entscheidet. Solange keine Verletzung vorliegt, wird der Läufer hauptsächlich von Konzentrationsausfällen geplagt, von Versagensängsten und Selbstzweifeln, und natürlich von dem Wissen um die vor ihm liegenden, kritischen Augenblicke. Man ist daher zu der Auffassung gelangt, daß für Hochleistungssportler das mentale Training ebenso wichtig ist wie das körperliche. Körper und Geist müssen gleichermaßen trainiert werden.

Jeder von uns – und das bedeutet auch jeder Kranke – ist in der Lage, mit seinen Schmerzen zu arbeiten und sie zu transzendieren, wenn uns dies als ein erstrebenswertes Ziel erscheint, so erstrebenswert, daß wir bereit sind, es mit Ausdauer und Geschick zu verfolgen. Und selbst wenn wir es nicht vollständig erreichen, ist doch schon das achtsame Bemühen darum von heilsamer Wirkung.

Kopfschmerzen

Die meisten Patienten, die mit chronischen Kopfschmerzen zu uns kommen, wurden von ihren Ärzten vorher gründlich untersucht, um die Möglichkeit eines Gehirntumors oder anderer pathologischer Veränderungen auszuschließen. In der Regel lautet die Diagnose auf Migräne oder Spannungskopfweh. In beiden Fällen hat sich die Meditation bestens bewährt.

Eine einzige Erfahrung, in der der Patient erlebt, daß sein chronischer Kopfschmerz durch eigenes Bemühen verschwindet, genügt, um ihn von dieser Chance zu überzeugen und ihn zum Umdenken zu bewegen. Sie genügt, um einem Menschen neues Selbstvertrauen zu geben, um ihm eine neue Dimension der Mitbestimmung über seine Lebensumstände zu eröffnen, die zuvor außerhalb seiner Kontrolle zu liegen schienen.

Im Zusammenhang mit dem Body-Scan wurde eingangs erklärt, daß man in der Vorstellung wie ein Wal durch eine imaginäre Scheitelöffnung ein- und ausatmet. Viele unserer Patienten «benutzen» diese Öffnung als Ventil, um sich von ihrem Kopfschmerz zu befreien. Sie lassen beim Ein- und Ausatmen allen Druck, alle Anspannung und Verspannung entweichen, was einem ein wenig leichter fällt, wenn man seine Konzentrationsfähigkeit durch die Meditationspraxis bereits geschult hat. Diese Art der Atmung kann man während des ganzen Body-Scan beibehalten und so beispielsweise einem Migräneanfall vorbeugen. Ist es dafür bereits zu spät, kann man dem Anfall mit ihrer Hilfe dennoch die Spitze nehmen. Regelmäßiges Meditieren bewirkt überdies eine Abnahme der Anfallhäufigkeit sowie eine Minderung der Anfallstärke. Beides ist wohl auf die allgemeine geistige und körperliche Entspannung zurückzuführen, die lediglich eine unbeabsichtigte Nebenwirkung der Meditation ist, heute aber allzuhäufig für das eigentliche Ziel einer Meditationspraxis gehalten wird. Der Zustand der Entspannung entzieht Kopfschmerzen und anderen Symptomen den Nährboden.

Die Achtsamkeit ist ein hervorragend geeignetes Mittel, um die Sinne für subtilere Zusammenhänge zu schärfen. In der Regel stellen Migränepatienten durch die Achtsamkeitsmeditation fest, daß sie viel verspannter sind, als sie dachten. Oft genügt schon ein flüchtiger Gedanke beim Aufwachen, dessen man sich später nicht mehr bewußt ist, um im Laufe des Tages einen Migräneanfall auszulösen. Wenn man jedoch lernt, seine Gedanken zu beobachten und als bloße Impulse zu erkennen, die man nur loszulassen braucht, verhindert man die Ereigniskette, die einem Anfall vorausgeht. Möglicherweise wird Ihr Gespür auch für äußere Einflüsse wie Umweltverschmutzung und Allergene geschärft, welche ebenfalls Kopfschmerzen begünstigen können.

Für manche Menschen ist Kopfweh das einzige Mittel, um ihre Schwierigkeiten zu signalisieren, gewissermaßen ein Ventil für alle Unregelmäßigkeiten ihres Lebens, seien es ungelöste Familienprobleme, schwierige Freundschaften, Probleme am Arbeitsplatz et cetera. Sie erleben täglich so viel Streß, daß es ihnen unmöglich ist, einen «Schuldigen» auszumachen. Falls Sie sich in dieser Situation befinden, sollten Sie wissen, daß es nicht nötig ist, zuerst aller Probleme Herr zu werden, um etwas gegen die Kopfschmerzen zu unternehmen. Was Sie wirklich tun sollten, ist, schnellstmöglich die Übung der Achtsamkeit zu erlernen, um jedem Augenblick Ihres Lebens mehr Aufmerksamkeit schenken zu können. Allmählich wird so der gestörte Mechanismus der Selbstregulierung auf natürliche Art und Weise wiederhergestellt. Es mag Jahre dauern, bis Sie sich vollständig aus so einer Situation herausgearbeitet haben, aber schon das beständige, motivierte Bemühen, gepaart mit der Bereitschaft, das, was ist, zu akzeptieren und mit sich und den Schmerzen geduldig zu sein, kann zu einer spürbaren Verbesserung des Migräneleidens führen, lange bevor die Auswirkungen auf Ihre speziellen Probleme sichtbar werden.

Laurie, vierzig Jahre alt, geschieden, litt seit ihrem dreizehnten Lebensjahr an Migräneanfällen, von denen sie manchmal bis zu viermal wöchentlich heimgesucht wurde. Die Anfälle kündigten sich in ihrem Fall durch Lichtpünktchen an, die vor ihren Augen flimmerten. Dann folgte für gewöhnlich Übelkeit mit Erbrechen. Medikamente halfen nur, wenn es ihr gelang, sie rechtzeitig einzunehmen, nämlich *bevor* der Kopfschmerz sich aufbaute. Dieser Zeitpunkt war jedoch nicht immer genau abzupassen. In den Monaten vor Lauries

Überweisung in die Streßklinik waren die Migräneanfälle derart heftig geworden, daß sie mehrmals Hilfe im Krankenhaus hatte suchen müssen.

Lauries Leben war in jeder Hinsicht aus den Fugen geraten. Sie fürchtete, von ihrem geschiedenen Mann umgebracht zu werden, was er angeblich schon einmal versucht hatte. Ihre beiden Söhne waren bei einem Unfall verletzt worden, und die Firma, bei der sie eine mittlere Führungsposition innehatte, wurde umstrukturiert, was große Belastungen und Zukunftsängste heraufbeschwor. Die ganze Situation wurde nicht gerade einfacher dadurch, daß ihr neuer Freund in der gleichen Firma wie sie und ihr geschiedener Mann arbeitete.

Nachdem Laurie den Body-Scan vier Wochen und die Yoga-Übungen zwei Wochen lang praktiziert hatte, berichtete sie, daß sie wieder die Lichtpünktchen gesehen habe, die für gewöhnlich einen Migräneanfall ankündigen, aber zum ersten Mal geschah dies so frühzeitig, daß sie sofort eine von den vier Tabletten nehmen konnte, die ihr für diesen Fall verschrieben worden waren. Dann war sie zu Bett gegangen und hatte unverzüglich mit dem Body-Scan begonnen.

Sie brauchte die restlichen drei Tabletten nicht mehr zu nehmen. Stolz berichtete sie, daß sie das erste Mal seit ihrer Kindheit einen Migräneanfall hatte abwenden können. Sie führte den Body-Scan durch, schlief ein und wachte völlig erfrischt wieder auf. Den Erfolg führte sie auf zwei Faktoren zurück. Erstens hatte sie das Gefühl, daß das regelmäßige Meditieren während der vergangenen Wochen die Sensibilität für ihren Körper und seine Signale geschärft hatte, so daß sie die Vorboten rechtzeitig erkennen und Gegenmaßnahmen treffen konnte. Zweitens hatte sie jetzt das Gefühl, der Migräne nicht mehr hilflos ausgeliefert zu sein und eine zuverlässige Alternative zu den Tabletten zu haben. Diese Erfahrungen erlaubten es ihr, die Migräne mit neuen Augen zu sehen. Sie fühlte sich ermutigt, mit ihren eigenen inneren Ressourcen zu experimentieren.

Eine Woche nach Kursende wurde Lauries neu erworbene Zuversicht schwer erschüttert. Inmitten der Vorbereitungen für das bevorstehende Erntedankfest erlitt sie einen schlimmen Migräneanfall, der zwei volle Tage andauerte. Als ich sie tags darauf sah, war sie bleich und in Tränen aufgelöst. Sie fühlte sich wie eine Versagerin und hatte keine Ahnung, warum sie die Migräne überhaupt bekommen hatte. Sie erzählte, daß sie bei dem Gedanken an das bevorstehende Erntedankfest weder Streß noch Widerwillen, sondern große Freude empfunden hatte, weil beide Söhne, die sie längere Zeit nicht gesehen hatte, ihren Besuch angesagt hatten. Im Verlauf des Gesprächs stellte sich dann aber heraus, daß genau dies der springende Punkt gewesen sein mußte, denn vor lauter Freude hatte sie sich unter enormen Druck gesetzt. Sie erinnerte sich sogar daran, kurz ein paar Lichtpunkte gesehen, ohne ihnen jedoch, aus welchem Grund auch immer, rechte Beachtung geschenkt zu haben.

Als Laurie sich ein wenig beruhigt hatte, war sie allmählich fähig, das Gefühl, eine Versagerin zu sein, loszulassen und einzusehen, daß ihr diese Erfahrung eine wichtige Lektion vermittelt hatte, nämlich daß sie es sich nicht leisten kann, die Signale ihres Körpers zu ignorieren, und daß es unrealistisch ist anzunehmen, ein siebenundzwanzig Jahre altes Problem sei in zwei Monaten vollständig unter Kontrolle zu bringen. Für sie war es wichtig, die neue Gewohnheit der Achtsamkeit zu festigen, um die Signale des Körpers rechtzeitig wahrzunehmen und sofort eine wirksame Gegenmaßnahme – in ihrem Fall den Body-Scan – einzuleiten.

24 Emotionaler Schmerz

Schmerzen zu empfinden ist nicht das Monopol des Körpers. Verletzte Gefühle, Herzschmerz und Seelenpein sind mindestens so häufig anzutreffen und setzen uns in vielerlei Form ebenso zu wie physischer Schmerz. Da ist beispielsweise das Leid der Selbstbezichtigung. Man verdammt sich für Dinge, die man getan oder auch nicht getan hat. Man fühlt sich unwürdig oder dumm. Es mangelt einem an Selbstvertrauen. Haben wir jemanden verletzt, fühlen wir uns schuldig. Dann ist da das Leid der Angst, der Furcht und der Panik, weiter das Leid des Verlustes, des Kummers, der Erniedrigung, Verzweiflung und Hoffnungslosigkeit. Oft schleppen wir seelische Lasten ein Leben lang mit uns herum, und manchmal sind wir uns ihrer nicht einmal bewußt.

Dabei kann man seelischem Schmerz – ebenso wie physischem – mit Achtsamkeit begegnen und die ihm innewohnende Energie für Heilung und Wachstum nutzen. Der Schlüssel dazu ist – wie könnte es anders sein – die Bereitschaft, den Schmerz zu erforschen, zu beobachten, sich ihm bewußt zu öffnen, anstatt ihn zu verdrängen, und mit ihm zu arbeiten, wie man es mit physischen Symptomen oder mit Gedanken auch tun würde.

Natürlich ist es in schmerzvollen, emotionsgeladenen Situationen schwierig, den eigenen Standpunkt so zu verändern, daß man die Situation, *so wie sie sich darbietet,* akzeptieren kann. Dennoch ist es wichtig, ja unerläßlich, gerade im Augenblick der Verwirrung, der Depression, der Angst oder Erniedrigung *Achtsamkeit zu üben.*

Wir neigen dazu, Schmerz in jedweder Form abzulehnen. Entweder wir schotten uns gründlich und nach allen Seiten hin ab, oder wir lassen uns von ihm überwältigen. Beide Male kommt es uns gar nicht in den Sinn, nach dem größeren Kontext zu fragen oder die Situation in einem ganzheitlichen Licht zu betrachten, es sei denn, wir haben unseren Geist darin geschult, seine Fehler zu erkennen und jede

Möglichkeit zu bewußtem Handeln zu nutzen, anstatt das überkommene, zur Meisterschaft gebrachte reaktive Opferverhalten weiterzukultivieren.

Wie der physische Schmerz ist auch emotionaler Schmerz ein Signal. Gefühle müssen beachtet werden, und sei es nur von uns selbst. Wir müssen uns ihnen stellen und ihre Kraft spüren. Es gibt keine andere Möglichkeit, um durch sie hindurch auf die andere Seite zu gelangen. Wenn wir sie ignorieren, unterdrücken oder sublimieren, entwickeln sie sich zu einem psychischen Krebsgeschwür und lassen uns nicht mehr zur Ruhe kommen. Wenn wir uns in sie hineinsteigern und dramatisieren, verstricken wir uns vollkommen in ihnen.

Wie stark ein Gefühl auch in einem toben mag, *es ist möglich,* auch in diesem Augenblick achtsam zu sein, zu wissen, daß man Ärger oder Wut empfindet, daß man sich verletzt, beleidigt oder schuldig fühlt. So eigenartig es vielleicht auch klingen mag, aber der Samen für die Heilung dieser Emotionen liegt in dem *bewußten* Anschauen der Gefühlsregung. Denn jener wahrnehmende Teil des Bewußtseins, der Gedanken und Emotionen als das erkennt, was sie wirklich sind, der sie akzeptieren und zulassen kann, erlaubt es einem, einen außerhalb der schmerzlichen Erfahrung liegenden Standpunkt einzunehmen, der von den Stürmen im eigenen Innern unberührt ist. Der Sturm muß sich austoben, aber er nimmt einen anderen Verlauf, wenn man ihm mit Achtsamkeit begegnet.

Zum einen erlebt man sich nicht länger als hilfloses Opfer äußerer Gewalten, sondern als Mitschöpfer von Realitäten. Man übernimmt die Verantwortung für das, was in jedem Augenblick geschieht. Auch der Augenblick des Schmerzes ist Teil unseres Lebens und ein Schlüssel zu unserem Wesen, eine wichtige Lektion, auch wenn wir sie uns selbst nicht ausgesucht hätten. Aber sich mit schmerzlichen Erfahrungen auseinanderzusetzen, während man noch in ihnen steckt, bedeutet, sie mitzugestalten und positiv zu verändern. Es gibt in Wirklichkeit keine Opfer. Der bewußte Umgang mit Emotionen versetzt uns in die Lage, das, was geschieht, besser zu verstehen. Auch wenn der Schmerz noch da ist, so ist ihm doch die Wucht genommen, sobald man fragt, wer es ist, der da leidet, und beobachtet, wie der Geist hin- und herflackert, sich wehrt, protestiert, phantasiert, rebelliert.

Wenn Sie beim nächsten Gefühlssturm die Übung der Achtsamkeit anwenden, werden Sie vielleicht gewahr, daß ein Teil Ihres Selbst die

Situation bereits akzeptiert hat, wissend, daß es so, wie es ist, in Ordnung ist, während ein anderer Teil am liebsten noch einmal von vorn anfangen und etwas tun oder sagen möchte, was Ihnen vorher nicht eingefallen ist.

Unser Geist hat die Eigenschaft, Unangenehmes abzulehnen, ganz besonders dann, wenn er es als *mein* klassifiziert hat, als *mein* Schmerz, *mein* Unglück, *mein* Kummer und so weiter. Einstein zufolge sperrt uns diese Sichtweise in das Gefängnis der Identifikation mit der Täuschung des Getrennt-Seins. Wie wir nun schon mehrfach gesehen haben, trübt diese verzerrte Perspektive unsere Fähigkeit, Dinge klar und in einem größeren Kontext zu sehen, und zwar meistens dann, wenn wir Klarheit dringend nötig hätten. Es genügt allerdings, um diese Neigung zu wissen, niemand braucht sich dafür auch noch zu verdammen.

Wir wir schon in Kapitel 2 sahen, bedeutet Akzeptanz nicht, daß man von dem, was geschieht, begeistert ist oder daß man sich resigniert damit abfindet. Es bedeutet auch nicht, daß man kapituliert, sondern einfach nur, daß man die Tatsache *anerkennt,* daß was immer auch geschehen ist, bereits der Vergangenheit angehört. Wenn man bereit ist, sich die eigene Seelenqual in dem Moment anzuschauen, wo man darunter leidet, können tiefe, der Heilung förderliche Einsichten daraus entstehen. Eine der wichtigsten dürfte wohl die Erkenntnis der Unbeständigkeit sein. Alle Dinge, Beziehungen und eben auch das Leid unterliegen einer ständigen Veränderung. Wir haben dies bei der Beobachtung körperlicher Schmerzen und der sich stets verändernden Gedanken und Gefühle über den Schmerz bereits bemerkt. Wenn man seinen Gefühlsschmerz mit der gleichen inneren Einstellung untersucht, kann man kaum leugnen, daß auch hier die Gedanken und Emotionen kommen und gehen, also keineswegs konstant sind. In Zeiten großer Belastung kommt es vor, daß bestimmte Gedanken und Gefühle immer wieder auftauchen, daß man eine quälende Situation immer wieder von neuem erlebt und sich hilflos im Kreis dreht. Wenn Sie in einem solchen Fall achtsam sein können, wenn Sie alles genau und so unvoreingenommen wie möglich betrachten, werden Sie schnell merken, daß auch diese sich wiederholenden Gefühle und Gedanken wie Wellen sind, die im Geist entstehen, sich aufbäumen und wieder in ihm versinken. Keine Welle gleicht der anderen. Sowohl im Augenblick des Entstehens wie auch des Vergehens unterliegen sie der Veränderung.

Derselbe Vorgang läßt sich im Hinblick auf die Intensität von Emotionen beobachten. In einem Augenblick fühlt man sich wie gelähmt, im nächsten gerät man in Panik oder nackte Wut, dann versinkt man wieder in Dumpfheit und Erschöpfung. Wenn Sie Ihre Gemütszustände einmal wirklich beobachten, können Sie gar nicht anders als die Unbeständigkeit dieser Erfahrungen anzuerkennen. Sie springt einem geradezu ins Auge.

Das wahrnehmende Bewußtsein, das wir den neutralen Beobachter genannt haben, registriert alle auftretenden Gemütsbewegungen. Es lehnt sie weder ab, noch verdammt es sie, noch wünscht es, daß alles anders wäre. Es regt sich auch nicht darüber auf und gerät nicht aus der Ruhe. Die Achtsamkeit ist wie ein Fels in der Brandung, ein Ort der Zuflucht und Ruhe in Zeiten des Aufruhrs, vergleichbar einer Mutter, die ihren Kindern Rat und Hilfe geben kann, weil sie aus Erfahrung weiß, daß alles vorübergeht, was ihre Kinder beunruhigt.

Wenn wir uns selbst gegenüber eine ähnlich mitfühlende Einstellung entwickeln, ist das ein wichtiger Schritt auf dem Weg zur Heilung. Sie zu kultivieren, bedeutet letztlich, grenzenloses Mitgefühl für alle Wesen zu empfinden.

Eine der Hauptursachen für Leid in unserem Leben ist die Auffassung, daß immer alles nach unserem Kopf zu gehen habe. Solange das der Fall ist, sind wir auch halbwegs zufrieden. Sobald wir aber das Gefühl haben, irgend etwas könnte «nicht so recht klappen» oder sich unserer Kontrolle entziehen, ist es schnell aus mit dem Glück. Die Zufriedenheit ist dahin, Enttäuschung oder Angst macht sich breit. Wir leiden.

Dabei wissen wir oft gar nicht einmal, was wir wirklich wollen; wir greifen nur andauernd nach allem möglichen. Bekommen wir das Gewünschte, wollen wir prompt noch etwas anderes dazu, und bald darauf brauchen wir schon wieder etwas Neues. Bekommen wir das Gewünschte nicht, sind wir auch unzufrieden. Sogar wenn es einem relativ gutgeht, findet der Geist immer wieder neue, attraktive Objekte, von deren Besitz er sein Glück abhängig macht.

Unseren Kindern versuchen wir freilich beizubringen, daß sie nicht immer alles haben können, was sie wollen, und daß es keineswegs immer nach ihrem Kopf gehen wird. Leider benehmen wir Erwachsenen uns meistens so, als verstünden wir vom Leben auch nicht mehr als unsere Kinder und regen uns genauso auf wie sie, wenn wir auf

Widerstände stoßen. Über unsere Kinder lächeln wir oder regen uns auf, aber eigentlich unterscheiden wir uns nur dadurch von ihnen, daß manche von uns ihre Gefühle besser unterdrücken können.

Es ist deshalb gar keine schlechte Idee, sich von Zeit zu Zeit nach seinen wirklichen Zielen, Bedürfnissen und Motivationen zu fragen. Was will ich eigentlich? Wenn ich es bekäme, würde ich es überhaupt erkennen? Hängt mein Glück wirklich davon ab, daß ich alles unter Kontrolle habe?

Sie können auch andersherum fragen. Ist wirklich alles dermaßen in Unordnung, wie es mir vorkommt? Sehe ich möglicherweise gar nicht, was in meinem Leben alles in Ordnung oder *gut* ist, weil ich so damit beschäftigt bin zu überlegen, was mir alles fehlt? Oder Sie können sich die Frage stellen, ob und wenn ja, welche konkreten Schritte Sie unternehmen könnten, um Ihr Leben ausgeglichener und erfüllter werden zu lassen.

Es ist äußerst nützlich, diese Fragen von Zeit zu Zeit in die Meditation einzubauen. Wie kaum eine andere Überlegung sind sie in der Lage, das Bewußtsein auf die Gegenwart zu richten und im Augenblick zu verankern. Es reicht übrigens vollkommen, sich diese Fragen zu stellen. Sie brauchen nicht beantwortet zu werden. Behalten Sie sie klar im Bewußtsein, von Augenblick zu Augenblick, und hören Sie auf die leise Stimme in Ihrem Herzen.

Bei genauerer Betrachtung stellen viele unserer Patienten erstaunt fest, daß sie ihr Leben eigentlich gar nicht so schlecht finden. Diese Einsicht entwickelt sich, wenn sie einerseits begreifen, daß Schmerzen oder Krankheiten Teil des Lebens sind und nicht notwendigerweise wie ein Feind bekämpft zu werden brauchen und daß andererseits ein Gutteil des Leids, das sie erfahren (wenn nicht gar alles Leid), aus ihren eigenen Handlungen – oder manchmal auch unterlassenen Handlungen – entsteht und daher potentiell kontrollierbar ist.

Einsichten dieser Art sind nicht einfach schönklingende, aber unbrauchbare Theorien oder verstiegene, philosophische Überlegungen. Sie haben ganz konkrete, praktische Auswirkungen, unter anderem, daß man in der Lage ist, in jedem beliebigen Augenblick, an jedem beliebigen Ort, etwas an seinen Schmerzen zu ändern. Sei es auf der Intensivstation, im Arztzimmer, am Arbeitsplatz – wo auch immer Sie auf eine unangenehme oder gar schmerzvolle Situation stoßen, die in allen Beteiligten starke Emotionen hervorruft. In solchen Augenblicken die Verantwortung für die eigene Reaktion zu übernehmen, eröffnet unerwarteten Möglichkeiten die Tür. Wenn Sie das, was geschehen ist, als die Erfahrung Ihres Lebens in diesem Moment mit allen Begleitumständen akzeptieren, schaffen Sie in sich ein Zentrum der Ruhe. Sie sind weniger anfällig für Gefühle der Hoffnungslosigkeit und Panik, die in solchen Momenten gern entstehen. Mitten in einer kritischen Situation haben Sie bereits einen Schritt aus ihr heraus getan, Ihre eigene Integrität bestätigt und Heilung möglich gemacht, ohne deswegen Ihren Schmerz zu bagatellisieren. Durch achtsames Vorgehen haben Sie gelernt, daß die Fähigkeit, Situationen zu verändern, physische und seelische Schmerzen zu transzendieren und Verluste zu überwinden nicht von irgendeinem Glück oder von äußeren Umständen abhängig ist. Sie ist bereits in uns vorhanden. Wir müssen nur lernen, damit umzugehen.

Problemorientiertes Handeln und emotionsorientierte Lösungen

Der achtsame Umgang mit Emotionen beginnt damit, daß man alle Gefühle und Gedanken in jedem Moment anerkennt. Dabei ist es äußerst hilfreich, sich einem schmerzlichen Gefühl einmal vollständig ungestört zu widmen, und sei es nur für einige Augenblicke. Atmen Sie mit ihm. Suchen Sie nicht nach Erklärungen oder Begründungen. Es ist da, und das akzeptieren Sie, ohne es weiter zu be- oder verurteilen. Schauen Sie es sich genau an. Aus ganzheitlicher Sicht hat der Gefühlsschmerz zwei voneinander abhängige Komponenten: nämlich die Domäne des *Gefühls* und die Domäne des eigentlichen *Problems*. Wenn Sie in der Lage sind, einerseits Ihren Gemütszustand sowie andererseits die Einzelheiten des Problems zu betrachten, werden Sie höchstwahrscheinlich relativ leicht eine Lösung für beides finden.

Können Sie die genannten Komponenten aber nicht klar voneinander trennen – was meistens der Fall ist –, fällt es schwer, zu einer Entscheidung zu kommen. Meistens vergrößert man das eigene Leid.

Versuchen Sie, sich auf das Problem zu konzentrieren. Fragen Sie sich, ob Sie es in seiner Gesamtheit sehen, unabhängig von Ihren eigenen Gefühlen im Zusammenhang damit, und als nächstes, welche konkreten Schritte Sie unternehmen könnten, um es auf der Problemebene zu lösen. Erscheint es zu komplex oder unübersichtlich, zergliedern Sie es in überschaubare Teile. Dann *handeln* Sie. Vertrauen Sie Ihrer Intuition, der Stimme in Ihrem Herzen. Sie könnten versuchen, den Kurs zu korrigieren oder den Schaden so gering wie möglich zu halten. Wenn Sie aber zu der Auffassung gelangen, daß Sie nichts tun können, so ist auch das in Ordnung. In diesem Fall praktizieren Sie bewußtes *Nicht-Tun*.

Durch achtsames Handeln beziehungsweise Nicht-Handeln lassen Sie die Vergangenheit hinter sich. In dem Maße, wie Sie aus dem bewußten Augenblick heraus handeln, verändern sich die Dinge als Reaktion auf Ihr Handeln, und dies wiederum bleibt nicht ohne Wirkung auf das Problem. Diese Art zu agieren wird als *problemorientiertes* Vorgehen bezeichnet. Sie ermöglicht es einem trotz emotionaler Erregung zu «funktionieren» anstatt zu überreagieren und für sich und andere alles nur noch schlimmer zu machen.

In gleicher Weise kann man die Achtsamkeit auch auf die Emotionen lenken. Versuchen Sie, die Ursache für die quälenden Gefühle zu identifizieren. Ist es Angst oder Schuld oder ein Verlust? Welche Gedanken gehen Ihnen durch den Kopf? Stimmen sie mit der Wirklichkeit überein? Versuchen Sie, das Wechselspiel von Gedanken und Gefühlen für eine Weile zu beobachten. Lassen Sie es geschehen, wie das Auf und Ab von Meereswellen. Sind Sie in der Lage, klar zu denken, oder treiben Ihre Emotionen Sie dazu, Dinge zu tun, die alles nur noch verschlimmern würden?

Ein solcher achtsamer Umgang mit Emotionen wird als *gefühlsorientiertes* Vorgehen bezeichnet. In beiden Fällen ist die Achtsamkeit der Schlüssel zur Lösung des Konflikts.

Wenn Sie sich in einer schwierigen, emotionsgeladenen Situation befinden, ist es sinnvoll, eine Lösung sowohl auf der emotionsorientierten als auch auf der problemorientierten Ebene anzustreben.

Beim problemorientierten Vorgehen versucht man, die eigentliche Ursache sowie das tatsächliche Ausmaß des Problems mit einiger Klarheit und unabhängig von den Emotionen zu beschreiben. Man versucht zu erkennen, welche Maßnahmen ergriffen werden können, welche potentiellen Hindernisse es gibt, welche inneren und welche äußeren Ressourcen zur Verfügung stehen. Außerdem nützt es ungemein, ein Problem in kleinere, überschaubare Teile zu zerlegen, mit denen man sich einzeln auseinandersetzt. Man fühlt sich dadurch sehr viel weniger hilf- und ratlos.

So wichtig und nützlich das problemorientierte Handeln auch ist, darf man doch nicht vergessen, daß es nur die eine Seite der Medaille darstellt. Viele Menschen agieren hauptsächlich auf dieser Ebene. Das hat zur Folge, daß sie im Laufe der Zeit das Gefühl für ihre eigene wie auch die Emotionalität ihrer Mitmenschen verlieren und eine unausgewogene Sichtweise entwickeln, die wiederum zur Ursache für so manche leidvolle Erfahrung wird.

Dabei ist es möglich, die Gefühle von der Warte der Achtsamkeit aus zu betrachten und die eigene Vorstellung beziehungsweise den Bezugsrahmen furchtlos zu erweitern, ein Vorgang, der als *Reframing* bezeichnet wird. Ein Problem beispielsweise als eine Herausforderung zu sehen oder als Möglichkeit, sich weiterzuentwickeln, wäre ein Beispiel für *Reframing*.

Wenn wir unsere leidvollen Erfahrungen in dem Augenblick betrachten, in dem sie sich entfalten, wenn wir sie als wichtig und letztlich positiv für unser Leben akzeptieren und ihnen gleichzeitig mit der problemorientierten Sicht begegnen, handeln wir effektiv und befreien uns schrittweise von der Blindheit unserer Emotionen. So ist die Achtsamkeit der Same, aus dem die Heilung der Gefühle entsteht.

25 Furcht, Panik und Angst

Wenn wir ehrlich sind, werden wir zugeben, daß wir ständig mit irgendwelchen Ängsten leben. Auch die Robustesten unter uns werden von Zeit zu Zeit davon heimgesucht. Manchmal ist es die Angst vor dem Tod, manchmal vor dem Verlassenwerden. Wir haben Angst davor, mißbraucht, verletzt oder gequält zu werden. Wir haben Angst vor Schmerzen, vor dem Alleinsein, vor Krankheit oder vor unserer eigenen Unzulänglichkeit. Wir haben Angst, daß den Menschen, die wir lieben, etwas zustoßen könnte. Wir fürchten zu versagen, und nicht selten fürchten wir sogar den Erfolg. Wir machen uns Sorgen darüber, was andere von uns denken oder daß wir sie enttäuschen könnten. Wir haben Angst vor der Zukunft. Alle diese Ängste schlummern in uns und werden unter bestimmten Umständen sehr lebendig.

Jeder Mensch geht mit diesen Ängsten auf seine Weise um, die einen besser, die anderen schlechter. Im allgemeinen ignorieren wir sie am liebsten, streiten sie ab oder vertuschen sie, das heißt, wir belügen uns selbst. Wird dieses Verhalten gar zur Gewohnheit, entstehen die bereits erwähnten maladaptiven Verhaltensmuster (wie zum Beispiel Passivität oder Aggression), mit denen wir unsere Unsicherheit kompensieren. Oder man läßt sich von seinen Ängsten überwältigen und ist immer weniger in der Lage, sich mit ihnen auseinanderzusetzen. Oder man konzentriert sich nur noch auf die weniger bedrohlichen Aspekte des Lebens, die man besser unter Kontrolle hat. Viele Menschen sind auch dazu nicht in der Lage. Sie können ihre Ängste weder verbergen noch ignorieren, noch abstreiten und können den Anforderungen des Lebens nur schwer gerecht werden.

Die Praxis der Achtsamkeit wirkt über den Streßreaktionsmechanismus positiv auf unsere Ängste. In der Achtsamkeitsmeditation werden die Ängste selbst zum Gegenstand der vorurteilsfreien Beobachtung. Wir verfahren mit ihnen genauso wie mit Schmerzen. Wenn wir sie in dem Augenblick, wo sie in Form von Gedanken, Gefühlen und Körperempfindungen auftauchen, genau anschauen, fällt es gar nicht so schwer, sie als das zu erkennen, was sie wirklich sind, und sich mit ihnen in angemessener Weise auseinanderzusetzen, anstatt von ihnen überwältigt zu werden oder zu selbstzerstörerischen Verhaltensweisen Zuflucht zu nehmen. *Furcht* hat in der Regel eine spezifische Ursache. Unter bestimmten, bedrohlich erscheinenden Umständen erfährt jeder von uns Furcht, wenn nicht sogar Panik. Sie ist charakteristisch für die Kampf-oder-Flucht-Reaktion und könnte zum Beispiel durch einen Anfall von Atemnot ausgelöst werden. Lungenkranke müssen mit dieser Erfahrung leben, und lernen, mit der Furcht davor umzugehen. Aus Furcht wird leicht Panik, begleitet und verstärkt durch die Gefühle der Verzweiflung und Hilflosigkeit. In einer bedrohlichen Situation in Panik zu geraten, ist aber eine äußerst unglückselige, wenn nicht gefährliche Reaktion, weil sie uns in dem Augenblick lähmt, wo wir darauf angewiesen sind, klar und überlegt, schnell und effektiv, also problemorientiert zu handeln.

Angst bezeichnet eine ähnlich intensive Emotion, jedoch ohne eine spezifische, klar identifizierbare oder unmittelbar gegebene Ursache. Angst ist ein Zustand allgemeiner Unsicherheit/Ungewißheit und innerer Unruhe, die von nahezu allem ausgelöst werden kann. Man kann Angst verspüren, ohne zu wissen, warum. Manchmal steht sie in keiner Relation zu den Belastungen, denen man ausgesetzt ist. Man kann selbst dann ängstlich sein, wenn überhaupt kein Grund dafür gegeben ist. Trotzdem steht man unter Spannung und findet immer irgend etwas noch so Unwichtiges, über das man sich Sorgen machen kann. Dieser angespannte innere Zustand wird manchmal chronisch, das heißt, Symptome wie Zittern, Schwindel, Muskelverspannungen, Unruhe/Nervosität, Erschöpfung, Atemnot, Herzklopfen, Schwitzen, trockener Mund, Übelkeit, Engegefühle, Verunsicherung, Konzentrationsschwäche, Schlafstörungen und eine allgemeine Reizbarkeit prägen das Allgemeinbefinden dieses Menschen.

Zusätzlich zu dieser unspezifischen Angst geraten manche Menschen ohne ersichtlichen Grund plötzlich in Panik. Sie wissen weder, warum sie diese Anfälle haben, noch wann sich ein solcher Anfall einstellt. Seine Begleitsymptome ähneln denen eines Herzinfarkts: Schmerzen in der Brust, Schwindel, Atemnot, Schweißausbrüche. Man hat Angst, zu sterben oder verrückt zu werden, weil irgend etwas ganz offensichtlich überhaupt nicht mehr stimmt. Nun ist es zwar relativ beruhigend zu wissen, daß man an Panik weder stirbt noch den Verstand verliert, aber noch beruhigender ist es, daß man mit diesen Energien, die Geist und Körper erschüttern, arbeiten kann, wenn man die eigene enge, verzerrte Perspektive verändert und den mentalen Vorgängen und Reaktionsmustern Beachtung schenkt – wie wir es in der Meditation tun.

Wir wollen deshalb konkret untersuchen, wie wir die Meditationspraxis nutzen können, um uns von Furcht und Angst zu befreien, damit sie unser Leben nicht länger dominieren. Die folgenden Anregungen stellen eine Ergänzung zu den Anwendungen dar, die wir bezüglich des Umgangs mit seelischem Schmerz erörtert haben.

Meditation und Furcht/Angst

Die Meditationspraxis ist als Experimentierfeld für diese Arbeit bestens geeignet. Sitzen, Body-Scan und Hatha-Yoga-Übungen gewöhnen uns daran, Gedanken, Emotionen und Körperempfindungen zu akzeptieren. Sie lehren uns, daß man *nichts weiter zu tun* braucht, als ihrer gewahr zu werden und der Versuchung, sie beurteilen oder sich ihretwegen verdammen zu wollen, zu widerstehen.

Auf diese Weise schult man Geist und Körper gleichzeitig und entwickelt inmitten der Angst systematisch die Fähigkeit, ruhig und gelassen zu bleiben. Je disziplinierter man übt, desto wohler fühlt man sich in seiner Haut. Je wohler man sich fühlt, desto klarer erkennt man, von welcher Art Angst und Furcht sind und daß unser Leben keineswegs unter ihrer Herrschaft leiden muß.

Haben Sie erst einmal kurze Augenblicke des Wohlbehagens und der Entspannung erfahren, werden Sie sicherlich auch bald feststellen, daß Sie sowohl während der Meditation als auch außerhalb der Sitzung angstfreie Momente erleben. Daran können Sie deutlich erkennen, daß das Gefühl der Angst ein ebenso unsteter Geisteszustand ist wie Langeweile oder Glück.

Gedanken und Gefühle sind kurzlebige Ereignisse. Man kann sie als individuelle Wellen im Ozean des Bewußtseins begreifen. Sie entstehen, existieren einen kurzen Augenblick und vergehen wieder.

Wenn Sie dieses Spiel der Wellen weiterbeobachten, bemerken Sie auch, daß jedes dieser «Ereignisse» seine eigene emotionale «Ladung» aufweist. Manche sind hochgradig negativ und pessimistisch geladen, stecken voller Angst, Ungewißheit, Furcht, Düsternis, Untergangsstimmung und Verdammnis. Andere sind positiv, offen, optimistisch und voller Freude. Wieder andere erscheinen hinsichtlich ihres emotionalen Gehalts weder positiv noch negativ, sie sind neutral, rein sachlicher Natur. Unser Denken verläuft in ungeordneten Reaktionsmustern und Assoziationen. Es beschäftigt sich fortwährend mit seinem eigenen Inhalt, erschafft imaginäre Welten und ergeht sich in endloser Geschäftigkeit. Gedanken mit stark emotionaler Ladung haben die Tendenz, immer wieder aufzutauchen. Dann ziehen sie die Aufmerksamkeit wie ein Magnet an sich, weg vom Atem und der Achtsamkeit auf den Körper.

Wenn man Gedanken als Impulse, als mentale Ereignisse behandelt und nicht auf ihren Inhalt und ihre emotionale Ladung reagiert, befreit man sich schon ein wenig von der Macht ihrer Anziehung. Je intensiver die emotionale Ladung eines Gedankens ist, desto stärker wird sein Inhalt die Aufmerksamkeit von der bewußten Erfahrung des Augenblicks ablenken. Deshalb besteht die Arbeit des Meditierenden darin, diesen Vorgang einfach nur zu beobachten und loszulassen, zu beobachten und loszulassen – wenn nötig mit großer Unnachgiebigkeit, immer aber voller Absicht und Mut.

Wenn man mit *allen* Gedanken so verfährt, die während der Meditation auftauchen, seien es «gute», «schlechte» oder «neutrale», stellt man unweigerlich fest, daß die besorgniserregenden oder angstvollen Gedanken sehr viel weniger bedrohlich und auch weniger fesselnd sind, als man annahm, eben weil man sie als mentale Ereignisse im Feld des Bewußtseins erkennt und nicht länger von vornherein als Realität behandelt. Somit fällt es auch leichter, sich nicht im Netz ihrer Assoziationen zu verfangen. Und schließlich begreift man, daß man selbst zur Aufrechterhaltung negativer Gedanken beiträgt, ja daß man sie geradezu nährt, indem man sich vor ihnen fürchtet und ihnen auf diese Weise immer neue Energie zuführt.

Mit Hilfe der Achtsamkeit hat man die Möglichkeit, diese Vorgänge zu erkennen, zu untersuchen und die Kette angsterregender Gedanken zu unterbrechen. Ein auftretender Gedanke wird als mentales Ereignis mit negativem Inhalt identifiziert und im nächsten Augenblick bereits wieder losgelassen. Man selbst verweilt im Zustand innerer Ruhe. Auch jedes weitere Ereignis wird identifiziert und losgelassen, während man fest in der Atmung verankert jeden Augenblick gelassen akzeptiert.

Gedanken mit stark emotionaler Ladung achtsam zu begegnen, sie zu untersuchen, zu akzeptieren und loszulassen, bedeutet nicht, sie als Hirngespinste abzutun. Es bedeutet vielmehr, *klar* zu sehen, was tatsächlich geschieht. Es heißt auch nicht, daß man eine passive Haltung einnimmt oder keine Gefühle mehr zum Ausdruck bringt, sondern daß man bewußt und aus einer Position des inneren Gleichgewichts heraus handelt. Es bedeutet, jede Erfahrung von einer höheren Warte aus zu betrachten und deshalb nicht von automatischen, gewohnheitsmäßigen Reaktionsmustern überwältigt zu werden. Die Kraft negativer Gefühle kann immer zur Lösung des Konflikts anstatt zu seiner Verschärfung eingesetzt werden, wodurch allen Beteiligten geholfen wird. Wenn Sie Ihre negativen Gedanken und Gefühle aus der Sicht der Achtsamkeit betrachten, wird deutlich, daß sie einerseits in einem tiefsitzenden Gefühl des Unbehagens verwurzelt sind, einer Unzufriedenheit mit dem, was augenblicklich ist, und andererseits in dem Streben nach Zufriedenheit und Glück. Diese beiden Kräfte prägen unser Verhalten und sind die Ursache für alle unsere Aktivitäten. Sie sind der Impuls, der uns zu den verschiedensten Handlungen treibt, um Befriedigung zu finden und das Erlangte festzuhalten, ganz wie der Affe, der die Banane nicht losläßt und sich dadurch selbst zum Gefangenen macht. Wir glauben, daß uns etwas fehlt, und daß wir «es» in Geld, Ansehen und Beziehungen finden. Was «es» auch sein mag, nach dem wir uns verzehren, es bedeutet immer, daß wir uns nicht als vollständig erkennen.

Unser Verhalten wird weiterhin von dem starken Wunsch geprägt, alles Unerfreuliche, alles Leid zu vermeiden und zu verhindern, daß uns etwas zustößt. Daraus entstehen Mißtrauen, Haß, Antipathie, Ablehnung oder auch das Bedürfnis, etwas loszuwerden, was man weder will noch mag, in der Hoffnung, dann endlich glücklich zu sein.

Durch die Übung der Achtsamkeit erkennt man nach und nach, daß all unser Tun und Streben auf diese Grundbedürfnisse zurückzuführen ist, auf das Streben nach Zufriedenheit/Glück und das Vermeiden von Unangenehmem. Beides geschieht unbewußt und sehr subtil. Allerdings finden wir in dem ewigen Hin und Her zwischen Anziehung und Ablehnung nur wenige Augenblicke von Glück und Zufriedenheit, und selbst diese währen nicht lang. Oft sind sie mit der Angst vermischt, man könne wieder verlieren, was man gerade erlangt hat. Oder man bekommt das, was man sich wünscht, gar nicht erst. Oder man bekommt es und stellt fest, daß man es gar nicht wirklich wollte.

Wenn man lernt, den Geist und seine Aktivitäten zu beobachten, werden einem diese Zusammenhänge klarer. Doch die Gewohnheit des Nicht-achtsam-Seins, des Nicht-bewußt-Seins (der automatische Seins-Modus) schnürt uns ein wie ein Korsett und gibt uns das Gefühl, nichts tun zu können. Unser Hauptfehler aber liegt darin zu denken, daß unser Glück davon abhängt, alles zu bekommen, was wir wollen. Dieses Ziel verfolgen wir mit allen Mitteln und unter Einsatz all unserer Energien. Es kann die Klarheit des Bewußtseins so vollkommen trüben, daß wir gar nicht auf die Idee kommen, der Schlüssel zu einem bleibenden Glück könne in uns selbst zu finden sein, inmitten all unserer Ängste und Sorgen. Aber, ehrlich gesagt, wo sonst sollte er liegen, wenn nicht in uns selbst?

Furcht, Panik und Angst sind keine unkontrollierbaren Dämonen, für die man sie aus Unwissenheit gern hält, sondern Geisteszustände, mit denen man arbeiten und die man akzeptieren kann – und siehe da, mit einem Mal treten sie immer seltener auf. Gelegentlich sieht man in der Ferne Rauch aufsteigen, gerade genug, um sich daran zu erinnern, daß die Drachenhöhle noch bewohnt ist. Furcht ist eine natürliche Funktion des Lebens, eine von vielen, aber nichts, wovor man sich fürchten müßte.

Ein wesentlicher Faktor der Heilkraft ist das Vertrauen in die eigene Fähigkeit, widrigen Lebensumständen gewachsen zu sein. Darüber hinaus benötigt man ein zuverlässiges Werkzeug, mit dem man kreativ umzugehen versteht, sowie Flexibilität und die Geistesgegenwart, sich in schwierigen Situationen an die wesentlichen Dinge zu erinnern.

Einer unserer Patienten neigte, eingekeilt inmitten größerer Menschenmengen, zu Panikanfällen. Zur Teilnahme an unserem Kurs entschloß er sich allerdings wegen eines anderen Problems, das nichts mit diesen spezifischen Angstzuständen zu tun hatte.

Einige Wochen nach Kursbeginn besuchte er mit einigen Freunden ein Basketballspiel. Als er seinen Platz auf der Tribüne hoch über dem Spielfeld einnahm, stellte sich prompt das alte, vertraute und gefürchtete Gefühl der Panik ein. In der Vergangenheit hätte er diese

Situation entweder überhaupt vermieden oder einen Klaustrophobieanfall erlitten und das Stadion fluchtartig verlassen. Nun aber konzentrierte er sich auf seinen Atem, lehnte sich zurück, folgte dem Ein und Aus, dem Auf und Ab des Atems und ließ sein Engegefühl mit jedem Atemzug ein wenig mehr los. Wenige Minuten später war die Angst vorüber, und er konnte das Spiel wie nie zuvor genießen.

Dieses Beispiel – wie auch alle anderen Fallgeschichten in diesem Buch – soll Ihnen eine Vorstellung davon vermitteln, wie Sie mit Hilfe der Meditation an sich arbeiten und durch die Wirren von Angst und Furcht zu einem ruhigen, stabilen Geisteszustand finden können.

26 Zeit und Zeitstreß

Tue nichts, und alles ist getan.
Lao-tzu, *Tao-te ching*

Zeitdruck gehört in unserer Gesellschaft zu den Hauptstreßfaktoren. Es gibt Phasen, da hat man einfach nicht genug Zeit, um alles erledigen zu können, was getan werden müßte. Wochen, Monate, sogar Jahre vergehen wie im Flug. Ab und zu erleben wir aber auch das Gegenteil. Die Zeit scheint stillzustehen, sie will und will nicht vergehen. Die Stunden und Tage erscheinen uns endlos, und wir wissen nicht, was wir mit der vielen Zeit anfangen sollen.

Als praktisches Gegenmittel raten wir – so paradox es zunächst auch klingen mag – zu absichtlichem, vorsätzlichem *Nicht-Tun*. Vorsätzliches Nicht-Tun kann immer und überall angewendet werden, ob man nun zuviel oder zuwenig Zeit hat.

Für den einzelnen besteht die Herausforderung darin, diese Empfehlung zu testen, um herauszufinden, ob oder wie sich der Umgang mit der Zeit durch die Übung des Nicht-Tuns verändert.

Vielleicht fragt sich der eine oder andere Leser, wie er von der ohnehin knapp bemessenen Zeit auch noch Zeit für irgendein Nicht-Tun erübrigen soll. Oder, falls Sie vor Langeweile fast umkommen, fragen Sie sich vielleicht, wie ausgerechnet noch mehr Nicht-Tun dieses Problem lösen soll.

Die Antwort ist verblüffend einfach. *Innerer Friede existiert außerhalb der Zeit.* Wenn Sie es sich zur Gewohnheit machen, täglich eine gewisse Zeit damit zu verbringen, innerlich still zu werden, und seien es nur fünf oder zehn Minuten, treten Sie aus dem Fluß der Zeit heraus. Die Gelassenheit, Entspannung und Zentriertheit, die aus dem bewußten Loslassen der Zeit entsteht, transformiert die Erfahrung der Zeit, wenn Sie wieder in sie eintauchen. Dann wird es möglich, *mit* der Zeit durch den Tag zu fließen, anstatt gegen sie anzukämpfen oder hinter ihr herzujagen, einfach dadurch, daß man dem gegenwärtigen Augenblick bewußt begegnet. Vielleicht haben Sie ja schon bemerkt, daß Achtsamsein keine zusätzliche Zeit beansprucht, sondern vielmehr bedeutet, daß jeder Augenblick vollständiger erfaßt und lebendiger wird, da Sie sich durch das Verweilen im Augenblick die Fülle eines jeden Augenblicks erschließen. Was auch immer geschieht, Sie können es gelassen registrieren und akzeptieren, ohne deswegen in Panik zu geraten. Wenn Sie sich dann daranmachen, alles das zu erledigen, was Sie noch tun müssen, handeln Sie aus dem Zustand des Seins heraus, aus innerem Frieden.

Es könnte aber auch sein, daß Sie eher zuviel als zuwenig Zeit haben. Vielleicht fühlen Sie sich vom Rest der Welt abgeschnitten und ohne rechten Lebenssinn. Vielleicht sind Sie viel allein. Wie sollte Nicht-Tun Ihnen da praktisch helfen? Genau das Nichtstun macht Sie ja wahnsinnig! In Wirklichkeit *tun* Sie eine ganze Menge, und das sogar in höchst konzentrierter Form. Es ist Ihnen langweilig, Sie sind unzufrieden, Sie machen sich fortwährend Sorgen. Das allein beansprucht schon mehrere Stunden täglich. Zusätzlich verbringen Sie vermutlich weitere Stunden mit Erinnerungen und sind ganz in Ihre Gedanken versunken. Sie erinnern sich an schwierige Zeiten, als wäre es erst gestern gewesen, aber auch an schöne Augenblicke. Wahrscheinlich ärgern Sie sich noch immer über Dinge, die schon vor vielen Jahren geschehen sind. Vielleicht vergraben Sie sich auch in Selbstmitleid oder in Ihrer Einsamkeit, oder in Hoffnungslosigkeit, in Aktivitäten des Geistes also, die die vitalen Energien geradezu auffressen. Deshalb fühlen Sie sich erschöpft, und die Zeit scheint nicht zu vergehen.

Unser subjektives Zeitempfinden und unser Denken scheinen irgendwie miteinander verknüpft zu sein. Wir *denken* über die Vergangenheit nach, wir *denken* über die Zukunft nach. Als Zeit wird der Raum oder Abstand zwischen den Gedanken verstanden, die einem endlosen Strom gleichen. Das unbeteiligte Beobachten der Gedanken befähigt uns dazu, in der Stille jenseits des Gedankenstroms zu verweilen, in einer zeitlosen Gegenwart. Da die Gegenwart das einzig immer Existierende ist, befindet sie sich außerhalb der Zeit.

Nicht-Tun heißt *alles* loslassen. Indem man sich im Jetzt, also außerhalb der Zeit, mit sich selbst verbindet, tut man etwas sehr

Bedeutungsvolles: Man erzeugt Frieden im eigenen Geist und erfährt die eigene, grundlegende Ganzheit. Die gestörte Verbindung wird wiederhergestellt.

> Vergangenheit und Zukunft
> erlauben nur ein beschränktes Bewußt-Sein.
> Bewußt zu sein heißt, sich außerhalb
> der Zeit zu befinden.
>
> T. S. Eliot

Man könnte beispielsweise die einem zur Verfügung stehende Zeit als eine Gelegenheit betrachten, gezielt die innere Arbeit der Achtsamkeit zu verrichten. Selbst wenn der Körper nicht mehr «richtig funktioniert» und man ans Haus oder Bett gefesselt ist, besteht die Möglichkeit, das Leben so in ein Abenteuer zu verwandeln und die eigene Isolation in einem neuen Licht zu sehen. Die Unfähigkeit, körperlich aktiv zu sein, und das Bedauern darüber werden möglicherweise von der Freude über die neue Perspektive und die sich daraus eröffnenden neuen Möglichkeiten überstrahlt. Die Zeit, die Ihnen zuvor bedrückend endlos erschien, kann nun gewinnbringend genutzt werden, um die heilsame Kunst des *Nicht-Tuns* zu entwickeln sowie ein tieferes Selbstverständnis und einen höheren Grad an Achtsamkeit zu erlangen.

Diese innere Arbeit hört nicht plötzlich auf, nur weil Sie krank sind. Sie führt in jedem Fall weg von Leid, Langeweile, Angst und weg von Selbstmitleid hin zur Heilung. Das achtsame, konzentrierte Bewußtsein ist der Schmelztiegel, in dem negative Geisteszustände in positive transformiert werden.

Jeder Mensch kann der Welt etwas Einzigartiges geben, etwas, das kein anderer ihr geben kann, nämlich das *eigene, vollkommene Sein.* Wenn Sie die Kunst des *Nicht-Tuns* erlernen, sind Sie nie arbeitslos.

Betrachtet man das Konzept Zeit aus kosmischer Sicht, sieht man, daß die Zeitspanne eines menschlichen Lebens, gemessen an der Lebensdauer von Sternen zum Beispiel, relativ kurz und unbedeutend ist. Der Paläontologe Stephen Jay Gould weist darauf hin, daß die Spezies Mensch den Planeten erst seit ungefähr 250 000 Jahren bewohnt, das entspricht etwa einem Fünfundsechzigtausendstel oder etwa 0,0015 Prozent der Zeit, seit der überhaupt Leben auf diesem

Planeten existiert. Und doch erscheint unserem Denken die Dauer unseres Lebens als etwas Langes, Beständiges. Erst mit zunehmendem Alter werden wir uns des unvermeidlichen Herannahens des Todes und der raschen Vergänglichkeit dieses Lebens bewußt.

Vielleicht ist es ja das innere Wissen um den Tod, das uns so unter Zeitdruck setzt. Manche Ärzte halten Zeitdruck für den Krankmacher Nummer 1 unserer Zeit. Zunächst brachte man vorwiegend Herzkranzgefäßerkrankungen damit in Zusammenhang. Menschen mit Herzkranzgefäßerkrankungen, sogenannte Typ-A-Personen, legen ein bestimmtes Verhalten, das Typ-A-Syndrom an den Tag. Sie treiben sich selbst bei allem, was sie tun, zur Eile an und versuchen, möglichst mehrere Dinge gleichzeitig zu erledigen. In der Regel sind sie schlechte Zuhörer, die ihren Gesprächspartnern oft ins Wort fallen. Alles geht ihnen zu langsam, sie sind ausgesprochen ungeduldig. Es fällt ihnen schon schwer, einfach nur stillzusitzen und nichts zu tun oder in einer Schlange zu warten. Sie sprechen sogar schnell. Sie sind gern tonangebend, hochgradig wettbewerbsorientiert, reizbar, zynisch und feindselig. Die beiden letztgenannten Züge gelten als besonders gravierende Risikofaktoren bei Herzkrankheiten. Aber auch schon ständiger Zeitdruck allein beeinträchtigt die Lebensqualität sehr schnell und stellt eine ernsthafte Gefährdung der Gesundheit dar.

Unsere moderne Gesellschaft setzt jeden unter Zeitdruck, nicht nur erfolgreiche Geschäftsleute, Ärzte oder Akademiker, die stets einen vollen Terminkalender haben und viel reisen. Bereits der erste Blick am Morgen gilt der Uhr, und sie bleibt auch für den Rest des Tages «richtungweisend». Alles verläuft genau nach Plan. Die Uhr diktiert unseren Tagesrhythmus. Für viele Menschen ist es absolut normal, Tag für Tag Terminen und anderen Verpflichtungen nachzujagen, bis sie abends völlig erschöpft ins Bett fallen. Eine solche Lebensweise ohne ausreichende Ruhepausen, in denen wir unseren Energie-Akku wiederaufladen können, wird früher oder später mit einem Zusammenbruch enden. Auch das stabilste homöostatische Gleichgewicht muß von Zeit zu Zeit neu «justiert» beziehungsweise stabilisiert werden.

Das Leben früherer Generationen verlief sehr viel mehr im Einklang mit den Rhythmen der Natur, die auch den Rhythmus des Menschen bestimmten. So vermochte ein Bauer mit seiner Hände Arbeit täglich nur ein kleines Stück Land zu bestellen und selbst mit einem Ochsen vor dem Pflug ging es nicht viel schneller. Man reiste zu Fuß oder zu

Pferd und kam entsprechend langsam voran. Die Menschen kannten und respektierten die Bedürfnisse ihrer Tiere und waren darauf bedacht, sie nicht zu überanstrengen.

Der moderne Mensch hat sich in vielerlei Hinsicht von den Rhythmen der Natur unabhängig gemacht. Elektrisches Licht läßt die Nacht zum Tag werden. Wir müssen unsere Aktivitäten nicht einstellen, nur weil es draußen dunkel wird. Auf Autos und Traktoren braucht man keine Rücksicht zu nehmen; Telekommunikation, Flugzeuge, Kopiergeräte, Computer et cetera machen es möglich, rund um die Uhr weiterzuarbeiten. Damit wachsen aber auch der Druck und die Erwartung, nämlich die Erwartung, daß die Leistungen des Menschen mit der Technologie Schritt halten. Wir könnten theoretisch immer mehr in immer weniger Zeit erledigen. Um uns von diesem ungeheuren Druck zu befreien, uns zu entspannen, setzen wir uns nicht etwa bei Kerzenlicht gemütlich in einen Sessel und lassen uns vom Licht der Flamme inspirieren, sondern schauen in einen viereckigen Flimmerkasten, der unsere Sinne so lange attackiert, bis wir endlich zu Bett gehen. Wir haben unsere Kontaktmöglichkeiten mit der Außenwelt zwar nahezu perfektioniert, unsere Kontakte zur Innenwelt jedoch sträflich vernachlässigt.

Vier Wege aus der Tyrannei der Zeit

Das Leben in unserer hochtechnisierten Welt ist spürbar schneller geworden, aber das heißt noch lange nicht, daß wir uns zu Tode hetzen lassen müssen. Als *erstes* sollte man sich daran erinnern, daß die Zeit so, wie wir sie verstehen, ein Konstrukt des Geistes ist. Minuten und Stunden sind nichts weiter als Konventionen, die weder aus sich selbst heraus noch in einer unabhängigen Art und Weise existieren. Zeit ist keine absolute Größe. Man hat sich lediglich auf bestimmte Einteilungen geeinigt, aber man darf nie vergessen, daß dies keine unveränderlichen Realitäten sind.

Wenn man auf einem heißen Ofen sitzt, kann eine Minute zur Ewigkeit werden; wenn man sich aber mit etwas Angenehmem beschäftigt, verfliegt sogar eine Stunde im Nu. Einstein verwendete dieses Beispiel gern, um seine Relativitätstheorie zu veranschaulichen.

Das Prinzip ist klar, und wir alle haben schon oft ähnliche Erfahrungen gemacht. Die Natur ist völlig unparteiisch. Jeder von uns hat vierundzwanzig Stunden pro Tag zur Verfügung. Wie wir damit umgehen, wie wir diese Zeit verwalten, ist ausschlaggebend dafür, ob wir «genügend» oder «zu wenig» Zeit haben. Wir müssen wissen, was wir erreichen wollen, und prüfen, ob wir nicht eventuell einen zu hohen Preis dafür bezahlen.

Der *zweite* Ausweg aus der Tyrannei der Zeit ist die volle Inbesitznahme der Gegenwart. Wir verschwenden eine Unmenge an Zeit mit unnützen Gedanken an Vergangenes und mit Vermutungen über Zukünftiges. Beides sind äußerst unbefriedigende Beschäftigungen, denn das eine hat bereits stattgefunden, und wann oder in welcher Form das andere eintrifft, darüber weiß man nichts Genaues. In der Regel entsteht aus solchen Gedanken einfach nur Angst oder das Gefühl, daß einem die Zeit davonläuft und daß früher alles besser war als heute.

Die Wirkung der Achtsamkeit liegt darin, daß sie uns fest mit dem Jetzt, mit der Gegenwart verbindet, mit der einzigen Zeit, die es wirklich gibt und die wir wirklich haben, um zu leben. Egal, was Sie tun, wenn Sie vom automatischen Seins-Modus zum bewußten Seins-Modus überwechseln, wird es eine vollständigere, reichere Erfahrung sein. Das kann bedeuten, daß Sie sich bewußt dafür entscheiden, während des Essens *nicht* gleichzeitig Zeitung zu lesen oder den Fernsehapparat einzuschalten, sondern wirklich und ausschließlich zu essen, anstatt die Mahlzeit gedankenlos in sich hineinzuschaufeln. Wenn Sie auf die Enkel aufpassen, seien Sie ganz bei der Sache. Widmen Sie sich ihnen aufmerksam, und die Zeit wird aufhören zu existieren. Ob Sie Ihren Kindern nun bei den Hausaufgaben helfen oder ihnen einfach nur zuhören, tun Sie es nicht mit halbem Ohr. Seien Sie *ganz* Ohr, halten Sie Augenkontakt.

Nehmen Sie jeden Augenblick in Besitz. Dann werden Sie nie das Gefühl haben, Zeit zu verschwenden, oder daß andere Menschen Ihnen Zeit stehlen. Und wenn Sie sich erinnern oder Pläne für die Zukunft schmieden wollen, tun Sie es in dem gleichen achtsamen Bewußtsein. Erinnern Sie sich *jetzt,* planen Sie *jetzt.* Wenn Sie sich beeilen müssen, was manchmal unumgänglich ist, beeilen Sie sich achtsam. Verankern Sie das Bewußtsein im Atem, und wenn Sie sich nicht mehr beeilen müssen, entspannen Sie sich ganz bewußt. Wenn Sie feststellen, daß Sie im Geist eine Liste nach der anderen erstellen und sich selbst unter Druck setzen, alle Punkte darauf zu erfüllen, dann lenken Sie Ihre ganze Aufmerksamkeit auf den Körper und die Anspannungen, die der Gedanke an das bevorstehende Pensum hervorruft, und machen Sie sich klar, daß einige der Punkte sicherlich aufgeschoben werden können. Sollten Sie sich einem Zusammenbruch nahe fühlen, halten Sie vollkommen inne, und fragen Sie sich ehrlich, ob der Preis, den zu zahlen Sie bereit sind, gerechtfertigt ist, und wohin Ihr Tun Sie wirklich führt.

Die *dritte* Möglichkeit, der Tyrannei der Zeit zu entkommen, besteht darin, sich täglich genug Zeit zu nehmen, um ganz bewußt einfach nur zu sein, das heißt zu meditieren. Wir müssen die Zeit für die tägliche Meditation wie unseren Augapfel hüten, sonst fällt sie sofort dem Rotstift zum Opfer, denn aus unserer normalen Sicht ist «Zeit zum Meditieren» echter Luxus. Schließlich tut man nichts, zumindest nichts, was als Tun zu erkennen wäre. Wenn Sie der Versuchung erliegen und diese kostbare Zeit des Nicht-Tuns zugunsten weiterer hektischer Aktivitäten aufgeben, berauben Sie sich der wertvollsten Zeit nicht nur des Tages, sondern des Lebens, der Zeit nämlich, in der Sie einfach nur sind.

Meditieren heißt die Zeit anhalten und in der entstehenden Stille verweilen, in der grenzenlosen, ewigen Gegenwart. Was nicht bedeutet, daß jeder Augenblick ein zeitloser Augenblick sein muß oder sein wird. Das hängt ganz von dem Grad Ihrer Konzentration ab. Aber schon der Vorsatz des Nicht-Tuns, des Nicht-Greifens oder des Loslassens aller Erwartungen, der Vorsatz des vorurteilsfreien Beobachtens, nährt das Zeitlose in Ihnen. In der täglichen Meditation entwikkelt man die Fähigkeit, aus der Klarheit des einfachen So-Seins heraus zu handeln und für den Rest des Tages im Augenblick zu leben, selbst angesichts von Hektik und Streß. Deshalb ist es außerordentlich wichtig, täglich Zeit für das bloße Sein zu reservieren.

Ein *vierter* Ausweg aus Zeitstreß besteht darin, das Leben weitgehend zu vereinfachen. Vor einiger Zeit führten wir einen Kurs speziell für eine Gruppe von Richtern durch, die anerkanntermaßen unter ungewöhnlich hoher Dauerbelastung stehen. Einer der Richter klagte ganz besonders darüber, daß ihm an allen Ecken und Enden Zeit fehle, Zeit für die Familie, Zeit für eine gründliche Auseinandersetzung mit wirklich komplizierten Fällen. Als er sich jedoch einmal wirklich klarmachte, wie er seine Zeit außerhalb des Gerichts verbrachte, zeigte sich, daß er täglich mit beinahe religiösem Eifer drei dicke Zeitungen studierte und sich zusätzlich wenigstens eine

Stunde lang die Nachrichten im Fernsehen ansah. Das Lesen der Zeitungen allein beanspruchte bereits eineinhalb Stunden.

Aus irgendeinem Grund war es ihm bislang scheinbar nötig erschienen, täglich zweieinhalb Stunden darauf zu verwenden, sich aus vier verschiedenen Quellen zu informieren, die im großen und ganzen alle das gleiche vermittelten. Als wir darüber sprachen, kam ihm spontan der Gedanke, daß er womöglich mit einer Zeitung auch ausreichend informiert wäre, und er beschloß, die Lektüre der anderen zwei sowie das Hören der Fernsehnachrichten zu streichen. Ohne große Mühe stehen ihm nun täglich zwei Stunden mehr zur Verfügung.

So können bereits kleine Vereinfachungen in unserem Lebensstil große Wirkung haben. Wenn Sie jede Minute verplanen, bleibt Ihnen natürlich keine Zeit übrig, und vermutlich wird Ihnen auch gar nicht auffallen, warum Sie keine Zeit haben. Das Leben zu vereinfachen bedeutet zuallererst, Prioritäten zu setzen: Was *muß* ich tun? Was *will* ich tun? Gleichzeitig treffen Sie eine bewußte Auswahl, welche Aktivitäten überflüssig sind. Vielleicht bedeutet es manchmal ja nur, «nein» zu sagen, wenn man um einen Gefallen gebeten wird, auch wenn man eigentlich gern ja sagen oder helfen möchte. Wenn es aber um die Zeit für das tägliche meditative Nicht-Tun geht, sollte man sich dessen Wert für alle und alles vor Augen führen und ihm den Vorrang geben.

27 Schlafstörungen

Von allen Beschäftigungen, denen wir regelmäßig nachgehen, ist die des Schlafens eine der außergewöhnlichsten und gleichzeitig am wenigsten verstandenen. Man stelle sich vor: Jeden Tag legen wir uns in ein bequemes Bett und bleiben stundenlang dort liegen. Im allgemeinen ist das Schlafen uns sehr wichtig, und wir sind nicht bereit, auch nur auf einen Teil davon zu verzichten, nicht einmal, wenn wir uns damit etwas Gutes täten. Vielen Menschen ist ihr Schlaf geradezu heilig. Wie oft hört man jemanden sagen, daß er ohne seine acht, manchmal neun Stunden Schlaf zu nichts zu gebrauchen sei. Der Vorschlag, eine Stunde oder gar nur fünfzehn Minuten früher aufzustehen, um etwas zu tun, das man gern täte, wozu man sonst aber keine Zeit findet, stößt meist auf wenig Gegenliebe. Der Schlaf ist etwas Unantastbares. Ihn zu beschneiden kommt einer persönlichen Bedrohung gleich.

Ironischerweise gehören ausgerechnet Schlafstörungen zu den ersten Anzeichen von Streß. Entweder man findet überhaupt keinen Schlaf, oder man schläft ein, wacht aber mitten in der Nacht wieder auf und kann dann nicht mehr einschlafen. Man wirft sich im Bett hin und her, versucht, sich in den Schlaf zu zählen oder die Gedanken irgendwie in den Griff zu kriegen, fast immer ohne Erfolg. Je mehr man versucht, sich zu beruhigen, desto wacher wird man.

Schlaf läßt sich nicht erzwingen. Wie der Entspannungszustand, so ist auch der Schlaf ein Zustand, in den man sich hineingleiten lassen muß. Versucht man, ihn zu forcieren, erzeugt man unweigerlich neue Spannungen, die einen wach halten.

Wir sprechen vom «Schlafen gehen», als würden wir aktiv etwas tun, dabei wäre es korrekter zu sagen, daß der Schlaf uns «überkommt», dann nämlich, wenn die geeigneten Umstände eingetreten sind. Genügend Schlaf ist wichtig für eine gute Gesundheit. Zu wenig Schlaf beeinträchtigt unser Denken, macht es sprunghaft und unzuverlässig, verursacht Stimmungsschwankungen und Verhaltensstörungen. Wir sind physisch erschöpft, die Krankheitsanfälligkeit steigt.

Unser Schlafrhythmus ist aufs engste mit den Rhythmen der Natur verknüpft. Alle vierundzwanzig Stunden dreht unser Planet sich einmal um die eigene Achse, wodurch Tag und Nacht entstehen. Alle lebenden Organismen scheinen sich danach zu richten, wie man an den sich wiederholenden Veränderungen im Laufe eines Tages leicht erkennen kann. Sie manifestieren sich in der unterschiedlichen Freisetzung von Neurotransmittern im Gehirn und Nervensystem sowie in allen biochemischen zellulären Vorgängen. Biologen sprechen gar von einer «biologischen Uhr», die der Kontrolle des Hypothalamus untersteht, der wiederum für unsere Schlaf-/Wachzyklen zuständig ist. Häufiges Reisen oder Fliegen zum Beispiel kann diesen inneren Rhythmus empfindlich stören. Wir bewegen uns im Rhythmus des Planeten, und unser Wach- und Schlafzyklus spiegelt diese Verbindung wider. Wenn sie unterbrochen worden ist, dauert es einige Zeit, bis sich der Rhythmus wieder eingependelt hat.

Massive Schlafstörungen sind ein Signal des Körpers, ein Versuch, Ihnen etwas Wichtiges über Ihren Lebensstil mitzuteilen, und sollten, wie alle anderen Signale auch, ernstgenommen werden. Meist sind sie ein Zeichen für große innere Belastungen. Werden die Probleme gelöst, stellt sich in der Regel auch der Schlaf wieder ein. Manchmal helfen schon regelmäßige körperliche Übungen wie Schwimmen, Yoga oder Laufen.

Wenn Sie nicht schlafen können, stehen Sie für ein Weilchen auf und beschäftigen Sie sich mit etwas, das Ihnen Spaß macht. Wenn ich nicht schlafen kann, sage ich mir manchmal, daß deswegen die Welt nicht untergeht und ich den Schlaf im Moment scheinbar nicht brauche, obwohl ich unbedingt schlafen will. Dann wickle ich mich in eine warme Decke, setze mich hin und meditiere. Dabei schaue ich mir alle Gedanken, die mich vom Schlaf abhalten, genau an.

Schon eine halbe Stunde Meditation klärt und beruhigt den Geist oft so weit, daß man wieder zu Bett gehen kann. Manchmal hat man den Wunsch, noch etwas anderes zu tun, Musik zu hören, einen Brief zu schreiben, zu lesen. Oder man akzeptiert, daß man sich Sorgen macht, registriert dieses Gefühl und läßt es los. Man kann die Zeit auch für eine Yoga-Sitzung nutzen.

Um mit Schlafstörungen konstruktiv umgehen zu können, ist es nötig, die Tatsache anzuerkennen, daß man nun mal wach ist. Es hilft nicht, sich auszumalen, wie müde man am Morgen sein wird. Lassen Sie den Tag auf sich zukommen. Die Wirklichkeit dieses Augenblicks ist, daß Sie *jetzt* wach sind und die Zeit zu Ihren Gunsten nutzen sollten. Seien Sie nicht einfach nur halbwach. Werden Sie ganz wach!

Wie eingangs bereits kurz erwähnt, stammt die Übung der Achtsamkeit aus der buddhistischen Meditationspraxis, obwohl sie in verschiedenen Ausformungen auch in anderen spirituellen Traditionen auftaucht. Interessanterweise kennt der Buddhismus keinen Schöpfergott, was ihn zu einer ganz außergewöhnlichen Religion macht. Der Buddhismus basiert auf der Achtung für ein Prinzip, das in der Figur des historischen Buddha verkörpert ist. Es heißt, daß man Buddha, der als außerordentlich weiser Lehrer verehrt wurde, einmal fragte, ob er ein Gott sei, worauf er antwortete: «Nein, ich bin vollständig erwacht.»

Mit Hilfe der Achtsamkeitsübung erwachen auch wir allmählich aus dem Halbschlaf unseres gewohnheitsmäßigen Nicht-Bewußtseins.

Wenn Ihnen das eben beschriebene Vorgehen zu radikal erscheint, sollten Sie sich die Zeit nehmen, die zur Verfügung stehende Alternative einmal genauer zu betrachten: regelmäßiger Tablettenkonsum, um einige Stunden Schlaf zu finden, weil die inneren Rhythmen gestört sind. Nur wird dabei die Wiederherstellung des Gleichgewichts chemischen Wirkstoffen überlassen und die eigene Verantwortung an dem Mißstand ignoriert.

In der Streßklinik machen wir die Erfahrung, daß die Schlafstörungen vieler Patienten gewissermaßen als heilsame Nebenwirkung des Body-Scan behoben werden. Wenn Sie müde sind und in diesem Zustand den Body-Scan anwenden, werden Sie in aller Regel bald friedlich einschlafen, anstatt in einen Zustand tief entspannten Bewußtseins zu gleiten. Manchen Menschen fällt es deshalb außerordentlich schwer, während des Body-Scan wach zu bleiben. So mancher hört wochenlang nicht einmal das Ende der Übungskassette, weil er mitten im Body-Scan bereits völlig entspannt eingeschlafen ist. Andere finden die Atembeobachtung außerordentlich entspannend und wirkungsvoll. Es fällt ihnen leicht, sich auf das Ein- und Ausströmen des Atems zu konzentrieren und sich mit jedem Ausatmen tiefer ins Bett sinken zu lassen.

Wenn wir den Body-Scan üben, müssen wir den Grad der Entspannung sehr aufmerksam verfolgen. Die Entspannung ist wie ein Pfad, der sich nach einiger Zeit gabelt. In der einen Richtung liegen das wohlige Versinken im Nebel der nachlassenden bewußten Wahrnehmung und schließlich der Schlaf. Es ist unerläßlich, diese Richtung regelmäßig einzuschlagen, denn ruhiger, tiefer Schlaf ist für unsere Gesundheit absolut notwendig. In der anderen Richtung liegt der ebenfalls ausgesprochen heilsame meditative Zustand, der von Entspannung und gleichzeitig von *erhöhter Aufmerksamkeit* gekennzeichnet ist. In physiologischer wie auch in psychologischer Hinsicht unterscheidet er sich deutlich vom Schlaf. Idealerweise sollte man beide Pfade gleich oft beschreiten beziehungsweise in beiden Zuständen gleich oft verweilen. Man wird dann ganz von selbst ein feines Gespür dafür entwickeln, welcher Zustand wann wichtiger ist.

Normalerweise halten wir unseren Schlaf allerdings für das Wichtigste und sind ängstlich darauf bedacht, nur ja nicht zuwenig davon zu bekommen. Falls Sie aber der Ansicht zustimmen, daß Geist und Körper zu selbstregulativen Maßnahmen fähig sind, können Sie sogar Ihre Schlafstörungen als eine Möglichkeit nutzen, innerlich zu wachsen, wie Sie ja auch gelernt haben, mit Angst und Schmerzen zu arbeiten, um zu den tieferliegenden Schichten des Ganz-Seins durchzudringen.

Ich möchte dies an meinem eigenen Beispiel illustrieren. Während der vergangenen elf Jahre gab es nur wenige Nächte, in denen ich durchschlief. Die Kinder mußten eines nach dem anderen gefüttert und gewickelt werden. Bis zu ihrem vierten, fünften Lebensjahr hatten sie alle die Angewohnheit, mehrmals in der Nacht aufzuwachen. Meine Frau und ich waren uns von Anfang an darüber einig, diese Unterbrechungen zu akzeptieren, anstatt den Kindern unsere Vorstellung davon, wann und wie lange sie zu schlafen hätten, aufzuoktroyieren. Jahr um Jahr standen wir also fast jede Nacht auf. Ab und zu ging ich besonders früh zu Bett, um vorzuschlafen. Irgendwie gewöhnte sich mein Körper im Laufe der Zeit daran, mit weniger Schlaf auszukommen, und ich hatte keine allzugroßen Probleme damit.

Heute denke ich, daß einer der Gründe, warum ich in diesen Jahren nicht ständig erschöpft war, darin lag, daß ich nicht dagegen ankämpfte. Ich hatte beschlossen, die Situation anzunehmen, und daran hielt ich mich, so gut es ging. Unter anderem versuchte ich, sie in meine Meditationspraxis mit einzubeziehen. Wenn ich nachts aufstehen mußte, um eines der Kinder herumzutragen, machte ich daraus eine Gehmeditation (siehe Kapitel 7); mußte es gewickelt, gefüttert oder beruhigt werden, betrachtete ich diese Augenblicke als eine Gelegenheit, mir ihre Gefühle oder meine eigenen bewußt zu machen, ihre Körper bewußt wahrzunehmen, aber auch meinen eigenen Körper, der oft genug viel lieber im Bett gelegen hätte. Nur, da ich eben nicht ins Bett konnte, nutzte ich die Situation, um mich im völligen Wachsein zu üben. So wurden diese Jahre zu einer intensiven Schulung des Geistes in der Achtsamkeit, von der ich als Mensch und als Vater gleichermaßen profitierte.

Mahatma Gandhi wurde einmal von einem Reporter gefragt, ob er nach fünfzig Jahren unermüdlichen Einsatzes nicht auch einmal Ferien machen wolle, um sich zu entspannen, worauf Mahatma Gandhi antwortete: «Ich bin immer entspannt.»

Wenn wir uns daran gewöhnen, achtsam im Augenblick zu leben, steht uns die ganze Fülle des Lebens ständig zur Verfügung, einfach deshalb, weil wir uns in der Gegenwart und somit außerhalb der Zeit befinden. Die Zeit wird gewissermaßen «leer» (engl. *vacant – vacation,* «Ferien»), und wir sind es ebenfalls. Dann sind auch wir immer entspannt und können vielleicht sogar während des Urlaubs besser ausspannen, weil wir es schon während des Jahres ständig geübt haben.

28 Streßfaktor Mitmensch

Unsere zwischenmenschlichen Beziehungen bieten uns zahllose Gelegenheiten, die Übung der Achtsamkeit anzuwenden und den Streß, den sie oft hervorrufen, zu reduzieren. Wie in Teil drei bereits erwähnt, ist Streß weder einseitig noch ausschließlich von äußeren Faktoren abhängig. Psychischer Streß entsteht immer aus der *Interaktion* zwischen uns und unserer Umwelt. Im Fall schwieriger zwischenmenschlicher Beziehungen heißt das, daß wir die Verantwortung für unseren Anteil daran übernehmen müssen, nämlich für unser Verhalten, unsere Gefühle und unsere Gedanken. Auch auf zwischenmenschlichen Streß reagieren wir, zumeist unbewußt, mit der tief in uns verwurzelten Kampf-oder-Flucht-Reaktion. Sie beeinflußt unser Handeln selbst dann, wenn unser Leben gar nicht wirklich in Gefahr ist. Es genügt, daß wir unsere Interessen oder unseren sozialen Status bedroht wähnen, und ehe wir's uns versehen, haben wir bereits unser gesamtes Verteidigungssystem aktiviert, um uns und unsere Position zu behaupten. Im Fall von zwischenmenschlichem Streß bedeutet dies, daß wir die Weichen für eine Verschärfung des Konflikts stellen.

Aber selbst wenn wir uns einmal nicht aggressiv, sondern versöhnlich geben, geschieht dies oft aus den falschen Motiven heraus, was man daran erkennt, daß man das Gefühl hat, die Entschärfung ginge auf Kosten der eigenen Integrität. Glücklicherweise sind wir aber mit einem Verstand ausgerüstet, der uns erlaubt nachzudenken. Bewußtes Hinschauen und Nachdenken führt immer dazu, daß man anderer Möglichkeiten außer den meist geübten unbewußten Mechanismen gewahr wird. Sie fallen nicht plötzlich vom Himmel, sondern entstehen, sobald wir uns entscheiden, bewußt zu handeln, anstatt uns wie gehabt von unseren automatischen Reaktionen überwältigen zu lassen.

Beziehungen basieren auf dem Prinzip des Miteinander-verbunden-Seins. Sogar wenn wir wütend, aggressiv oder verängstigt sind, können wir unsere Beziehungen positiv verändern, indem wir die Übung der Achtsamkeit anwenden und wirklich aufmerksam miteinander kommunizieren.

Das Wort «Kommunikation» impliziert ein gleichberechtigtes Miteinander und setzt eine gemeinsame Wellenlänge voraus. Dies bedeutet nicht notwendigerweise, daß man mit einer anderen Person gleicher Meinung sein muß, sondern nur, daß man in der Lage ist, eine Situation in toto zu sehen sowie die Meinung des Gesprächspartners ebenso gelten zu lassen wie die eigene.

Wenn wir jedoch völlig in unsere eigenen Gefühle verstrickt sind, ist es unmöglich, wirklich zu kommunizieren. Wird unsere Überzeugung nicht geteilt, sind wir verunsichert. Wir fühlen uns viel wohler mit Menschen, die so empfinden wie wir, und Begegnungen mit Andersdenkenden werden zu einem stressigen Ereignis. Sobald wir das Gefühl haben, persönlich angegriffen worden zu sein, ziehen wir auch schon eine Trennungslinie. Das bisherige Miteinander wird plötzlich zu einer Frage von «ich» gegen «die anderen». Echte Kommunikation ist in dieser Situation kaum mehr möglich. Verschanzt hinter unseren starren Positionen können wir kaum über die «Neun Punkte» hinausschauen und das Ganze sehen, von dem wir samt unseren Ansichten ja nur ein kleiner Ausschnitt sind. Wenn aber beide Seiten bereit sind, ihren Blickwinkel über die eigene, enge Perspektive hinaus zu erweitern, dann tauchen unerwartet Alternativen auf, und die eingebildeten Barrieren verschwinden. Wie sonst wäre es möglich, daß bislang verfeindete Supermächte wie die USA und die UdSSR beginnen, gemeinsame Probleme und Interessen zu erörtern sowie nach gemeinsamen Lösungen zu suchen und so die Richtigkeit des neuen Paradigmas der Ganzheit und gegenseitigen Abhängigkeit augenfällig bestätigen?

Selbst wenn zunächst nur eine Seite die Verantwortung erkennt und übernimmt, wenn nur eine Seite die Situation in ihrer Gesamtheit betrachtet, während die andere noch zögert, wird doch das ganze System dadurch nachhaltig verändert. Es zeigen sich neue Möglichkeiten der Konfliktlösung und mit ihnen gegenseitiges Verständnis, ja Respekt. Natürlich können diese Chancen durch einen einseitigen Rückfall in alte Denk- und Verhaltensschemata wieder zunichte gemacht werden. Jüngstes Beispiel hierfür ist das Vorgehen der chinesischen Armee im Juni 1989 in Peking, was zumindest vorübergehend den Zusammenbruch der jungen Demokratiebewegung in China bedeutete.

Wenn wir in der Streßklinik auf die Problematik echter Kommunikation bei zwischenmenschlichen Beziehungen zu sprechen kommen, schlägt die Stunde jener Übungen, die dem Aikido entlehnt sind und die sich als besonders hilfreich erwiesen haben, um auf der Körperebene in einer stressigen, scheinbar bedrohlichen Situation die Erfahrung bewußten Handelns anstelle automatischen Reagierens zu simulieren. Auf einer tieferen Ebene geht es natürlich um die Konfrontation der Energiemuster zweier Menschen.

Im Aikido lernt man, die Position der inneren Mitte, den Pol der Ruhe, auch angesichts einer physischen Attacke nicht zu verlieren, sondern sich die irrationalen und ungerichteten Energien des Angreifers zunutze zu machen, um sie aufzulösen, ohne dabei verletzt zu werden oder den Angreifer zu verletzen. Dies setzt die Bereitschaft voraus, sich in die Nähe des Aggressors zu begeben und in Kontakt mit ihm zu treten, ohne sich dabei selbst in Gefahr zu bringen. Unter anderem vermeidet man zum Beispiel, sich direkt vor ihn zu stellen.

Die letzte dieser Übungen, auf die ich hier näher eingehen möchte, repräsentiert die Alternative zu den vielen automatischen Streßreaktionen, die in den Übungen davor ausagiert wurden, wie zum Beispiel der Versuch, der Konfrontation auszuweichen, sich zu unterwerfen oder auf den Angriff einzugehen. Diese Übung basiert auf der eigenen Zentriertheit und Achtsamkeit. Es setzt voraus, daß man sich des Gegenübers als Stressor bewußt ist, ohne jedoch deswegen aus dem inneren Gleichgewicht zu geraten. Die Achtsamkeit ist im Atem verankert. Man sieht die Situation als etwas Ganzes, ohne von Furcht (die den Streß vieler Alltagssituationen oft unnötig verschärft) überwältigt zu werden, man ist bereit, sich auf den Angreifer einzulassen. Dabei werden die Füße so gesetzt, daß man einerseits auf ihn zu, im Endeffekt aber leicht seitlich an ihm vorbeigeht, während man gleichzeitig eine der zum Kampf ausgestreckten Arme am Handgelenk ergreift. Mit anderen Worten: Man pariert den Angriff und nimmt ihm gleichzeitig die Spitze, indem man einen Kontakt herstellt.

So signalisiert man durch die Stellung des Körpers, daß man für eine Begegnung bereit, also nicht unvorbereitet ist. Man wendet keine rohe Gewalt an, um den Angreifer zu überwältigen, sondern ergreift sein Handgelenk und «verschmilzt» mit seiner Energie, während man sich, den Schwung der Attacke adaptierend, gleichzeitig umdreht. Auf diese Weise schauen beide in dieselbe Richtung, sehen genau das gleiche. In dieser Übung wird die volle Konfrontation vermieden, bei der man sich ernsthaft verletzen oder vom Schwung des Angriffs überwältigt werden könnte. Trotzdem stellt man einen Kontakt her und signalisiert die Bereitschaft, die Sache auch aus dem Blickwinkel des anderen zu sehen, indem man sich *mit* dem Angreifer dreht. Man zeigt, daß man willens ist zuzuhören. Damit wird die Integrität des Gegenübers nicht verletzt, man teilt ihm aber gleichzeitig mit, daß man keine Angst vor dieser Begegnung hat und auch nicht bereit ist, sich von seiner Energie überwältigen zu lassen. In diesem Augenblick werden beide zu Partnern. Den Feind gibt es nicht mehr, ob das der anderen Person ins Konzept paßt oder nicht.

Zwar weiß man nicht, was im nächsten Augenblick geschieht, aber man hat eine ganze Reihe von Optionen. So wäre eine Möglichkeit, dem Angreifer zu zeigen, wie die Dinge sich einem selbst darstellen, während er seine Energien wieder sammelt. Hier beginnt der «Tanz». Keine der beiden Seiten besitzt die volle Kontrolle, aber immerhin haben Sie die Kontrolle über sich selbst, solange Sie in Ihrer inneren Mitte verweilen. Das macht Sie weniger verletzlich. Strategien erübrigen sich, weil zuviel von der sich ständig verändernden Situation abhängt; viel wichtiger als eine Strategie ist das Vertrauen in die eigene Fähigkeit, kreativ zu handeln und eine Situation in jedem Augenblick richtig zu erfassen.

Natürlich birgt dieses Vorgehen gewisse Risiken. Man weiß weder, wie das Gegenüber reagieren wird, noch kann man die eigene Reaktion vorhersehen. Solange man aber zentriert und so achtsam wie möglich bleibt, solange man sich seiner Integrität und seines inneren Gleichgewichts bewußt ist, werden auch unerwartete, harmonische Lösungen auftauchen. Das setzt voraus, daß man seine Gefühle kennt und akzeptiert. Wenn ein Mensch in einer von Feindseligkeit geprägten Beziehung die Verantwortung für seine Gefühle und Reaktionen übernimmt, verändert er die Situation für beide, sogar dann, wenn der andere sich verschließt. Die Tatsache, daß eine Seite nicht in der althergebrachten Weise reagiert, sondern aus der Position der inneren Mitte heraus ihren Blickwinkel verändert, bedeutet, daß sie eine größere Kontrolle über die Situation hat. Warum sollte man sich auch durch die Energie einer anderen Person aus der eigenen inneren Mitte herauskatapultieren lassen, noch dazu in einem Augenblick, wo man alle Reserven braucht, um klar und völlig wach zu sein?

Die Geduld, Weisheit und Festigkeit, die in einem einzigen Augenblick der Achtsamkeit entstehen, können, mitten in einer hitzigen Auseinandersetzung oder in einer anderen, schwierigen zwischenmenschlichen Situation angewendet, dieser sofort eine positive Richtung geben. Das Gegenüber spürt die Veränderung sehr wohl, spürt, daß man weder beeindruckt noch verängstigt oder verunsichert ist. Wahrscheinlich wird es sich von der Ruhe und Gelassenheit, die Sie ausstrahlen, sogar angezogen fühlen.

Wenn Sie vertrauensvoll in sich ruhen, können Sie Ihren Mitmenschen zuhören, ohne das, was sie sagen, ständig sofort kommentieren, abwehren, beurteilen, widerlegen oder sich selbst darstellen zu müssen. Man wird sich von Ihnen verstanden, akzeptiert und respektiert fühlen. Das tut jedem Menschen gut. In einer solchen Atmosphäre wird man aller Wahrscheinlichkeit nach eher bereit sein, auch Ihnen Gehör zu schenken, vielleicht nicht sofort, aber doch spätestens dann, wenn die Emotionen sich etwas beruhigt haben. Somit haben Sie der Möglichkeit einer echten Verständigung den Weg geebnet. Unterschiedliche Standpunkte können sinnvoll und vernünftig erörtert werden. Die Praxis der Achtsamkeit hat also eine ganz konkrete, heilsame Wirkung auf unsere zwischenmenschlichen Beziehungen, seien es familiäre, freundschaftliche oder kollegiale.

Um die Achtsamkeit im zwischenmenschlichen Bereich gezielt zu entwickeln, ist es hilfreich, schwierige Beziehungen einmal eine Zeitlang zu beobachten und eine Art Tagebuch darüber zu führen. So stellen wir unseren Patienten in der fünften Woche die Aufgabe, jeden Tag ein Kommunikationsproblem gezielt zu untersuchen, und zwar in dem Augenblick, in dem es auftaucht. Dazu gehört, daß man sich klarmacht, wie und mit wem es zustande kam, welches Anliegen man wirklich hatte, welches Anliegen der andere hatte, was daraus entstand und wie man sich dabei fühlte. Jeder Teilnehmer führt genau Buch über diese einzelnen Punkte (siehe Muster-Tagebuch S. 334ff.), die in der nächsten Sitzung gemeinsam diskutiert werden.

Diese Woche öffnet den Kursteilnehmern die Augen für ihr kommunikatives Verhalten. Kaum einer ist sich vorher seiner automatischen Reaktionen bewußt, und jeder empfindet es als äußerst aufschlußreich, sich selbst, die eigenen Gedanken, Gefühle und Verhaltensweisen zu beobachten und schriftlich festzuhalten. Aus der ehrlichen Selbstbeobachtung ergeben sich viele wichtige Hinweise, die helfen, eigenes Fehlverhalten im Sinn einer effektiven Kommunikation zu korrigieren. Manche merken, daß ein Gutteil des Stresses in ihrem Leben davon herrührt, daß sie nicht wissen, wie sie ihre eigenen Interessen effektiv vertreten sollen; andere stellen fest, daß sie unfähig sind, ihre wahren Gefühle mitzuteilen; wieder andere sind davon überzeugt, daß sie kein Recht darauf haben, emotional zu reagieren. Manche haben einfach nur Angst, Gefühle zum Ausdruck zu bringen, wieder andere können einfach nicht «nein» sagen, wenn jemand sie um etwas bittet. Sie würden sich schuldig fühlen und sind so stets bereit, anderen zuliebe ihre eigenen Bedürfnisse zurückzustellen, aber nicht etwa, weil sie keine hätten und Heilige geworden wären, sondern weil sie glauben, so handeln zu *müssen,* um in ihren Augen und denen der anderen «gute» Menschen zu sein. Meistens sind sie nicht in der Lage, sich selbst zu helfen, denn auch das käme ihnen selbstsüchtig vor. Sie stellen also die Gefühle und das Wohl anderer in selbstloser Weise über ihre eigenen Wünsche – aber aus den falschen Motiven heraus, denn in Wirklichkeit laufen sie vor sich selbst davon, indem sie anderen helfen. Oder sie tun es, um deren Achtung und Gunst zu erlangen oder weil man ihnen beigebracht hat, daß ein «guter» Mensch sich eben so verhält.

Der Ausweg aus diesem Dilemma besteht darin, alle Urteile und Bewertungen über unsere Gefühle loszulassen, sobald wir ihrer gewahr werden, und sie zu akzeptieren. Natürlich setzt das voraus, daß wir uns tatsächlich *öffnen* möchten und auch den Wunsch nach wirklicher Verständigung verspüren.

Positiv zu sein bedeutet, die eigenen Gefühle zu kennen *und* in der Lage zu sein, sie so zum Ausdruck zu bringen, daß sowohl die eigene Integrität als auch die der anderen gewahrt bleibt. Wenn Sie beispielsweise jemandem etwas abschlagen müssen oder möchten, tun Sie es weder defensiv noch aggressiv, sondern verständnisvoll und sachlich. Lassen Sie die andere Person spüren, daß Sie sie respektieren und Verständnis für das Anliegen haben, daß aber Ihre persönlichen Umstände es nicht erlauben, der Bitte nachzukommen. Im Grunde genommen brauchen Sie aber auch gar keine Erklärung abzugeben.

Auch wenn Sie zunächst nur Unverständnis ernten, haben Sie

wenigstens versucht zu kommunizieren, anstatt eine persönliche Schlacht zu gewinnen. Nun beginnt der «Tanz». Was Sie als nächstes tun oder sagen werden, hängt ganz von den Umständen ab. Wenn Sie aber unbeirrt achtsam bleiben, die Situation in toto im Auge behalten und Ihre Gedanken und Gefühle auch weiterhin beobachten, finden Sie aller Wahrscheinlichkeit nach einen Weg der Verständigung, sei es, daß sich überraschend ein Kompromiß ergibt oder Sie bei der abschlägigen Antwort bleiben können, ohne Ihre Integrität aufzugeben oder die der anderen Seite zu verletzen, ohne aggressiv oder defensiv zu werden.

Diese Vorgehensweise könnte man als «Pfad der Achtsamkeit» bezeichnen. Sie zu kultivieren bedeutet, Konflikten bereits im Anfangsstadium zu wehren, sie sich gar nicht erst zu großen Problemen auswachsen zu lassen. Auf diese Weise werden Sie wahrscheinlich sehr viel eher und besser erreichen, was Sie erreichen möchten. Und die anderen ebenfalls!

29 Die ungeschriebenen Gesetze sind die härtesten

Eines der größten Hindernisse für eine echte Kommunikation ist unsere Fixiertheit auf diverse Rollen, die wir im Leben zu spielen haben: die Rolle der Mutter, des Kindes, des Angestellten, des Chefs und so weiter. Meistens sind wir uns dessen gar nicht bewußt, oder wir sind nicht imstande, uns aus den starren Denk- und Verhaltensmustern, in die sie uns zwängen, zu befreien. Rollen entwickeln, gestützt auf Erfahrungswerte, Beobachtungen (wie machen es die anderen) und eigene Vorstellungen, eine gewisse Eigendynamik. Häufig spielen Männer und Frauen unbewußt bestimmte Rollen füreinander, desgleichen Eltern und Kinder. Wir spielen unsere Rollen am Arbeitsplatz, im Freundeskreis und manchmal sogar, wenn wir krank sind. Solange wir uns dessen nicht bewußt sind, passen wir unsere Ansichten und Verhaltensweisen unseren diversen Rollen an beziehungsweise ordnen uns ihnen unter und akzeptieren die Beschränkungen, die sie uns aufzuerlegen scheinen, als gegeben.

Wir wissen genau, wie man dies und jenes tut und wie nicht, wir kennen die Spielregeln, und die bestimmen, was wir für möglich beziehungsweise unmöglich halten, was für richtig, was für falsch. Wie eine richtige Mutter zu sein hat, ein Vater, ein Kind, ein Geschwister, ein Ehepartner, ein Vorgesetzter, ein Geliebter, ein Sportler, ein Lehrer, ein Anwalt, ein Richter, ein Priester, ein Patient, ein Arzt, ein Mann, eine Frau, ein Manager, eine Geschäftsfrau, ein Politiker, Künstler, Bankier, Konservativer, Grüner, Radikaler, Liberaler, Kapitalist, Sozialist, Erfolgsmensch oder Versager – wir wissen es ganz genau.

Alle unsere Lebensbereiche sind nicht nur gewissen Konventionen unterworfen, sondern auch den ungeschriebenen Gesetzen, an denen man selbst die eigene Leistung mißt. Das meiste daran ist jedoch unsere eigene Erfindung und hat nichts mit den wirklichen Anforderungen zu tun. Wir basteln uns bestimmte Erwartungen und Ansichten zurecht, die wir dann treu und brav ausagieren, koste es, was es wolle. Wenn wir diese Zusammenhänge nicht erkennen, erfahren wir viel unnötiges Leid, für das wir keine Erklärung finden. Anstatt uns durch eine Rolle auszudrücken, sperren wir uns in ihr wie in einem Gefängnis ein.

Streßursache Nummer 1 ist also, daß wir nicht gewahr sind, in welch starkem Maße wir ständig auf alles und jeden unsere verzerrten Ansichten projizieren, auf deren Basis wir Urteile fällen und Bewertungen abgeben. Wenn wir beginnen, unseren diversen Rollen mit Achtsamkeit zu begegnen, kann uns das helfen, ihre negativen Wirkungen von der Wurzel her zu beseitigen. Wir werden in nie gekannter Weise in der Lage sein, kreativ zu handeln, wenn wir aufhören, alle Schuld einer Rolle zuzuschreiben (als hätten wir nichts damit zu tun), und für unser Mitwirken daran die Verantwortung übernehmen. Es wird uns nicht nur gelingen, unser inneres Gleichgewicht wiederherzustellen, sondern wir werden die Fesseln dieser Rolle einfach abstreifen.

Genau das widerfuhr einem der Kursteilnehmer beim Rollenspiel, genauer gesagt während der weiter oben beschriebenen Aikido-Übung. Abe, ein vierundsechzigjähriger Rabbiner, der wegen seiner Herzbeschwerden zu uns gekommen war und seit kurzem große Schwierigkeiten im zwischenmenschlichen Bereich hatte, tat sich bei dieser Übung besonders schwer. Nachdem er es mit seinem Partner ein paarmal versucht hatte, blieb er einfach stehen. Er machte einen verwirrten, ja bestürzten Eindruck. Plötzlich rief er: «Das ist es! Ich drehe mich niemals um! Ich habe Angst, es könnte mir etwas geschehen, wenn ich mich umdrehe!»

Abe verstand in diesem Augenblick, daß er sich nicht *umgedreht* hatte, als man ihn angriff, und daß sein Körper stocksteif war, als er versuchte, das Handgelenk des anderen zu ergreifen. Es gelang ihm nicht, mit der Energie des Angreifers harmonisch zu verschmelzen.

In einer Art metaphorischem Geistesblitz stellte er eine Verbindung her zwischen seiner Schwierigkeit, in der gestellten Situation gezielt zu agieren, und seinen zwischenmenschlichen Beziehungen generell. Er «sah» mit seinem ganzen Körper, daß er sich niemals umdrehte, sich nie bewegte, daß er immer *starr* blieb, immer stur an *seinen* Ansichten festhielt. Sogar wenn er eine Situation nur spielte, gab es für ihn nur *seine* Position, nie die des anderen. Und alles nur, weil er Angst hatte.

Aber Abe ging noch einen Schritt weiter. Auf seinen Partner deutend, rief er: «Ich könnte ihm ja auch *vertrauen*. Er versucht, mir zu helfen.» Abe schüttelte den Kopf angesichts dieser Erfahrung und ihren Implikationen. Er nannte es ein völlig neues Lernerlebnis. Innerhalb weniger Minuten hatte sein Körper ihm etwas mitgeteilt, was Worte nie vermocht hätten. Für einen Augenblick hatte er sich aus seiner Rolle befreit, in die er, ohne es zu merken, völlig verstrickt war. Nun muß er versuchen, dieses neuentdeckte Bewußtsein aufrechtzuerhalten, und Wege finden, mit seinen Mitmenschen zu kommunizieren beziehungsweise mit potentiell schwierigen Situationen fertig zu werden.

Wir neigen dazu, eine Rolle, die uns unangenehm ist, für die schlimmstmögliche zu halten, und nehmen automatisch an, daß andere Menschen in ihren Rollen niemals so drückende Probleme haben wir wir. Aber das ist ein weiterer Irrtum. Deshalb kann es sehr heilsam sein, sich mit anderen Menschen über deren Schwierigkeiten auszutauschen, vor allem wenn sie sich in einer ähnlichen Situation befinden wir wir selbst. Es hilft uns, die Relativität der eigenen Probleme zu erkennen und sie aus einer neuen, anderen, ganzheitlicheren Perspektive zu betrachten, so daß wir uns weniger allein fühlen. Wir begreifen, daß die anderen ebenfalls in Rollen eingeschnürt sind, daß sie ebenfalls aufgrund verengter Sichtweisen handeln und daß es ihnen nicht viel anders geht als uns, auch wenn es so aussieht.

Unsere vielfältigen, oft eng miteinander verbundenen Rollen im Licht der Achtsamkeit zu sehen, bedeutet, mehr und mehr man selbst zu sein, welche Rolle man auch gerade spielen mag. Natürlich beinhaltet dies die Bereitschaft, altes, überflüssig gewordenes Gepäck loszulassen. Vielleicht sind Sie auf die Rolle des schwarzen Schafs festgelegt oder auf die Rolle des Opferlamms, des Leidenden, des Fußabstreifers, des Schwächeren, des Unfähigen, des dominierenden Typs, des Feldwebels, des Dummchens, der Autorität, des Helden, des Kranken. Wenn Sie genug davon haben, fassen Sie den festen Entschluß, diese Rollen mit den Augen der Achtsamkeit zu sehen. Üben Sie täglich das Loslassen aller Vorstellungen und Erwartungen, die mit dieser Rolle verknüpft sind und mit denen Sie sich ja identifizieren. Dann werden Sie allmählich darüber hinauswachsen, weil Sie alles, was Sie tun und wie Sie reagieren, bewußt tun. Dazu benötigen Sie allerdings die feste Entschlossenheit, jedem Impuls, auf die alte, gewohnte Weise zu agieren, entgegenzutreten sowie die Bereitschaft, diese Gewohnheit ebenfalls loszulassen. Wie Abe, der erkannte, daß er sich umdrehen muß, wenn er nicht in seinen engen, gewohnheitsmäßigen Denk- und Verhaltensweisen erstarren will.

30 Was kann, was soll, was darf ich essen?

Es ist in unserer komplexen Gesellschaft kaum möglich, ein gesundes Leben zu führen, ohne nicht wenigstens ein bißchen auf die Ernährung zu achten.

In den Industrieländern haben die meisten Menschen wenig oder gar nichts mehr mit der Erzeugung und Verarbeitung von Nahrungsmitteln zu tun. Zwar essen auch wir wie unsere Vorfahren hauptsächlich, um den Körper zu erhalten, aber für viele Menschen hat das Essen auch eine psychische Bedeutung gewonnen. Sie essen aus einer übersteigerten Eßlust heraus, die mit Hunger nichts mehr zu tun hat.

Dazu kommt, daß wir heutzutage eine Unmenge von Lebensmitteln in den Regalen finden, die es noch vor zehn oder gar fünf Jahren überhaupt nicht gab, unter anderem künstlich hergestellte oder mit künstlichen Zusätzen versehene Lebensmittel. Wir können saisonunabhängig zu jeder Jahreszeit jede beliebige Obst- und Gemüsesorte kaufen. Für die Zubereitung eines Gerichts brauchen wir nur noch einen Bruchteil der Zeit und Energie aufzuwenden, die früher dazu nötig waren. Es mangelt uns an nichts. Wir haben immer genug zu essen, mehr als genug. Ohne irgend etwas damit zu tun zu haben. Wir brauchen nur genügend Geld.

Es heißt, daß die Amerikaner heute im Vergleich zu früher ein viel gesünderes Volk seien, weil sie sich gesünder ernähren würden. Bei genauerer Betrachtung stellt sich aber heraus, daß dies nur teilweise zutrifft. Tatsache ist vielmehr, daß Amerikaner zunehmend an Krankheiten leiden, die schlicht und ergreifend mit Völlerei und im besonderen mit dem übermäßigen Konsum bestimmter Nahrungs-/Genußmittel zusammenhängen, Krankheiten, die der falsche Umgang mit Wohlstand und Reichtum uns beschert.

Eine Vielzahl von Umweltschadstoffen sowie die Flut chemischer Zusätze, die teilweise erst innerhalb des letzten Jahrzehnts entwikkelt wurden, gelangen über die Nahrungskette in unseren Körper, desgleichen Spuren von Pestiziden und Düngemitteln. Sie alle belasten den Organismus und stellen eine ernsthafte Gefahr für unser biochemisches Gleichgewicht dar. Sie sind eine stete Risikoquelle für Veränderungen und massive Schädigungen der Zellen und des Zellgewebes. Niemand kann vorhersagen, welche Konsequenzen dieses chemische Roulette für künftige Generationen haben wird.

Der Zusammenhang zwischen Ernährung und Gesundheit liegt auf der Hand. Es ist daher nur vernünftig, darauf zu achten, was man ißt.

Beispielsweise ist es nicht übertrieben zu behaupten, daß die Ernährung des Durchschnittsamerikaners fast so etwas wie eine Garantie für Herzerkrankungen ist. Das ist teilweise auf den hohen Cholesterin- und Fettgehalt, hier besonders den hohen Anteil an tierischen Fetten in der Nahrung zurückzuführen. Cholesterin ist eine Substanz, die nur in Nahrungsmitteln tierischen Ursprungs vorkommt und zu den Hauptverursachern von Herzerkrankungen gezählt wird. Gesunde Tiere, die ein halbes Jahr lang auf eine Diät gesetzt wurden, die in etwa einem typisch amerikanischen Frühstück bestehend aus Butter, Schinken/Speck und Eiern entspricht, waren nach dieser Zeit unweigerlich herzkrank. Eine solche «Diät» garantiert geradezu eine schnelle Verkalkung der Herzarterien.

Butter, rotes Fleisch, Hamburger, Hot dogs und Eier – die Grundnahrungsmittel des Durchschnittsamerikaners – enthalten Unmengen an Cholesterin und tierischem Fett. In Ländern wie China oder Japan, wo man traditionsgemäß weniger tierisches Fett und Fleisch ißt, dafür mehr Fisch, gibt es weniger Herzerkrankungen – dafür auffallend viele Krebskranke. Der häufige Konsum von gesalzenen, gepökelten und geräucherten Nahrungsmitteln begünstigt offensichtlich in hohem Maß das Entstehen von Speiseröhren- und Magenkrebs.

Zwar ist der Zusammenhang zwischen Krebs und einer bestimmten Ernährungsweise weniger deutlich als bei Herzerkrankungen, dennoch gibt es hinsichtlich des Auftretens von Brustkrebs, Darmkrebs und Prostatakrebs einige signifikante Hinweise, die für eine solche Beziehung sprechen. Auch hier scheint der Anteil an Fett in der Nahrung eine große Rolle zu spielen. Verschiedene Untersuchungen haben ergeben, daß eine fettreiche Kost eine geringere Immunabwehr zur Folge hat, das heißt, sie senkt die Aktivität der natürlichen Killerzellen, die, wie wir gesehen haben, eine große

Rolle beim Schutz vor Krebs spielen. Das Befolgen einer fettreduzierten Diät (sowohl tierische als auch pflanzliche Fette) steigert die Abwehrtätigkeit der Killerzellen deutlich. Exzessiver Alkoholgenuß in Verbindung mit Zigaretten stellt ebenfalls ein erhöhtes Krebsrisiko dar.

Der Durchschnittschinese nimmt beispielsweise etwa fünfzig Prozent weniger Fett zu sich als der Durchschnittsamerikaner, das heißt, nur circa fünfzehn Prozent der täglichen Kalorienmenge bestehen aus Fett; bei den Tarahumara-Indianern Mexikos sind es gar nur zehn Prozent, und zwar fast ausschließlich pflanzliche Fette, weswegen Herzerkrankungen und Bluthochdruck bei ihnen so gut wie gar nicht vorkommen.

Vor kurzem gelang Dr. Dean Ornish und seinen Kollegen vom Forschungsinstitut für präventive Medizin in Sausalito ein entscheidender Durchbruch. Mit Hilfe modernster technischer Meßgeräte gelang zum ersten Mal der Nachweis, daß Herzerkrankungen reversibel sein können, wenn der Patient Ernährungsweise und Lebensstil ändert. Bei einer Gruppe von Patienten mit Herzkranzgefäßerkrankungen in fortgeschrittenem Stadium, die sich ein Jahr lang vegetarisch ernährten, regelmäßig spazierengingen, Yoga-Übungen machten und meditierten, stellten sie nach dieser Zeit einen stärkeren Blutstrom zum Herzen hin fest, was nichts anderes bedeutet, als daß die arteriellen Blockaden, die den Blutfluß zuvor behindert hatten, sich zurückgebildet hatten. Außerdem war der Blutcholesterinspiegel beachtlich gesunken, und zwar mehr, als dies in der Regel nach Einnahme eines cholesterinsenkenden Medikaments der Fall ist.

Die Arbeit von Dr. Ornish ist ein außergewöhnlicher Beweis für die Widerstandskraft und Flexibilität des menschlichen Organismus und seiner Selbstheilungskräfte – in diesem Fall der Fähigkeit, den Krankheitsverlauf der Arteriosklerose umzukehren –, wenn man ihnen eine Chance gibt. Da die Arteriosklerose (Verengung der Herzarterien) zu den sogenannten schleichenden Krankheiten zählt, die sich über Jahrzehnte entwickeln, ehe man die eigentlichen Auswirkungen zu spüren bekommt, ist diese Entdeckung revolutionär. Sie zeigt, daß selbst nach jahrelangem Leiden der Verlauf der Krankheit nicht nur aufgehalten, sondern umgekehrt, das heißt der Schaden behoben werden kann, wenn ein Mensch bereit ist und die Disziplin aufbringt, seine Lebensweise (inklusive ungesunder Eßgewohnheiten) zu ändern.

In der Untersuchung von Dr. Ornish wurden alle Patienten der Kontrollgruppe nach den neuesten Erkenntnissen hinsichtlich der Arteriosklerose ärztlich versorgt. Darüber hinaus befolgten sie die offiziellen Ernährungsempfehlungen der meisten Herzspezialisten, reduzierten die Fettmenge auf dreißig Prozent der Gesamtkalorienmenge pro Tag und trieben Sport. Weitere Änderungen ihres Lebensstils nahmen sie nicht vor.

Trotz dieser Maßnahmen nahm die Arteriosklerose bei der Kontrollgruppe ihren Lauf. Eine Untersuchung im darauffolgenden Jahr ergab, daß die Verkalkung der Arterien weiter fortgeschritten war.

Die Arbeit von Dr. Ornish ist demnach als ein Markstein zu betrachten, da durch sie erstmals der Beweis erbracht wurde, daß eine Änderung des Lebensstils eine direkte Wirkung auf die Herzfunktionen hat und die Entwicklung der Arteriosklerose nicht nur aufzuhalten, sondern gar rückgängig zu machen vermag. Das erwähnte Experiment läuft nun seit einem Jahr. Es ist mehr als wahrscheinlich, daß die betreffenden Herzpatienten einen bleibenden Erfolg verzeichnen werden, wenn sie ihren neuen Lebensstil – eine Stunde Meditation und Yoga pro Tag, dreimal wöchentlich einen langen Spaziergang und eine vegetarische Kost – beibehalten. Um diesen Beweis endgültig erbringen zu können, müssen natürlich Nachfolgeuntersuchungen angestellt werden.

Um unsere Eßgewohnheiten sinnvoll und dauerhaft zu verändern, ist es nötig, sie sich unvoreingenommen, aber doch kritisch anzuschauen. Meistens essen wir automatisch, ohne viel darüber nachzudenken, es sei denn, wir haben den festen Vorsatz gefaßt, gesünder, bewußter und ganzheitlicher zu leben.

Wie wir bereits gesehen haben, ist eine systematische Schulung des Geistes die beste Methode, um sich von den Automatismen zu befreien, die unseren Handlungen und sogar schon den Motiven unserer Handlungen zugrunde liegen. Das Essen bildet da keine Ausnahme. Deshalb erweist sich die Achtsamkeit auch in diesem Bereich des Lebens als äußerst wirkungsvoll.

Trotzdem ist es nicht leicht, Eßgewohnheiten zu ändern. Essen ist eine höchst emotionale Angelegenheit. Unsere Einstellung dem Essen gegenüber ist von vielen kulturellen und sozialen Faktoren sowie persönlichen Assoziationen geprägt, je nachdem wo, wann und mit wem wir was und wieviel essen. Diese Assoziationen können wesentlich zu unserem allgemeinen Wohlbefinden beitragen, was eine Änderung der Eßgewohnheiten natürlich zusätzlich erschwert.

So ist es ratsam, sich beim Essen zunächst einmal aufmerksam zu beobachten. Was essen Sie und wieviel? Welche Wirkungen hat das Essen auf Sie? Schauen Sie sich das, was auf Ihrem Teller liegt, genau an, bevor Sie es in den Mund schieben, und versuchen Sie, den Geschmack ganz bewußt zu erleben. Lassen Sie ihm Zeit, sich auf der Zunge zu entfalten. Löst der Geruch irgendwelche Empfindungen in Ihnen aus? Welche? Angenehme? Unangenehme? Wie fühlen Sie sich nach dem Essen? Bekommt es Ihnen?

Achten Sie darauf, wie Sie sich ein, zwei Stunden nach dem Essen fühlen. Wie hoch ist Ihr Energiepegel? Hat das Essen Ihnen Energie zugeführt, oder fühlen Sie sich träge? Wie geht es Ihrem Magen? Welche Empfindungen ruft die Mahlzeit jetzt, nachdem Sie gegessen haben, in Ihnen hervor?

Viele unserer Patienten stellen erstaunliche Dinge fest, wenn sie anfangen, sich beim Essen zu beobachten. Manche berichten, daß sie bestimmte Nahrungsmittel tatsächlich nur aus Gewohnheit und nicht etwa aus Hunger essen, oft sogar, ohne sie besonders zu mögen. Andere merken, daß bestimmte Nahrungsmittel ihrem Magen nicht bekommen, daß sie hinterher regelmäßig Beschwerden haben, daß sie schläfrig sind und so weiter. Früher kamen sie nur nie auf die Idee, daß da ein Zusammenhang bestehen könnte. Viele beginnen daraufhin, langsamer zu essen und gründlicher zu kauen, wodurch sie automatisch weniger essen und abnehmen, ohne es darauf angelegt zu haben. Sie verändern ihre Eßgewohnheiten aus eigenem Antrieb, schon lange, bevor wir im Rahmen des Kurses darauf zu sprechen kommen. Die Veränderung ist das natürliche Ergebnis einer größeren Achtsamkeit in allen Bereichen des Lebens.

Wenn Sie Ihre Ernährungsweise umstellen möchten, gehen Sie mit Geduld ans Werk. Gewohnheiten haben ihre eigene Dynamik, die respektiert werden muß. Dann kann man sich ihrer geschickt bedienen, um sein Vorhaben in die Tat umzusetzen. Die Herzpatienten in Dr. Ornishs Untersuchung erhielten in jeder Hinsicht Unterstützung, unter anderem viele Ratschläge für die Umstellung auf eine vegetarische Kost. Bestimmte Nahrungsmittel verschwanden vollständig vom Speiseplan, einige wenige Fertiggerichte waren für den Fall erlaubt, daß man wirklich einmal keine Zeit oder keine Idee für die Zubereitung eines vegetarischen Gerichts hatte.

Sie müssen auf diese Unterstützung verzichten. Deshalb ist es um so wichtiger, Ihre Motivation genau zu überprüfen und sich darüber im klaren zu sein, *warum* Sie diese Veränderung wünschen. Als nächstes müssen Sie sich diese triftigen Gründe immer wieder in Erinnerung rufen, Tag für Tag, möglicherweise jeden Augenblick neu, und natürlich immer dann, wenn Sie den Impuls verspüren, die berühmte Ausnahme zu machen, weil sich gerade eine der unzähligen Gelegenheiten bietet. Oder anders ausgedrückt: Sie müssen von der Richtigkeit des Unterfangens überzeugt sein und an Ihre eigene Fähigkeit, es zu verwirklichen, glauben. Sie sollten wissen, warum es vernünftiger ist, bewußt zu essen, auf die Qualität der Nahrungsmittel zu achten und manche eben wegzulassen. Dazu müssen Sie sich natürlich über Nahrungsmittel und deren Nährstoffe informieren. Ferner sollten Sie Ihre persönliche Einstellung dem Essen gegenüber überprüfen. Erst dann werden Sie beim Einkauf wie auch bei der Zubereitung kluge Entscheidungen treffen.

Viele Menschen essen aus Langeweile, manche um sich zu trösten, andere aus Streß, wieder andere, weil sie sich leer fühlen. Wenn alle anderen Mittel versagen, wird gegessen, nicht, um dem Körper Nahrung zuzuführen, sondern in der Hoffnung, sich hinterher besser zu fühlen. Wir essen, um unsere Leere zu füllen oder auch um Zeit totzuschlagen, einen «Leerlauf» zu überbrücken. Was immer wir bei solchen Gelegenheiten essen, summiert sich zu einer höchst ungesunden Diät. All die kleinen Belohnungen, die wir uns in Form von Keksen, Kuchen, Schokolade, Eis und Chips gönnen, sind in der Regel Kalorienbomben, voller Zucker, versteckte Fette und Salz. Es ist eine Tatsache, daß wir Amerikaner einfach zuviel essen, durchschnittlich dreitausend Kalorien pro Tag, und das, obwohl wir eine «sitzende» Gesellschaft sind. Selbst kürzeste Entfernungen werden mit dem Wagen zurückgelegt, und auch unseren Job erledigen wir weitgehend im Sitzen. Leider wird beim Sitzen und Autofahren keine nennenswerte Kalorienmenge verbrannt wie zum Beispiel beim Laufen oder bei körperlicher Arbeit. In vielen Fällen würde es schon genügen, einfach weniger, nämlich normal zu essen, und das hieße, den tatsächlichen Bedürfnissen entsprechend, um gesünder zu sein und abzunehmen.

Warum trinken wir nicht einfach Wasser statt «kalorienreduzierte» Limonade? Warum nehmen wir immer wieder Zuflucht zu allen möglichen Diäten, nur um anschließend alles wieder nachzuholen, worauf wir eine Weile *verzichten mußten*? Vielleicht ist es an der Zeit zu erkennen, daß wir unsere Energien in falsche Kanäle leiten. Anstatt uns wirklich um unsere Gesundheit zu kümmern, kümmern wir uns um unser Gewicht und darum, ob unser Aussehen dem allgemeinen Schönheitsideal entspricht oder nicht. Wir kleben an Äußerlichkeiten, anstatt uns die grundlegenden Dinge einmal genau anzuschauen – zum Beispiel womit der Geist sich dauernd beschäftigt, womit wir unseren Körper anfüllen und warum, und so zu erkennen, was wahre Gesundheit ist, ohne auf der Jagd nach einem Phantom neurotische Eßstörungen zu entwickeln. Es geht mehr darum, eine gesunde, ausgewogene Ernährungsweise zu finden und diese beizubehalten, als vorübergehend stur irgendwelchen Anweisungen zu folgen. Wenn Sie bisher täglich ein Frühstücksei gegessen haben, essen Sie künftig nur noch ein Ei pro Woche. Schon das wäre ein enormer Fortschritt. Als nächstes reduzieren Sie den Verzehr von rotem Fleisch und anderen Nahrungsmitteln, die das Risiko, bestimmte Krankheiten zu bekommen, erhöhen.

Was aber soll man statt dessen essen? Es wird empfohlen, viel frisches Obst und Gemüse zu verzehren, vorzugsweise in Form von Rohkost oder schonend gegart, damit die Nährstoffe weitgehend erhalten bleiben. Brokkoli und Blumenkohl scheinen einen Nährstoff zu enthalten, der vor bestimmten Arten von Krebs schützt, möglicherweise durch ein natürlich in ihnen vorkommendes Antioxidans. Des weiteren werden ganze Körner in Form von Weizen, Mais, Reis und Hafer empfohlen, sei es als kleine Zwischenmahlzeit oder als Bestandteil einer Hauptmahlzeit. Körner enthalten den gesamten Kohlehydratkomplex, der rund fünfundsiebzig Prozent der täglichen Kalorienmenge ausmachen sollte.

Körner, Früchte und Gemüse sorgen außerdem für die nötigen Ballaststoffe in der Nahrung, da ihre äußere Hülle Fasern enthält, unverdauliche Stoffe also, die dem Darm helfen, die Nahrung weiterzutransportieren. Ballaststoffreiche Nahrung wird schneller durch den Darm befördert, und so verbleiben die beim Verdauungsprozeß anfallenden, teilweise toxischen Abfallprodukte weniger lang im Körper.

Ratschläge und Anregungen

1. Beginnen Sie, die Übung der Achtsamkeit auch auf Ihre Eßgewohnheiten anzuwenden.
2. Versuchen Sie, wenigstens eine Mahlzeit pro Tag voller Achtsamkeit zu essen. Essen Sie langsam, damit Sie jedem Detail Aufmerksamkeit schenken können. Denken Sie an die drei Rosinen. Wenn möglich, stellen Sie das Telefon während des Essens ab.
3. Achten Sie bewußt darauf, wie die Mahlzeit aussieht, welche Farbe sie hat und wie sie riecht. Denken Sie ruhig einmal darüber nach, wo das Gemüse wuchs, wie es geerntet wurde. Oder ist es eine Konserve? Wenn ja, wurden irgendwelche Zusätze beigefügt? Sind Sie sich all der Menschen bewußt, deren Anstrengungen nötig waren, um Ihren Teller zu füllen?
4. Fragen Sie sich, ob Sie das, was auf Ihrem Teller liegt, wirklich essen möchten, bevor Sie es in den Mund stecken.
5. Hören Sie während des Essens auf Ihren Körper. Registrieren Sie, wenn er «genug» hat? Wie reagieren Sie darauf?
6. Achten Sie darauf, wie Sie sich ein paar Stunden nach einer Mahlzeit fühlen. Sind Sie träge oder vital? Haben Sie Blähungen oder andere Symptome einer Störung? Können Sie eine Verbindung zu einem bestimmten Nahrungsmittel oder einer bestimmten Lebensmittelkombination herstellen, die für Sie unverträglich ist?
7. Lesen Sie beim Einkauf die Verbraucherinformation über Inhalt und Nährwerte eines Nahrungsmittels. Wieviel Prozent Fett sind darin enthalten? Tierisches oder pflanzliches Fett? Wurde es zusätzlich mit Salz oder Zucker angereichert? In welcher Reihenfolge? Nach amerikanischem Gesetz müssen Zusätze in der Reihenfolge der zugesetzten Menge angegeben werden.
8. Achten Sie auf Ihre Gelüste. Hinterfragen Sie sie. Was möchten Sie wirklich? Bekommen Sie, was Sie möchten, wenn Sie dieses oder jenes essen? Reicht Ihnen eine kleine Menge, oder müssen Sie zwanghaft alles aufessen? Sind Sie nach etwas Bestimmtem süchtig? Versuchen Sie einmal, es als das zu sehen, was es ist – ein Impuls, ein Gedanke –, und lassen Sie es los.
9. Wenn Sie kochen, tun Sie es achtsam? Versuchen Sie es einmal mit einer Kartoffelschäl-Meditation. Können Sie voll konzentriert Kartoffeln schälen? Achten Sie während des Schälens auf den Atem, spüren Sie jede Bewegung der Arme und Hände.

10. Welche Zutaten benötigen Sie für Ihre Lieblingsgerichte? Wieviel Eier, Butter, Milch, Fett, Zucker und Salz? Suchen Sie nach Alternativen, wenn Sie feststellen, daß Sie so nicht mehr essen wollen. Es gibt mittlerweile die allerfeinsten Rezepte, bei denen Sie mit einem Minimum an Fett, Eiweiß, Salz und Zucker auskommen. Statt Sahne verwenden Sie Magerjoghurt, statt Schmalz und Butter Olivenöl und statt mit Zucker süßen Sie mit Melasse oder Birnendicksirup.

31 Umweltstreß

In einer verschmutzten Umwelt ist es unmöglich, die volle Kontrolle über die Qualität der Nahrungsmittel zu haben. Zu viele Faktoren entziehen sich entweder unserer Kontrolle überhaupt oder sind in unserem Bewußtsein gar nicht präsent. So oder so werden wir mit der Langzeitwirkung so mancher toxischen Substanz leben müssen. Trotz einer relativ gesunden, bewußten Ernährung besteht die Gefahr, krank zu werden, wenn das Trinkwasser belastet oder durch illegale Einleitungen verseucht ist; wenn der Fisch, den man ißt, mit Quecksilber oder PCB (polychlorierte Biphenyle) vollgepumpt ist, oder wenn Früchte, Tee und Gemüse Rückstände von DDT und anderen Pestiziden aufweisen.

Es ist nötig, um diese Belastungen zu wissen. Nur so kann man halbwegs intelligente Entscheidungen hinsichtlich der eigenen Lebensmittelversorgung treffen.

Es wäre auch nicht verkehrt, wenn wir unser Verständnis von Nahrung erweitern würden. Alles, was wir in irgendeiner Form aufnehmen, kann als Nahrung bezeichnet werden, wenn es uns Energie verleiht und uns erlaubt, Energie aus anderen «Nahrungsquellen» als dem Essen zu verwerten. So betrachtet gehört das Wasser unbedingt dazu, ebenso die Luft, die wir atmen. Die Qualität des Trinkwassers und der Luft haben einen direkten Einfluß auf unsere Gesundheit. In Massachusetts ist das Trinkwasser mancherorts derart verseucht, daß einzelne Städte ihr Trinkwasser aus anderen Teilen des Landes importieren müssen. In Los Angeles ist die Luft an manchen Tagen durch die hohe Konzentration von Schadstoffemissionen derart verpestet, daß Kindern, älteren Menschen und Schwangeren geraten wird, sich nicht im Freien aufzuhalten. Wenn man sich Boston von Westen kommend nähert, sieht man die verschmutzte Luft wie eine gelblichbraune Glocke über der Stadt hängen. Es ist schwer, sich vorzustellen, daß all dies *keine* schädigende Wirkung auf den Organismus haben soll, wenn man Smog und anderen Umweltbelastungen Tag für Tag, und das ein Leben lang, ausgesetzt ist.

Wir sind alle davon betroffen, und deshalb sollte sich auch jeder einzelne durchaus Gedanken machen über die Qualität der Atemluft und des Trinkwassers. Leitungswasser kann mit Hilfe von Filtern oder durch Abkochen teilweise entgiftet werden, oder man kauft Wasser in Flaschen. Man sollte sich aber unbedingt auch über die Qualität des abgefüllten Wassers informieren, denn es ist längst nicht mehr in jedem Fall reiner als das Leitungswasser.

Sich als einzelner vor der Luftverschmutzung zu schützen ist noch schwieriger. Man kann versuchen, möglichst wenig Zigarettenrauch einzuatmen, man kann die Luft anhalten, wenn ein Bus oder LKW vorbeidonnert, und dafür sorgen, daß wenigstens das eigene Auto schadstoffarm fährt. Entscheidende Verbesserungen werden aber erst durch entsprechend weitreichende Gesetze und harte Urteile bei deren Verletzung bewirkt werden, und um diese herbeizuführen, bedarf es wiederum des unermüdlichen politisch-sozialen Engagements vieler einzelner. Es liegt in unserem ureigensten Interesse, die natürliche Umwelt zu schützen und zu erhalten!

DDT- und PCB-Rückstände aus der Elektronik-Industrie sind bereits überall in der Natur zu finden, sogar im körpereigenen Fett und in der Muttermilch! Pestizide wie das DDT, die in den USA offiziell verboten wurden, werden von amerikanischen Herstellern nach wie vor verkauft, und zwar in Dritte-Welt-Länder. Ironischerweise werden dort jene Ernten damit behandelt, die für den Export in die USA bestimmt sind, unter anderem Ananas und Kaffee. So erhalten wir das Gift, das wir aus geldgieriger Kurzsichtigkeit an unsere Nachbarn verkauft haben, prompt zurück und direkt auf den Tisch. (Ein sehr erhellendes Buch zu diesem Thema ist *Circle of Poison* von David Weir und Mark Schapiro.) In der Zwischenzeit ist die Welt mit Pestiziden großzügig versorgt worden. Zweitausend Tonnen wurden allein 1981 weltweit hergestellt. Diese unglaubliche Belastung der natürlichen Umwelt und unserer Lebensmittel wird sich mit Sicherheit äußerst schädlich auf unsere Gesundheit und die Gesundheit nachfolgender Generationen auswirken, wenn auch noch niemand vorhersehen kann wie.

Wir begreifen nur langsam, daß wir alle gemeinsam denselben kleinen Planeten bewohnen und miteinander teilen müssen und daß wir ihn durch unseren materialistischen Lebensstil möglicherweise kaputtmachen. Wir müssen erkennen, daß das Miteinander-verbunden-Sein auch für die Erde in toto gilt. Das gesamte Ökosystem ist, ähnlich dem menschlichen Körper, ein dynamisches, zugleich robustes und zerbrechliches Ganzes, aufrechterhalten von einem homöostatischen Mechanismus, der durch dauernde übermäßige Belastungen zerstört werden kann. Aus dieser Erkenntnis heraus müßten wir nur endlich einmal kollektiv die Konsequenzen ziehen, sonst säen wir den Samen für unseren kollektiven Untergang.

Viele Wissenschaftler vertreten die Ansicht, daß wir bereits gefährlich weit gegangen sind. Wir haben die Meere bereits unglaublich verseucht, die Wälder Europas dem sauren Regen preisgegeben und holzen sorglos die letzten noch verbliebenen Reste des tropischen Regenwaldes ab. Wir berauben uns willentlich und wissentlich der grünen Lunge dieses Planeten, die unsere Luft atembar macht und die nicht ersetzt werden kann. Wir laugen den Boden derart aus, daß er eines Tages keine Ernten mehr hervorbringen wird. Wir vergiften die Atmosphäre mit Kohlendioxid, wodurch sich weltweit das Klima verändert. Wir zerstören die Ozonschicht mit FCKWs und setzen uns selbst dadurch einer erhöhten Strahlung aus dem All aus.

Diese Veränderungen sind bereits seit geraumer Zeit im Gange und belasten uns schon jetzt mehr, als wir ahnen oder wahrhaben wollen, und zwar sowohl psychisch als auch physisch. Die Stille des Waldes, das Singen der Vögel, die klare, frische Luft, Momente friedvollen Alleinseins sind Balsam für die Seele. Wir brauchen solche Zeiten der Entspannung, in denen unsere Sinne nicht vom Lärm der Zivilisation bombardiert werden und wir zu uns selbst finden können. Die Tatsache, daß es auf dieser Welt ein Waffenpotential gibt, das ausreicht, um sie gleich mehrfach zu zerstören, ist, ob wir es wahrhaben wollen oder nicht, eine große seelische Belastung, unter der schon unsere Kinder leiden.

Die Menschheit muß lernen, ganzheitlich zu denken und Ganzheit zu verstehen, um zu überleben. Michail Gorbatschow hat aufgrund eines neuen Denkens eine Wende eingeleitet, die es uns ermöglicht, vom «Ich-gegen-die-Anderen» zum «Wir» zu finden. Für die anderen sind wir die anderen, und genau betrachtet läßt sich kein Unterschied zwischen den einen und den anderen ausmachen. Es ist wirklich nur eine Frage des Standorts.

Eine weitere, immer wieder heruntergespielte Gefahr ist die Bedrohung unserer Umwelt durch radioaktive Rückstände, die bei der

Herstellung atomarer Waffen und in Kernkraftwerken anfallen. Es gibt derzeit keine einzige wirklich effektive Schutzmaßnahme noch irgendeine vernünftige Lösung des Problems der Endlagerung. Radioaktiver Müll strahlt mehrere hunderttausend Jahre lang. Trotzdem verharmlosen Atomindustrie und Politiker gleichermaßen die Gefahren dieser Energie in unverantwortlicher Weise. *Plutonium ist die giftigste dem Menschen bekannte Substanz.* Es wurde von Menschen ersonnen. Ein Atom Plutonium im menschlichen Körper ist tödlich. Mehrere hundert Pfund Plutonium sind auf unerklärliche Weise aus Kernkraftwerken verschwunden!

Diese Zusammenhänge und Vorkommnisse verdienen unsere volle Aufmerksamkeit. Tagtäglich lassen wir uns mit allen möglichen Informationen regelrecht zuschütten. Vielleicht sollten wir auch die Informationen, Bilder und Geräusche, mit denen wir uns täglich bewußt und unbewußt füttern, zur Nahrung zählen. Die Technologie hat uns ein Zeitalter der Information beschert. Radio- und Fernsehsendungen beeinflussen unsere Gedanken und Gefühle. Sie prägen unsere Sicht der Welt, unser Verständnis von Realität und unsere Meinung in viel stärkerem Maße, als wir ahnen oder zuzugeben bereit sind. So werden die Informationen, ohne die wir nicht mehr auszukommen glauben, oft genug zu einer weiteren Quelle von Streß in unserem Leben.

Die meisten Nachrichten, egal aus welchem Teil der Welt, sind unerfreulich bis niederschmetternd. Tod, Zerstörung, Skandale und Gewalt sind ihre Hauptingredienzen. Oft nehmen wir sie nur noch als Untermalung einer Mahlzeit wahr. Tag für Tag, Jahr für Jahr, sickern sie in uns ein, langsam, aber stetig. Man muß sich einfach fragen, welche Konsequenzen eine solche «Diät» im Laufe der Zeit für den einzelnen, aber auch für die Gesellschaft als Ganzes hat.

Statistiken zufolge läuft der Fernsehapparat in der amerikanischen Durchschnittsfamilie bis zu sieben Stunden täglich. Schon Kleinkinder verbringen zwischen drei und vier Stunden pro Tag vor dem Ersatzbabysitter – das ist mehr Zeit, als sie für andere Beschäftigungen haben. Sie nehmen eine unglaubliche Menge an Informationen, Bildern und Geräuschen auf, von denen die meisten keinen Bezug zu den tatsächlichen Erfahrungen in ihrem Leben haben und zudem eine künstlich erzeugte Gewalt, Grausamkeit, Rücksichtslosigkeit und Angst vermitteln. Ihre Köpfe sind voll von den Horrorvisionen, die andere ausgebrütet haben, aber es fehlt ihnen die Fähigkeit, sich gegen eine derart massive Verzerrung der Wirklichkeit zur Wehr zu setzen.

Diese Bilder können einen normalerweise ausgeglichenen kindlichen Geist empfindlich stören und seine Entwicklung behindern, besonders dann, wenn im Leben dieses Kindes nichts vorhanden ist, das diesen Eindrücken mit gleicher Stärke entgegenwirkt, das heißt für einen gesunden Ausgleich sorgt. So mancher Jugendliche ist außerstande, zwischen Fiktion und Leben zu unterscheiden. Er handelt im Leben so, wie er es vom Film her kennt: grausam und rücksichtslos, als gäbe es die Gefühle und Werte der anderen nicht, oder als wären sie weniger wichtig als die eigenen. Diese Kost scheint in jungen Menschen früh und sehr schnell zu einer tiefgreifenden Entfremdung von natürlichen Empfindungen wie Mitleid, Mitgefühl und gegenseitigem Respekt zu führen. Der Schmerz eines anderen berührt sie nicht mehr.

Manche Menschen lassen sich von ihrem Radiowecker bereits mit Nachrichten oder anderen Programmen wecken. Das Radio läuft beim Frühstück, auf dem Weg ins Geschäft oder bei der Fahrt zum Einkaufen und wieder, sobald man zu Hause ist. Man hört Radio oder sieht fern, bis man zu Bett geht. Wenig von dem, womit wir uns gedankenlos berieseln lassen, hat einen wirklich dauerhaften Wert für unser Leben oder hilft uns, verständnisvoll miteinander und sinnvoll mit Schwierigkeiten umzugehen. Weil man diese diffuse Überdosis täglich, Jahr für Jahr, zu sich nimmt, beraubt man sich der wichtigsten Möglichkeiten, die man im Leben hat, um zu sich zu kommen, nämlich der Zeiten der Stille, des einfachen, bloßen Seins; der Zeit, in der man nach innen lauscht, um zu hören, was man eigentlich wirklich möchte, um zu erkennen, was man eigentlich wirklich *ist*. Der ununterbrochene Strom von Agitationen, die während der Meditation im Geist auftreten, ist unter anderem das Ergebnis dieses unverdauten Bombardements mit Informationen aus den verschiedensten Medien. Wie ein Müllschlucker schaufeln wir alles in uns hinein und reagieren darauf mit noch mehr Ängsten, noch mehr Sorgen und noch mehr Haß. Es grenzt schon fast an Perversion, daß wir uns von den Nöten unseres Lebens dadurch zu entspannen versuchen, indem wir uns mit den wirklichen und erdachten Katastrophen anderer vollstopfen. Nur, es funktioniert nicht so recht...

Alle zur Sprache gebrachten Punkte sollen zum Nachdenken anregen und können unter vielen Gesichtspunkten betrachtet werden. Eine einzige richtige Antwort gibt es nicht. Das sollte uns jedoch nicht davon abhalten, die eigenen Ansichten und Verhaltensweisen einmal gründlich unter die Lupe zu nehmen. Vielleicht fühlen Sie sich ja motiviert, den Weg der Achtsamkeit zu gehen – zu Ihrem eigenen Besten *und* dem der anderen.

Jeder Mensch muß sich selbst mit dem Umweltstreß auseinandersetzen, der uns auf vielerlei Weise belastet. Wir leben nicht in einem Vakuum. Äußere und innere Welt sind genausowenig voneinander getrennt wie Geist und Körper; sie durchdringen und bedingen einander gegenseitig. Deshalb beschäftigen wir uns in der Streßklinik ausführlich mit diesem Thema. Es ist wichtig, mit dieser Problematik ebenso achtsam umzugehen wie mit persönlichen Schwierigkeiten, um den Kräften, die auf uns einwirken, begegnen zu können.

Keines der aufgezeigten Probleme ist unüberwindbar. Sie sind alle das Produkt menschlichen Denkens und Handelns und können durch den Geist, der sie hervorgebracht hat, gelöst werden, sobald wir lernen, die ihm innewohnende wahre Weisheit zu entwickeln und unsere eigenen Interessen im Licht der Ganzheit und des Miteinanderverbunden-Seins zu sehen. Dazu müssen wir über Impulse wie Haß, Gier und Furcht hinauswachsen, jeder für sich selbst und letztlich alle füreinander. In einer Welt, die unter den Belastungen, die wir ihr zumuten, ächzt, können wir weder gesund noch glücklich sein. Es tut not, sich gegenseitig so zu respektieren, wie man selbst ebenfalls respektiert werden möchte, und anstatt immer nur Symptome zu behandeln, deren Ursachen zu beseitigen. Wir müssen lernen, uns immer und immer wieder an den Ort der inneren Mitte zu begeben und die hohe Kunst der Achtsamkeit zu vervollkommnen. Dann werden wir immer mehr zu einem äußerst fein gestimmten Instrument.

Die unglaubliche Menge an Informationen ist allerdings nicht das eigentliche Problem, sondern wie wir damit umgehen. Wieder ist es der achtsame Umgang mit dieser Flut von Eindrücken, der es uns ermöglicht, sowohl als einzelne wie auch kollektiv gesünder zu leben und verständnisvoller zu werden, anstatt immer gestreßter und intoleranter.

Somit kommen wir wieder zum Ausgangspunkt zurück, von der äußeren Welt zur inneren, vom großen Ganzen zum Individuum und zum Atem. Unsere Welt verändert sich ständig, und wir verändern uns mit ihr. Alle Veränderungen sind Teil des Ganzen, sowohl solche, die den Frieden und gegenseitiges Verständnis fördern, als auch solche, die genau das Gegenteil bewirken.

Die Herausforderung besteht darin, sich zu entscheiden, wie jeder von uns, Sie und ich, leben wollen. Angesichts der vielen in den vergangenen Kapiteln erörterten Streßmomente und -situationen müssen wir uns fragen, was wir wirklich tun können, womit und wann wir anfangen sollen. Wie sollen wir uns verhalten? Können wir wirklich Menschen werden, von denen Frieden ausgeht? Können wir wirklich in Einklang mit unserem wahren Sein leben, ohne in unserer materialistisch orientierten Welt unterzugehen? Ist das alles nicht purer Idealismus, der an der Realität vorbeigeht?

Unsere Patienten haben gelernt, den schmerzhaften Herausforderungen des Lebens mit größerer Zuversicht zu begegnen, indem sie die Fähigkeit der Achtsamkeit und deren heilsame Kraft mit Erfolg in sich selbst entwickelt haben.

Wir können die Zukunft der Welt nicht vorhersagen, nicht einmal das Morgen. Was wir aber tun können, nur leider allzuoft unterlassen, ist, die Gegenwart, das Jetzt, in Besitz zu nehmen, jeden Augenblick neu, so gut wir es eben vermögen. Die Zukunft beginnt immer jetzt. Unsere Gedanken, Motive und Handlungen sind der Stoff, aus dem die Zukunft gemacht ist, unsere eigene ebenso wie die der ganzen Welt. Wie wir uns jetzt entscheiden, zählt!

Ratschläge für den Umgang mit Umweltstreß

1. Achten Sie auf die Qualität Ihres Trinkwassers und der Lebensmittel. Woher stammen sie? Wie ist die Luft an Ihrem Wohnort?
2. Achten Sie auf Ihren Umgang mit Informationen. Wie viele Zeitungen und Zeitschriften lesen Sie? Wie fühlen Sie sich dabei? Wann greifen Sie danach? Was könnten Sie statt dessen tun? Was tun Sie mit dem angelesenen Wissen? Hat es eine Wirkung darauf, wie Sie handeln? Welche? Sind Sie sich Ihrer Informationsabhängigkeit bewußt? Des Drucks, immer umfassend informiert sein zu müssen? Wie wirkt sich Ihr Informationsbedürfnis auf Ihr Verhalten aus? Läuft ständig irgendwo das Radio oder der Fernsehapparat, obwohl Sie gar nicht zuhören oder hinschauen? Lesen Sie die Zeitung, um Zeit «totzuschlagen»? Ärgern Sie sich, wenn sie am Morgen nicht im Briefkasten liegt?

3. Achten Sie darauf, *wie* Sie fernsehen. Nach welchen Kriterien wählen Sie Ihr Programm aus? Welche Bedürfnisse befriedigt es? Wie fühlen Sie sich hinterher? Wie oft sehen Sie fern? Warum schalten Sie den Apparat überhaupt ein? Was empfinden Sie beim Ausschalten?
4. Welche Wirkung haben schlechte Nachrichten oder Bilder der Gewalt und des Hasses auf Sie? Auf Ihren Körper? Auf die Psyche? Sind Sie sich der Wirkung bewußt oder nicht? Achten Sie darauf, wie Sie sich angesichts von Umweltstreß fühlen, ob hilflos, deprimiert oder trotz allem zuversichtlich?
5. Wüßten Sie, wofür und in welcher Form Sie sich engagieren könnten? Finden Sie es heraus, und tun Sie es. Sie brauchen sich nicht hilflos zu fühlen. Oft genügt schon eine Kleinigkeit, um das Gefühl, als einzelner ja doch nichts bewirken zu können, zu relativieren. Schon ein Minimum an persönlichem Einsatz kann dazu führen, daß man sieht und spürt, wie sehr man mit allem verbunden ist. Vielleicht gibt es irgendein Anliegen, für das Sie sich in Ihrer direkten Umgebung einsetzen möchten, von dem auch andere profitieren würden und das Sie mit Ihrem Engagement voranbringen könnten. Als Teil des größeren Ganzen, der Sie ja sind, kann die eigene innere Heilung beschleunigt werden, wenn Sie äußerlich zur Heilung des Ganzen beitragen.

Teil fünf

Der Pfad der Achtsamkeit

32 Ein neuer Anfang

Wieder einmal neigt sich ein Kurs seinem Ende entgegen. Ich betrachte mir die Gesichter dieser ganz «gewöhnlichen» ungewöhnlichen Menschen, die sich erst vor acht Wochen auf die Reise in das für sie bis dahin unbekannte Territorium achtsamer, heilender Selbstbeobachtung begeben haben. Seither hat sich nicht nur der Ausdruck in ihren Gesichtern verändert, sie haben auch gelernt zu sitzen. Wir haben die heutige, letzte Sitzung mit einem zwanzigminütigen Body-Scan begonnen, gefolgt von einer ebenso langen Sitzmeditation. Die Stille war spürbar tief. Wir hätten endlos weitersitzen können.

Es sind dieselben Menschen wie vor acht Wochen. An ihrem Leben hat sich rein äußerlich nichts geändert, aber was sich *in* ihnen alles getan hat, zeigen ihre Worte und Erzählungen.

Keiner will aufhören. Sie haben das Gefühl, gerade erst anzufangen, und möchten sich am liebsten auch weiterhin jede Woche einmal treffen, um gemeinsam zu meditieren.

Der Kurs ist aus vielerlei Gründen nun abgeschlossen, vor allem jedoch, weil als nächster Schritt jetzt die Unabhängigkeit geübt werden muß. Das in den vergangenen acht Wochen Gelernte muß sich schließlich bewähren. Die Meditationspraxis muß auf eigenen Füßen stehen können, denn Sinn und Zweck aller Anstrengungen ist es ja, sich die eigenen Ressourcen zu erschließen und mit ihnen auch richtig umzugehen. Deswegen ist der Schritt in die Selbständigkeit nötig. Er hilft dem einzelnen, die Praxis noch mehr zu verinnerlichen, das heißt, vollständig Besitz von ihr zu ergreifen.

So haben wir wohl das Ende des Kurses erreicht, die Meditationspraxis aber geht weiter. Ziel des Kurses war es letztendlich, jedem zu einer eigenen Praxis zu verhelfen, die unabhängig von äußeren Umständen weitergeführt werden kann. Die Reise, mit der wir die Achtsamkeitsmeditation verglichen haben, dauert ein ganzes Leben. Wir haben nur den ersten Schritt getan und uns die Grundlagen angeeignet. Jetzt werden wir versuchen, das Gelernte kreativ in allen Lebenssituationen anzuwenden, Achtsamkeit zu unserem Lebensstil zu machen. Jede Meditationspraxis kann und muß – unabhängig von den äußeren Faktoren – vertieft werden. Dann, nach einiger Zeit des Allein-auf-sich-gestellt-Seins bieten wir für alle Interessierten sogenannte «Fortgeschrittenen»-Kurse an, um die Methode noch weiter zu vertiefen, ein Konzept, das sich bisher bestens bewährt hat. Diese Kurse sind stets gut besucht. Außerdem vereinbaren wir, den vielen Wünschen ehemaliger Patienten entsprechend, für die Dauer eines halben Jahres zusätzlich ein monatliches Treffen. Auf diese Weise hat jeder die Gelegenheit, über einen längeren Zeitraum hinweg, ganz auf sich allein gestellt, seine Fähigkeiten zu testen und weiterzuentwickeln, und dennoch periodisch Unterstützung zu erhalten, wenn er es wünscht.

Als Leser fehlt Ihnen diese Möglichkeit, doch Sie sollten sich dadurch nicht benachteiligt fühlen. Bitte vergessen Sie nicht, daß Lehrer, Kurse und Bücher weder das eigene Bemühen ersetzen können noch unbedingt nötig sind. Den wirklichen Ausschlag gibt Ihre eigene Entschlossenheit, zu praktizieren, zu sitzen, Atem und Geist zu beobachten, sich jeden Tag Zeit zu nehmen, um einfach nur zu sein, egal, was alles auf Ihrem Terminkalender steht.

Nehmen Sie sich vor, den einzelnen Schritten Woche um Woche zu folgen. Nach acht Wochen sollten auch Sie an einem Punkt angelangt sein, wo die Meditationspraxis etwas Natürliches für Sie ist, etwas, das zu Ihrem Tagesablauf gehört wie Duschen und Essen. Und ganz sicher werden Sie noch vor dem Ende der achten Woche merken, daß wirkliches Lernen von innen heraus geschieht. Wenn Sie die Möglichkeit haben, besorgen Sie sich einige der im Anhang empfohlenen Bücher, um sich ab und zu neu inspirieren zu lassen, oder versuchen Sie, eine Gruppe zu finden, in der Sie gemeinsam mit anderen meditieren können. Wenn Sie regelmäßig üben und in Ihrem Bemühen nicht nachlassen, wird sich Ihre Praxis ohne Zweifel immer mehr vertiefen.

Die Erfolge unserer Patienten sind das Ergebnis harter Arbeit an sich selbst. Obwohl es bei der Achtsamkeitsmeditation um Nicht-Tun geht, hat sich in der einen oder anderen Weise bei den meisten etwas «getan», ohne daß sie es beabsichtigt hätten. Sie erzielten diese Ergebnisse nicht, weil sie einmal wöchentlich einen Kurs besuchten oder zu Hause faul herumsaßen, oder sich gegenseitig Mut zusprachen, sondern weil sie die Konfrontation mit sich selbst nicht scheuten, weil sie es auf sich nahmen, immer wieder zu sitzen und zu sein, still zu verharren, Geist und Körper als eins zu erfahren und Nicht-Tun zu praktizieren, auch wenn Geist und Körper aufbegehrten und nach Abwechslung verlangten.

Am Ende dieser letzten Sitzung meldet sich Phil, der kanadische Trucker, noch einmal zu Wort. Er möchte uns eine Begebenheit aus seiner Kindheit erzählen, deren Bedeutung sich ihm in dieser letzten Woche völlig neu erschloß, wie er sagt.

> Wir gingen immer in 'ne Baptistenkirche mit vielleicht neunzig Leuten. Es gab damals 'ne Menge Probleme in der Gemeinde. Mein Vater fand, daß das nich' richtig war, weil 'ne Gemeinde sich einig sein sollte, statt zu streiten. Also sagte er eines Tages: «Wir gehn mal für 'ne Weile woandershin.» Wir kannten da noch 'ne andre kleine Kirche, ziemlich abgelegen. Vier Häuser und 'ne winzige Kirche, sonst gab's nichts. Die Leute war'n alle Bauern, vielleicht fünfzehn, zwanzig Leutchen, wenn's hochkommt. Wir dachten, wir gehn da mal 'ne Weile hin und unterstützen die oder so ähnlich. Die hatten nich' mal 'nen eigenen Pastor. Jeden Sonntag kam einer von woandersher. An dem Sonntag sitzen wir also alle und warten auf den Pastor. Aber der kommt nich'. Die Zeit vergeht. Irgend jemand schlägt vor, 'n paar Lieder zu singen, also singen wir. Immer noch kein Pastor. Jemand anders schlägt vor, aus der Bibel vorzulesen. Als keiner reagiert, steht er selbst auf. War'n einfacher Typ, konnte selbst nich' lesen. Aber er war nicht dumm, einfach eben, aber alles andre als dumm. Also bittet er jemanden, 'ne bestimmte Stelle aus der Bibel vorzulesen, die er kannte, 'n Vers über das Geben. Und dann erzählt er 'n Beispiel. «Eine Kuh und ein Schwein unterhalten sich. Sagt das Schwein zur Kuh: ‹Wie kommt das eigentlich, daß du feinstes Getreide bekommst, und ich kriege nichts weiter als Küchenabfälle?› Antwortet die Kuh: ‹Ist doch klar. Ich gebe jeden Tag Milch, aber bei dir müssen sie warten, bis du tot bist, bevor sie was zurückkriegen.›» Und dieser einfache Bauer steht da und sagt weiter: «Genau das ist, was der Herr von uns möchte. Es heißt, gebt dem Herrn jeden Tag, gebt ihm eure Seele, preist den Herrn jeden Tag, und es wird euch gegeben werden. Macht es nicht wie das Schwein und wartet, bis ihr tot seid, bevor Gott was von euch zurückbekommt.»

Das war die Predigt an dem Sonntag. Letzte Woche beim Body-Scan mußte ich dauernd dran denken ... und auf einmal ging mir so was wie 'n Licht auf. Ich dachte, mit der Streßklinik, das ist genau dasselbe. Du mußt was dafür tun, mußt was geben, mußt dich echt anstrengen und so. Mußt deinem Körper danken, deinen Augen danken. Warte nicht, bis du blind bist und sag' dann: «Oh, mein Gott, meine Augen ...» Oder die Beine. Warte nicht, bis du nicht mehr gehen kannst ... Oder das Gehirn ... ich meine, sie sagen, wenn man Glauben hat, nur so groß wie 'n Senfkorn, könnte man Berge versetzen. Und die Wissenschaftler sagen, wir gebrauchen nur 'nen winzigen Teil unseres Gehirns. Das Gehirn ist 'n machtvolles Instrument, wie 'ne Autobatterie. Kann 'nen riesigen Wagen bewegen, aber wenn die Verbindungen verdreckt sind, tut sich gar nichts.

Und da dämmerte mir, daß es dasselbe ist, was wir hier tun ... Die Predigt von dem Farmer damals, das war 'ne besondere Predigt. Ich hab' 'ne Gänsehaut gekriegt, damals, und heute krieg' ich immer noch eine. Wie ich schon sagte, ich hab's einfach auf den Körper übersetzt. Man muß geben, wenn man was kriegen will. Ich hab' 'ne Menge Energie und Zeit in den Kurs gesteckt. Manchmal hatte ich keine Lust, die hundert Meilen hierherzufahren. Trotzdem hab' ich kein einziges Mal gefehlt. Aber es fällt einem immer leichter, wenn man erst mal merkt, daß es einem wirklich was bringt. Wenn du dich entschließt, was auszuprobieren, dann tu's, gib dein Bestes, deine *ganze* Aufmerksamkeit. Dann wirst du auch was zurückkriegen.

Wenn unsere Patienten in diesem Kurs etwas gelernt haben, das ihnen weiterhilft, dann nicht, weil sie sich gutgläubig etwas haben aufschwatzen lassen, sondern weil sie selbst etwas geprüft und für sich von bleibendem Wert befunden haben. Das ist der Pfad der Achtsamkeit, des Wach-Seins. Ihn zu gehen bedeutet, die Meditationspraxis beizubehalten. Gibt man sie auf, wächst er wieder zu, obwohl jederzeit die Möglichkeit besteht, auf ihn zurückzukehren und weiter voranzuschreiten. Er ist immer da. Selbst wenn man eine Weile nicht meditiert hat, sobald man zum Atem zurückkehrt, zum Jetzt, ist man bereits wieder auf dem Pfad unterwegs. Vielleicht darf man sogar behaupten, daß es fast unmöglich ist, ihn nicht mehr zu gehen, wenn man einmal eine Weile systematisch geübt hat, achtsam zu sein. Selbst das Nicht-Üben kann zu einer Übung werden, wenn man es achtsam tut, das heißt, wenn man darauf achtet, wie man sich im Vergleich zu vorher fühlt und wie das Nicht-Üben sich auf den Umgang mit Streßsituationen auswirkt.

33 Praxis, Praxis und noch mal Praxis

Die formale Praxis am Leben erhalten

Nichts ist so wichtig wie die regelmäßige Praxis. Die einzige Möglichkeit, um sie am Leben zu erhalten, ist, zu praktizieren. Sie muß so wichtig werden wie essen und trinken, ein richtiges Bedürfnis. Das allerwertvollste Geschenk, das Sie sich machen können, ist die tägliche Zeit des bewußten Nicht-Tuns. Dabei ist die Technik, die Sie anwenden, von zweitrangiger Bedeutung. Setzen Sie sich hin, und betrachten Sie ein Problem oder eine Situation völlig unvoreingenommen. Wenn Sie mit allen Problemen so verfahren, wenn Sie mit ihnen sitzen und atmen und sie betrachten, werden sie sich im Laufe der Wochen und Monate auflösen. Was unklar schien, wird klar. Es ist, als würde der Geist sich selbst klären, während Sie sitzen.

Thich Nhat Hanh, der vietnamesische Meditationsmeister, Dichter und Friedensaktivist, formulierte es einmal so: «Man setzt sich einfach hin... und der Geist klärt sich wie von selbst, wie trübes Wasser in einem Glas. Wenn man es ruhig stehenläßt, sinkt der Schmutz langsam auf den Boden des Glases, und das trübe Wasser wird klar. Und so ist es tatsächlich.»

Es hilft Ihnen vielleicht, Ihre Meditationspraxis zu vertiefen, wenn Sie ab und zu wieder Teil eins dieses Buches, «Die Praxis der Achtsamkeit», lesen sowie die Kapitel über die praktischen Anwendungsmöglichkeiten der Achtsamkeit in Teil vier. Denn vieles, was Ihnen zunächst ganz klar vorgekommen ist, erscheint Ihnen mit zunehmendem inneren Wachstum vielleicht nicht mehr so eindeutig, und manches, was Ihnen zunächst unwichtig vorkam, erhält nun möglicherweise größere Bedeutsamkeit.

Die Instruktionen von Zeit zu Zeit noch mal zu lesen, kann deshalb sehr nützlich sein.

So werden die Anweisungen zur Atembeobachtung manchmal mißverstanden. Bei «den Atem beobachten» meinen viele, man solle «über den Atem nachdenken». Dem ist aber nicht so. Man soll «im Atem sein», ihn spüren, mit ihm mitgehen, ihn verfolgen. Gewiß, wenn der Geist abschweift, bringt Nachdenken über den Atem den Ausreißer wieder auf den Pfad der Achtsamkeit – doch dann muß man zum ruhigen Beobachten zurückkehren.

Auch was über das Denken gesagt wurde, verstehen viele zunächst falsch. Es geht keineswegs darum, das Denken schlechtzumachen. Sie müssen es auch nicht unterdrücken, um sich auf den Atem, den Body-Scan oder die Yoga-Übungen zu konzentrieren. Es geht vielmehr darum, das Denken als solches zu beobachten, die Gedanken als Ereignisse im Feld des Bewußtseins auszumachen. Und dann können Sie verschiedenes tun. Wenn Sie zum Beispiel innere Ruhe und Sammlung entwickeln wollen, nutzen Sie den Vorgang des Ein- und Ausatmens, beobachten Sie ihn aufmerksam, lassen Sie Gedankeninhalte los. Loslassen heißt nicht unterdrücken, verdrängen, zurückweisen, im Gegenteil, es ist etwas sehr Sanftes: Sie lassen die Gedanken tun, was immer sie wollen – kommen und gehen –, während Sie sich, Augenblick für Augenblick, so gut Sie können, auf den Atem konzentrieren.

Eine andere Möglichkeit, mit dem Denken zu arbeiten, ist, das Denken selbst – statt des Atems – zum Gegenstand der Beobachtung zu machen. Während wir das tun, sind wir des Inhalts der Gedanken zwar gewahr, befassen uns aber nicht weiter damit, sondern registrieren nur, lassen sie kommen und gehen, ohne uns zu verstricken. Gedanken zu haben während der Achtsamkeitsmeditation ist völlig normal, es gibt auch keine «guten» oder «schlechten» Gedanken dabei. Wir betrachten sie alle, ohne sie zu bewerten, wir unterdrükken sie nicht, wir lassen sie los, um auf diese Weise uns selbst klarer zu sehen. Womit wir bei der Arbeit der Selbstakzeptanz sind. Wir müssen lernen, freundlich mit uns selbst umzugehen, nicht nur unseren Atem, sondern uns selbst anzunehmen, Moment für Moment.

Der Geist hat normalerweise die Tendenz, uns von der Achtsamkeit, der Innenschau, ab- und unsere Aufmerksamkeit auf die Außenwelt hinzulenken. Aber auch, wenn wir uns von bestimmten Inhalten «fangen» lassen, kann es uns mit einiger Übung gelingen, rasch wieder loszulassen und erneut achtsam zu werden.

Aber nicht nur ein Mißverstehen der Meditationsanweisungen

kann sich ungut auf die Praxis auswirken, auch ein Mißverstehen der Ziele kann den Erfolg des Unternehmens gefährden. Es geht nämlich nicht darum, irgend etwas zu «erreichen», etwa Entspannung, Selbstvertrauen oder gar «andere Bewußtseinszustände» – es geht einzig und allein darum, alles sein zu *lassen,* selbst zu *sein* und *Nicht-Tun* zu praktizieren.

Der Geist rennt allem und jedem hinterher. In diesem Moment hält er die Meditationspraxis für wunderbar, im nächsten ist er vom Gegenteil überzeugt. Wichtig ist nun, diese Impulse als solche zu erkennen, sie anzuschauen und loszulassen, um Meditation wirklich zu praktizieren, denn sonst kommt es noch so weit, daß man mehr über die Vorzüge der Achtsamkeitsübung *redet,* als durch sie zu *sein,* und auf diese Weise wertvolle Energie verschwendet, die der Praxis zugute kommen sollte.

Wenn man sein Augenmerk auf diese kleinen Sündenfälle des Geistes lenkt – und wieder losläßt –, wird man mit der Zeit immer weniger davon beherrscht werden und seine Praxis vertiefen. Darum sagen wir unseren Patienten in der Streßklinik auch, sie sollen nicht allen möglichen Leuten erzählen, daß sie jetzt meditieren, um das Ganze nicht zu *zerreden.*

Alle diese weitverbreiteten Mißverständnisse über die formale Praxis der Meditation sind leicht zu korrigieren, wenn Sie sich immer wieder folgenden Satz ins Gedächtnis rufen, den ich einmal auf einem T-Shirt gelesen habe: «Meditation ist anders, als Sie denken!»

In Kapitel 10 wurde das achtwöchige Kursprogramm umrissen. Nachstehend finden Sie noch einmal eine knappe Übersicht. Halten Sie sich acht Wochen lang an diesen Übungsplan; dann steht es Ihnen frei, Ihren eigenen Vorstellungen entsprechend weiterzumachen.

	Acht-Wochen-Plan
1. + 2. Woche	Body-Scan an sechs Tagen pro Woche, eine Dreiviertelstunde täglich; achtsames Sitzen, Atembeobachtung, zehn Minuten täglich.
3. + 4. Woche	Abwechselnd Body-Scan und Yoga-Übungen, eine Dreiviertelstunde täglich, sechs Tage pro Woche; achtsames Sitzen und Atembeobachtung fünfzehn bis zwanzig Minuten täglich.

5. + 6. Woche	Abwechselnd Sitzmeditation und Yoga-Übungen, sechs Tage pro Woche, dreißig bis fünfundvierzig Minuten täglich. Beginnen Sie mit der Gehmeditation.
7. Woche	Üben Sie fünfundvierzig Minuten täglich eine Methode oder eine beliebige Kombination der erlernten Methoden. Verzichten Sie in dieser Woche auf die Kassetten.
8. Woche	Arbeiten Sie wieder mit den Kassetten. Wenigstens zweimal sollten Sie während dieser Woche auch den Body-Scan üben. Fahren Sie mit der Sitzmeditation und den Yoga-Übungen fort wie gehabt.

Danach:

- Sitzen Sie jeden Tag. Wenn Sie das Sitzen zu Ihrer Hauptpraxis machen, verwenden Sie täglich wenigstens zwanzig Minuten darauf, besser wäre eine Dreiviertelstunde. Entscheiden Sie sich für den Body-Scan, sitzen Sie trotzdem mindestens zehn Minuten täglich. Wenn Sie wirklich einmal überhaupt keine Zeit haben, sitzen Sie wenigstens für drei oder vier Minuten, und lassen Sie diese kurze Zeit eine Zeit konzentrierten Nicht-Tuns sein. Verankern Sie sich fest im Atem.
- Wenn irgend möglich, sitzen Sie morgens und abends. Es hat eine positive Wirkung auf den ganzen Tag. Geeignet ist auch die Zeit vor dem Abendessen oder direkt, wenn Sie von der Arbeit nach Hause kommen; auch der späte Abend kommt in Frage, falls Sie nicht zu müde sind, sowie jede freie Minute zwischendurch.
- Wenn Sie den Body-Scan zu Ihrer Hauptübung machen, praktizieren Sie ihn täglich wenigstens zwanzig Minuten, noch besser wären fünfundvierzig Minuten.
- Praktizieren Sie die Yoga-Übungen mindestens viermal wöchentlich wenigstens dreißig Minuten oder länger. Richten Sie Ihre ganze Aufmerksamkeit auf den Atem und alle körperlichen Empfindungen während und zwischen der einzelnen Asanas.

Vielleicht finden Sie es hilfreich, zusammen mit anderen zu praktizieren. Auch ich ziehe mich immer mal wieder zurück, um in Gesellschaft Gleichgesinnter zu meditieren. Um Ihnen die Suche nach einer für Sie geeigneten Gruppe zu erleichtern, hier einige Adressen, an die Sie sich gegebenenfalls wenden können:

Buddha-Haus, Meditations- und Studienzentrum e. V., Uttenbühl 5, 8967 /8 Oy-Mittelberg, Tel. 08376/502

Buddhismus im Westen e. V., Waldhaus am Laacher See, Heimschule 1, 5477 Nickenich, Tel. 02636/3344

Buddhistische Gesellschaft Berlin e. V., Wulffstr. 6, 1000 Berlin 41, Tel. 030/7928550

Buddhistische Gesellschaft Hamburg e. V., Beisserstr. 23, 2000 Hamburg 63, Tel. 040/6313696

Buddhistischer Kreis Stuttgart e. V., Im Brühl 12, 7400 Tübingen, Tel. 07121/78248

Deutsche Buddhistische Union (DBU) e. V., Geschäftsstelle, Kaiserstr. 65, 8000 München 40, Tel. 089/336861

Freunde des Westlichen Buddhistischen Ordens, Buddhistisches Zentrum Essen, Herkulesstr. 13a, 4300 Essen 1, Tel. 0201/668299 oder 230155

Haus der Stille, Mühlenweg 20, 2059 Roseburg, Tel. 04158/214

Kamalashila Institut für buddhistische Studien, Schloß Wachendorf, 5353 Wachendorf, Tel. 02256/7168

Yogacara Buddhistisches Zentrum für geistige Entfaltung und Meditation, Hindenburgstr. 54, 6924 Neckarbischofsheim, Tel. 07263/6704

Buddhistisches Zentrum Wien, Fleischmarkt 16, A-1010 Wien, Tel. 0222/5133880

Dharma Studiengruppe, Postfach 1410, CH-3001 Bern, Tel. 004131/558768

Zur Unterstützung Ihrer Meditationspraxis sollten Sie auch einschlägige Bücher lesen. Das Literaturverzeichnis (S. 338ff.) gibt Ihnen da einige Hinweise. Und natürlich können Sie immer wieder Teile dieses Buches nachlesen, um Ihr Verständnis zu vertiefen.

Und last not least: Sitzen Sie einfach da, atmen Sie, und wenn Sie sich danach fühlen, erlauben Sie sich, innerlich zu lächeln.

Die informale Praxis aufrechterhalten

Die Essenz der Achtsamkeit ist vorsätzliches, bewußtes Aufmerksam-Sein, und so geht es bei der Aufrechterhaltung der informalen Praxis auch darum, jeden Augenblick vollständig in Besitz zu nehmen, vollständig wach und bewußt zu sein. Immer, wenn Sie gerade daran denken, fragen Sie sich: «Bin ich wirklich ganz wach? Bin ich ganz bei der Sache? Weiß ich genau, was ich tue? Wie fühlt sich mein Körper an? Wie der Atem? Wo sind meine Gedanken gerade? Womit beschäftigen sie sich?

Wir haben eine ganze Reihe von Strategien kennengelernt, mit deren Hilfe Achtsamkeit im täglichen Leben praktisch angewendet werden kann – beim Gehen, Stehen, Zuhören, Reden, Essen und Arbeiten. Solange Sie wach sind, können Sie bewußt achtsam sein – auf Ihre Gefühle, andere Menschen, auf Kinder, Tiere, die Natur. Sie müssen es nur wollen, und sich von Zeit zu Zeit daran erinnern, die Aufmerksamkeit im Jetzt zu verankern. Aufmerksamkeit oder Achtsamkeit darf allerdings nicht mit «an etwas denken» verwechselt werden. Es bedeutet vielmehr, das Objekt der Beschäftigung direkt zu erfassen. Das Denken spielt für die Erfahrung als Ganzes nur eine untergeordnete Rolle, denn Achtsamkeit bedeutet ja, Inhalt und Kontext eines jeden Augenblicks zu erfassen. Mit dem Denken allein ist uns das nicht möglich. Wenn man aber über das reine Denken hinauswächst, kann man eine Erfahrung in ihrer Essenz direkt erfassen.

So bedeutet Achtsamkeit, zu sehen und zu wissen, daß man sieht, hört und weiß; daß man fühlt, wie man die Treppe hochgeht, und weiß, daß man es tut. Wiederholen Sie für sich: «Wenn ich jetzt diese Treppe hochgehe, weiß ich, daß ich es tue.» Aber Achtsamkeit heißt nicht nur, dies als Idee, als Vorstellung zu wissen, es bedeutet Augenblick-für-Augenblick-Gewahrsein der Erfahrung des Treppensteigens. Durch diese Praxis können Sie wegkommen vom üblichen Handlungsautomatismus, sich Schritt für Schritt mehr in der Gegenwart zentrieren und so alle Ihnen zur Verfügung stehenden Energien besser nutzen. Dann gelingt es Ihnen auch eher, mit Streßsituationen fertig zu werden, da Sie sich nun des Ganzen und unserer Beziehung zu ihm bewußt sind.

Kapitel 9 hat einige Beispiele für «Achtsamkeit im Alltag» gebracht und sollte immer wieder zu Rate gezogen werden, ebenso wie Kapitel 10, das sich mit der informalen Praxis der Achtsamkeit befaßt, wie wir sie auch in der Streßklinik üben. Dabei ist vor allem wichtig, das Bewußtsein im Atem zu verankern und uns auch untertags, sooft wir daran denken, in der Achtsamkeit zu üben, um so mehr Gegenwart zu gewinnen. Der Atem wiederum verankert uns im Körper und erleichtert es uns, in jedem Augenblick zentriert, wach und voll bei einer Sache zu sein, nicht nur halb, mit einem Auge oder mit halbem Ohr. Das ist die Essenz der informalen Achtsamkeitspraxis, die sich in jeder noch so scheinbar unbedeutenden Routinetätigkeit wie Abwaschen, Duschen, Anziehen, Einkaufen et cetera anwenden läßt. Stellen Sie sich immer wieder die Frage: «Bin ich völlig wach? Bin ich wirklich bei dem, was ich tue? Bin ich wirklich in der Gegenwart?

Einige zusätzliche nützliche Achtsamkeitsübungen

1. Versuchen Sie jede Stunde einmal achtsam zu sein.
2. Verankern Sie Ihr Bewußtsein während des Tages sooft wie möglich im Atem.
3. Seien Sie sich eine Woche lang jeden Tag eines erfreulichen Ereignisses bewußt, und zwar während es geschieht. Merken Sie sich die Ereignisse, und notieren Sie sie, ebenso wie Ihre damit zusammenhängenden Gedanken, Gefühle und körperlichen Sensationen, in einem Kalender (siehe S. 334), und halten Sie Ausschau nach zugrundeliegenden Mustern in Ihrem Verhalten, Ihren Reaktionen et cetera.
4. Dann machen Sie dasselbe eine Woche lang mit je einem unerfreulichen Ereignis am Tag.
5. Bringen Sie eine Woche lang jeweils einer schwierigen Beziehung am Tag volle Achtsamkeit entgegen, und halten Sie fest, was

geschieht, was Sie von der Beziehung erwarten, was der andere erwartet und so weiter. Tragen Sie das ebenfalls in einen Kalender ein, und versuchen Sie zugrundeliegende Muster zu erkennen. Sagt Ihnen diese Übung irgend etwas über Ihre geistige Verfassung, Ihr Verhalten und seine Folgen im Umgang mit anderen?

6. Beobachten Sie mögliche Beziehungen zwischen körperlichen Beschwerden – wie zum Beispiel Kopfschmerzen, Herzklopfen, Muskelverspannungen, wachsende Schmerzzustände – und Ihrer jeweiligen geistigen Verfassung beziehungsweise deren Ursache. Führen Sie auch darüber eine Woche lang Buch.
7. Achten Sie auf Ihr Bedürfnis nach formaler Meditation, Entspannung, körperlichen Übungen, gesunder Kost, ausreichend Schlaf, Nähe, Zärtlichkeit, Freude – und schenken Sie ihm Aufmerksamkeit. Diese Bedürfnisse sind die Marksteine Ihrer Gesundheit. Wenn Sie in einem vernünftigen Maß erfüllt werden, sind Sie die Garanten unseres Wohlbefindens, machen uns weniger anfällig für Streß und verleihen unserem Leben mehr Befriedigung und Kohärenz.
8. Nach einem besonders stressigen Tag oder Ereignis tun Sie am besten alles, um möglichst rasch Ihr inneres Gleichgewicht wiederzufinden. Meditieren Sie, machen Sie Atemübungen, verbringen Sie ein paar Stunden mit Freunden, und sorgen Sie für ausreichend Schlaf, um so den Regenerationsprozeß zu unterstützen.

Jeder Moment Ihres wachen Lebens ist ein Moment, in dem Sie mehr Ruhe und Achtsamkeit gewinnen können. Meine Vorschläge, wie dies zu bewerkstelligen ist, sollen nur Anregungen sein, damit Sie Ihren eigenen Pfad der Achtsamkeit etwas leichter finden.

34 Der Pfad der Achtsamkeit

Pfade oder Wege als Lebenskonzept entspringen der Vorstellung vom universellen Sein, das chinesisch *Tao* heißt oder einfach «der Pfad». Das Tao ist nichts anderes als die sich nach ihren eigenen Gesetzen entfaltende Welt. Nichts wird eigentlich getan oder erzwungen, alles geschieht. Im Einklang mit dem Tao zu sein, bedeutet, Nicht-Tun und Nicht-Greifen zu verstehen. Ihr Leben lebt sich bereits selbst. Die Herausforderung liegt darin, dies zu erkennen und mit allem, so wie es ist, in Einklang zu leben. Es ist der Weg der Einsicht, der Weisheit und der Heilung. Es ist der Weg des Annehmens und des Friedens, der Weg, auf dem man tief in sein Inneres schaut und begreift, daß es letztlich weder innen noch außen gibt.

Diese Gedanken sind im Westen wenig bekannt. Die moderne Erziehung vermittelt – leider recht einseitig – den Lobpreis des Tuns, das jedoch von dem, der tut, völlig getrennt ist und nicht den geringsten Bezug zur anderen Seite der Medaille, dem Sein, herstellt. Die Frage, was man vom Sein lernen könnte, wird einfach nicht gestellt. Und obschon wir das Tun derart überbewerten, haben wir nicht gelernt, dabei *achtsam* zu sein. Was auch immer wir tun, meist geschieht es unter Zeitdruck, und die Gedanken beschäftigen sich sowieso mit anderen Dingen. Es grenzt an Luxus, innezuhalten, um sich zu fragen, was man da eigentlich tut und warum. Achtsamkeit, egal in welcher Form, ist nicht gefragt und wird eher für etwas Exotisches oder Nutzloses gehalten denn für etwas Praktisches und Segensreiches. Niemand lehrt uns ihren wahren Wert oder zeigt uns die Schätze, die darin verborgen liegen oder wie man sie entwickelt, aufrechterhält und anwendet.

Es war bestimmt hilfreich, sich klarzumachen, daß wir nicht unsere Gedanken sind, daß wir sie beobachten können, wie sie kommen und gehen, und lernen können, nicht an ihnen zu kleben oder ihnen nachzulaufen. Auch wenn wir es nicht gleich verstanden haben, war es doch gut, davon zu hören. Genauso hilfreich ist es, zu wissen, daß der Atem unser Verbündeter ist, daß er uns zu innerer Ruhe verhilft allein dadurch, daß wir ihn beobachten. Und nicht zuletzt hat uns geholfen zu erfahren, daß es genügt, einfach nur zu *sein,* daß wir nicht ständig herumrennen und kämpfen und uns behaupten müssen, um uns unserer Identität zu vergewissern.

Wir mögen diese Botschaft als Kinder nicht vermittelt bekommen haben, aber es ist nie zu spät, auf sie zu hören. Jeder Zeitpunkt ist der richtige, um damit zu beginnen, sich der eigenen Ganzheit zu öffnen. In der Yoga-Tradition wird das Alter eines Menschen nicht vom Moment seiner Geburt an gerechnet, sondern von jenem Tag an, an dem er mit der «Praxis» angefangen hat. Also sind Sie vielleicht erst ein paar Wochen oder Monate alt – eine hübsche Vorstellung.

Vielleicht erscheint es manchem seltsam, aber das ist die Arbeit, die wir in der Streßklinik von unseren Patienten verlangen: zu erfahren, daß es da einen Weg des Seins, des Lebens, der Achtsamkeit gibt, der einem das Gefühl vermittelt, ganz neu anzufangen, sich zu befreien von allen Leiden und Wirren der Existenz. Aber das als Idee oder philosophisches Konstrukt zu erfahren, wäre nur eine tote Denkübung – eine Vorstellung mehr in unserem sowieso schon überfüllten Gehirn.

Dieses Buch lädt Sie ein, sich wie unsere Patienten mit der Achtsamkeit vertraut zu machen und in ihr womöglich Ihren stärksten Verbündeten zu finden. Wenn Sie lernen, auf neue, bewußte Art und Weise mit Geist und Körper umzugehen, wird sich zweifellos vieles in Ihrem Leben ändern. Geist und Körper sind Ihr Forschungslabor, Sie selbst Forscher und Erforschter zugleich.

Diese lebenslange Abenteuerreise hat alle Züge einer heroischen Queste, der Suche nach sich selbst durch Überwindung vieler Hindernisse. Es mag vielleicht weit hergeholt klingen, aber wir betrachten unsere Patienten als Helden und Heldinnen im griechischen Sinne, unterwegs auf ihrer eigenen Odyssee, gebeutelt vom Schicksal und den Elementen, und nun, bereit sich einzuschiffen für die Fahrt zur Ganzheit, finden sie schließlich den Weg nach Hause.

Wir müssen im Prinzip nicht weit gehen, um uns zu finden, wir sind näher an unserem Zuhause, als wir denken. Wir können die Ganzheit in *diesem* Moment realisieren, mit *diesem* Atemzug können wir Ruhe und Frieden erlangen. Wir können jetzt und hier zu Hause sein, in unserem Körper, so wie er ist.

Der Pfad der Achtsamkeit macht das ganze Leben zu einer bewußten Erfahrung. Sie werden nicht gelebt, Sie leben. Dabei ist es unwichtig, ob Sie etwas von ihm wußten oder nicht. Wenn Sie bereit sind, zu suchen, wird er Sie finden. Auch das gehört zum Pfad. Das Jetzt, der Augenblick, ist die einzige Zeit, die Sie wirklich haben, um zu leben. Ihn zu ergreifen bedeutet, völlig wach zu sein, anstatt nur halbwach, bewußt zu handeln, anstatt automatisch zu reagieren. Es bedeutet, den eigenen Lebensweg achtsam zu gehen. Niemand zwingt Sie, einen anderen als Ihren Weg zu gehen. Der Pfad, der Weg, manifestiert sich auf so viele verschiedene Weisen, wie es Menschen gibt. Deshalb ist es die Aufgabe des einzelnen herauszufinden, wie er den Pfad gehen kann, wie er mit dem Wind der Veränderungen segeln kann, dem Wind der Schmerzen und Leiden, des Stresses, der Freude und Gelassenheit, bis er erkennt, daß das eigentliche Sein nie außer Reichweite war.

Aber es gibt auch kein Fehlgehen. Meditation ist nicht Entspannung mit anderen Mitteln. Wenn Sie eine Entspannungsübung machen und am Schluß nicht entspannt sind, dann haben Sie etwas falsch gemacht. Wenn Sie dagegen Achtsamkeit üben, ist nur eines von Bedeutung: ob Sie bereit sind, die Dinge zu betrachten und eins zu sein mit ihnen, so wie sie in diesem Augenblick sind, einschließlich ihrer Spannungen und Unerfreulichkeiten sowie Ihren Gedanken über Erfolg und Mißerfolg. Wenn Sie *sind,* gibt es kein Versagen. Und wenn Sie dem Streß in Ihrem Leben achtsam begegnen, werden Sie auch lernen, mit ihm umzugehen. Einer Sache gewahr zu sein ist bereits eine machtvolle Antwort auf eine Situation und eröffnet neue Möglichkeiten inneren Wachsens und Reifens.

Doch manchmal manifestieren diese Möglichkeiten sich nicht eindeutig. Man weiß zwar, was man nicht will, aber nicht so genau, was man will. Auch das hat nichts mit Versagen zu tun. Solche Momente sind kreative Momente, Momente, in denen man sich ganz ruhig im Nicht-Wissen zentrieren sollte. Selbst Verwirrung und Verzweiflung können kreativ sein. Wir können mit ihnen arbeiten, wenn wir bereit sind, von Augenblick zu Augenblick achtsam zu sein. Das ist Sorbas' Tanz angesichts der «ganzen Katastrophe» des Lebens. Es ist eine Bewegung jenseits von Erfolg und Mißerfolg, ein Weg, der uns erlaubt, das volle Spektrum aller Erfahrungen, Hoffnungen und Ängste im Feld des Bewußtseins zu erleben.

Der Pfad der Achtsamkeit gibt dem Ganzen Struktur, und in

diesem Buch haben wir uns mit einigen Details dieser Struktur vertraut gemacht. Wir haben gesehen, wie alles miteinander verbunden ist, Gesundheit, Heilen, Streß, Schmerz, Krankheit sowie die Höhen und Tiefen physischen und psychischen Empfindens, Geist und Leben schlechthin. Es ist ein Pfad, der jeden Tag beschritten werden sollte durch Kultivierung der Praxis. Es ist mehr als eine Philosophie, er ist ein Weg des Seins, ein Weg, jeden Moment des Lebens voll auszukosten. Diesen Weg kann kein anderer für einen gehen, den muß jeder selbst gehen.

Achtsamkeit ist ein lebenslanger Weg, der letztlich nirgendwohin führt – «nur» in Ihr innerstes Sein. Der Pfad der Achtsamkeit ist immer da, stets erreichbar für Sie, hier und jetzt, in diesem Augenblick.

Die Essenz all dessen, was in diesem Buch gesagt wurde, läßt sich wohl nur durch Poesie annähernd fassen und durch die eigene innere Stille, den vollkommenen körperlichen und geistigen Frieden.

Lassen Sie uns daher nun, am Ende unserer Reise, einen Moment eintauchen in die Visionen des Dichters Pablo Neruda:

Still-Sein

Wir werden jetzt bis zwölf zählen,
Und dann alle ganz still sein.

Einmal nur wollen wir alle
Nicht in unseren vielen Sprachen sprechen,
Nur für eine Sekunde völlig ruhig sein,
Und nicht so viel mit unseren Händen spielen.

Es wäre ein ungewohnter Augenblick,
Ohne Hektik, ohne den Lärm von Maschinen und Mündern.
In einem einzigen Augenblick
Wären wir alle von einer plötzlichen Befangenheit befallen.

Die Fischer auf den kalten Meeren
Würden keine Wale töten.
Und der Arbeiter in der Saline
Würde seine geschundenen Hände wahrnehmen.

Jene, die Schreibtischkriege führen,
Jene, die mit Feuerwaffen Krieg führen,
Die Siege ohne Überlebende vorbereiten,
Würden saubere Kleider anlegen
Und zusammen mit ihren Brüdern
Im Schatten lustwandeln und nichts tun.

Was mir da vorschwebt möge niemand
Mit völliger Passivität verwechseln.
Die Rede ist vom Leben;
Ich will nicht in den Spuren des Todes wandeln.

Wären wir nicht so einseitig
Auf dauernde Geschäftigkeit eingestellt,
Um den vermeintlichen Schwung
In unserem Leben aufrechtzuerhalten,
Könnten wir nur einmal wirklich *nichts* tun,
Vielleicht würde eine gewaltige Stille
Diese unsere Traurigkeit unterbrechen;
Die Traurigkeit darüber,
Daß wir uns nicht verstehen
Und uns mit dem Tod bedrohen.
Vielleicht kann die Erde uns lehren,
Daß es den Tod gar nicht gibt,
Wenn alles tot zu sein scheint,
Und sich später zeigt, daß nichts tot ist.

Und nun werde ich bis zwölf zählen
Und Ihr werdet ganz still sein,
Und ich werde hinausgehen.

Dank

Viele Menschen haben direkt und indirekt am Zustandekommen dieses Buches mitgewirkt. Ohne den Glauben und die zuversichtliche Unterstützung von Dr. Tom Winters, Dr. Hugh Fulmer und Dr. John Monahan, hätte es die Streßklinik wohl nie gegeben. Dr. James E. Dalen, bis 1988 Chefarzt am UMMC, jetzt Vorstand der Medizinischen Fakultät der University of Arizona, war eine der ersten und treuesten Stützen des Projekts. Dr. Judith K. Ockene, Leiterin der Abteilung für präventive und Verhaltensmedizin der University of Massachusetts, bin ich für ihre unermüdliche, ermutigende und großzügige Unterstützung nicht nur unserer Arbeit in der Klinik, sondern auch bei der Entstehung dieses Buches zu großem Dank verpflichtet. Dr. Ockene ist nicht nur zutiefst davon überzeugt, daß es nötig ist, Imagination, Intuition und Kreativität in ihrer Arbeit einzusetzen, es gelingt ihr auch, für Kollegen und Mitarbeiter jene Atmosphäre zu schaffen, in der solches Arbeiten tatsächlich möglich ist.

Mein Dank gilt ferner den vielen Ärzten der Universitätsklinik der University of Massachusetts sowie ihren Kollegen aus verschiedenen Neuenglandstaaten, die in den vergangenen zehn Jahren ihre Patienten zu uns in die Streßklinik geschickt haben. Ihr Vertrauen in unsere Arbeit und nicht zuletzt in die Fähigkeit ihrer Patienten, zu wachsen, sich positiv zu verändern und so entscheidend an ihrer Heilung mitzuwirken, legte den Grundstein dafür, daß wir diesen Menschen helfen konnten, die ihnen innewohnenden Heilkräfte zu aktivieren.

Allen, die das Buch noch während der Entstehung ganz oder teilweise gelesen haben, danke ich für ihre Ratschläge, die hilfreiche, konstruktive Kritik und die vielen praktischen Verbesserungsvorschläge. Ihr ungetrübter Blick zeigte mir, wo ich gründlicher forschen oder mich fragen mußte, was ich wirklich vermitteln wollte. Mit untrüglichem Instinkt spürte meine Frau Myla alle Übertreibungen und Gedankensprünge auf und trug so wesentlich zur Klarheit des

Buches bei. Saki Santorelli, M.A., und zweiter Direktor der Klinik, verdanke ich viele Anregungen und Ermunterungen. Da wir seit zehn Jahren täglich zusammenarbeiten, war er in der Lage, mich immer zu korrigieren, sobald ich den wahren Geist unserer Arbeit aus den Augen verlor, Verzerrungen sich einschlichen oder ich Wesentliches vergessen hatte. Sarah Doering, David Breakstone und Canan Avunduk lasen und korrigierten das Manuskript in den verschiedenen Entstehungsphasen und brachten wichtige Anregungen, Einsichten und editorische Vorschläge ein.

Larry Rosenberg, Phil Hunt, Dr. John Miller, Dr. Jean Kristeller, Dr. Linda Peterson, Dr. Ann Massion, Dr. Judith K. Ockene, Dr. James Hebert, Dr. Joel Weinberger, Dr. Eric Kolvig, Tony Schwartz und Alan Shapiro lasen Teile des Buches und verbesserten es durch ihre sachkundige Kritik, ihre Einsichten und Anregungen. Als ich noch ganz am Anfang der Arbeit stand, waren es Frank Urbanowsky, Ray Montgomery und Daniel Coleman, deren Enthusiasmus und wertvolle Ratschläge mich ermutigten, das Projekt überhaupt anzupacken. Bob Miller, mein Verleger, glaubte unerschütterlich an das Buch, nachdem er über die Achtsamkeitsmeditation und die Arbeit in der Streßklinik gelesen hatte. Mit Präzision und editorischem Geschick überwachte er alle Entstehungsstadien des Buches. Es war ein Vergnügen, mit ihm zusammenzuarbeiten. Sein freundliches Wesen, seine sanfte Art und seine Bereitschaft, mich an allen Entscheidungsprozessen zu beteiligen, habe ich stets zu schätzen gewußt.

Mein Dank gilt ferner allen, die mir durch ihr Vorbild zu Lehrern wurden, weil sie mir zeigten, was es bedeutet, einfach man selbst zu sein. Manche kenne ich nur aus ihren Büchern, andere aus der Ferne, wieder andere zählen zu meinen engsten Freunden. Dank gebührt allen voran meiner Seelengefährtin Myla, die ihr Leben mit mir teilt, wie auch unseren Kindern Will, Naushon und Serena, deren Liebe und strahlendes Wesen mir täglich zeigen, was wahre Achtsamkeit ist, und die mich ständig anspornen, in meinem Bemühen darum nicht nachzulassen. Lange Zeit mußten sie geduldig hintanstehen, während ich an dem Buch schrieb, endlose Diskussionen über sich ergehen lassen, und sich damit zufriedengeben, daß meine Aufmerksamkeit ihnen nur noch teilweise gehörte.

Ebenso danke ich meinen Eltern Sally und Elvin Kabat, den aller-
n Lehrern in meinem Leben, die mir immer noch mehr geben,
ahnen. Unsere Beziehung ist von gegenseitiger Liebe und

Fürsorge geprägt. Zusammen mit meinen Brüdern Geoffrey und David und deren Familien sind wir auch heute noch eine große Familie, und nicht selten staunen wir über die komplexen und manchmal komplizierten Bande der Vergangenheit und Gegenwart. Auch Roslyn und Howard Zinn, meinen Schwiegereltern, gilt mein Dank, denn sie wurden mir ebenfalls zu Lehrern und Freunden, von deren liebevoller Unterstützung ich immer wieder profitiere.

Besonderer Dank gilt meinem Dharmabruder Larry Rosenberg für seine Freundschaft und die vielen kleinen, wichtigen Lektionen, die er mir während der vergangenen fünfundzwanzig Jahre bei zahlreichen gemeinsamen Abenteuern und Meditationssitzungen erteilte.

Auch allen anderen Lehrern gilt mein aufrichtiger Dank: so dem kürzlich verstorbenen Alfred Satterthwaite vom Haverford College, der mir die Freude am Schreiben vermittelte; Salvador Luria, Victor Weißkopf und Huston Smith aus meiner Zeit am MIT und danach, denen ich meine Neigung zu wissenschaftlichem Arbeiten, aber auch das Verantwortungsgefühl für die sozialen, philosophischen und spirituellen Implikationen solcher Arbeit verdanke. Philip Kapleau danke ich für die *Drei Pfeiler des Zen* und für die Meditationskurse, die er am MIT für uns Wissenschaftler durchführte. Ganz gewiß hat er dabei zumindest einen nachhaltig beeinflußt. John Lauder war ein geradezu genialer Yoga-Lehrer. Ram Dass von der Lama Foundation verdanke ich eine mysteriöse Pappschachtel, in der ich erstaunliche Dinge entdeckte, unter anderem das Buch *Be Here Now,* das mir eines Tages in der Wüste von New Mexico geschenkt worden war; ferner Swami Chinmayananda für seine wunderbare Energie, sein Vorbild und für seine Liebe zur Bhagavadgita; J. Krishnamurti für seine kompromißlose Integrität und sein Beharren darauf, daß jeder seinen eigenen geistigen Weg finden und gehen müsse und nicht den eines anderen. Ich danke Suzuki Roshi für den Geist des Anfängers sowie dem Zenmeister Seung Sahn, der, um mit Stephen Mitchel zu sprechen, «mir alles beibrachte, was ich noch nicht wußte» (Einleitung zu *The Enlightened Heart,* dem Buch der heiligen Gedichte); Quan Ja Nim, der den Pfad des Geist-Schwertes lehrte; Thich Nhat Hanh für sein sanftes Wesen und die unerschütterliche Hingabe, mit der er sich um die Heilung der psychischen Wunden des Vietnamkrieges kümmert, ohne dabei die Wunden zu vernachlässigen, die wir uns durch unsere bloße Existenz zuziehen; für die Überschrift von Kapitel acht, die seinem Buch *The Miracle of Mindfulness* entliehen ist, sowie für seine Unterweisungen über Achtsamkeit und inneren Frieden. Ich danke Corrado Pensa für seine klare Sicht der Meditationspraxis, Jack Kornfield, der mich lehrte, Rosinen achtsam zu essen; Joseph Goldstein, Sharon Salzberg, Christopher Titmus und Christina Feldmann, die mir den Unterschied zwischen reagieren und agieren beibrachten. Ich danke den Lehrern der Insight Meditation Society, die mir in den vergangenen fünfzehn Jahren immer wieder Zuflucht gewährten und mich auf dem Pfad sicher leiteten. Ihr tiefes Verständnis der Meditation und ihre offenen Herzen sind mir immer beispielhaft gewesen. Ken Pelletier danke ich für seine bahnbrechende Leistung bei dem Versuch, Wissenschaft, Medizin und Meditation miteinander zu verbinden; Roger Walsh für die brillante Formulierung des neuen Paradigmas in den Verhaltenswissenschaften, für seine nicht minder bewundernswerten Anstrengungen, das ökologische Dilemma in all seiner Dringlichkeit zu verdeutlichen sowie die Notwendigkeit, unsere zur Überheblichkeit neigende Intelligenz endlich zum Wohl des Planeten einzusetzen. Ken Wilber sei gedankt für sein Buch *Wege zum Selbst,* das eine wahre Schatztruhe voll tiefer Weisheiten ist; Dan Brown für seine Anstrengungen, Wissenschaft und Meditation miteinander zu verbinden. Dank gilt weiterhin Robert Bly, Freund, Poet und Schamane, der uns auf seine ureigene Weise vorlebt, daß wahres Menschsein in unserer Zeit möglich ist. Seine Liebe und Güte haben mich zutiefst berührt. Dean Ornish gebührt Dank für seinen unerschütterlichen Glauben an die Reversibilität von Herzkranzgefäßerkrankungen und für seine Entschlossenheit, den wissenschaftlichen Beweis dafür zu erbringen; Joan Borysenko für ihren scharfen Verstand und die Güte und Reinheit ihres Herzens, aber auch für ihren festen Willen, wenn nötig, über Schmerzen hinauszuwachsen. Für ihre kollegiale Unterstützung danke ich ferner: Michael Weiss, M.P.A., Jo Ann Scott, Leigh Emery, R.N., M.S., Sylvia Spencer, Karen Pye, John Agasian, Dr. Phil. Bill Stickley, Sarah Jane Williams, John Nespoli, Keith Waterbrook, Dr. Joseph Alpert, Dr. Robert Burney, Dr. Leslie Lipworth, Dr. William Sellers, Dr. Ira Ockene, Dr. James Rippe, Jim Michaels, R.P.T., Dr. Thomas Edwards, Debbie Hannah, R.N., Dr. Nilima Patwardhen, Dr. H. Brownell-Wheeler, Dr. John Paraskos, Dr. Jeffrey Bernard, Dr. Richard Irwin, Cindy French, M.R.N., Dr. Fred Curley, Dr. Steven Baker, Elizabeth Kabachenski, L.P.N., Carolyn Appel, L.P.N., Joan Goyette, L.P.N., Thea Ashkenaze, Doreen Kupstas und Pat Walsh vom University of Massachusetts Medical Center. Sie alle haben über die Jahre einen wertvollen Beitrag zur Arbeit der Streßklinik geleistet. Beth Maynard schulde ich Dank für die künstlerische Gestaltung des Buches und Annie Skillings für ihren unermüdlichen, freundlichen Einsatz bei der Analyse aller Daten unserer verschiedenen Forschungsprojekte. Dank gebührt ebenfalls dem anonymen Gönner, dessen Spenden einen Großteil unserer Forschungsarbeiten in der Klinik erst ermöglichten. Auch meinen jetzigen und ehemaligen Kollegen in der Streßklinik möchte ich danken: Peggy Roggenbuck-Gillespie, Larry Rosenberg und Troody Goodman, den ersten Lehrern unseres Programms; Brian Tucker, dem ersten Sekretär der Klinik; Norma Rosiello, Herz, Seele und Stimme der Klinik in einem. Sie kam als Patientin mit chronischen Schmerzen. Nachdem sie das Programm absolviert hatte, half sie gelegentlich im Büro aus, wenn Not am Mann war. Seit sechs Jahren arbeitet sie nun ganztags in der Klinik. Sie hat gelernt, Schreibmaschine zu schreiben, hat sich mit dem Computer vertraut gemacht und sprüht vor Zuversicht. Auch Kathy Brady kam als Patientin, half hin und wieder im Büro aus und wurde schließlich zu einer festen Mitarbeiterin. Nun setzt sie ihr gütiges Herz, ihre Aufmerksamkeit und ihr Organisationstalent zum Wohl von Patienten und Mitarbeitern ein. Saki Santorelli, M.A., Freund und Kollege, übernahm in selbstloser Weise zusätzliche Pflichten, damit ich Zeit zum Schreiben erübrigen konnte. Sein Mitgefühl und seine Sorge für die Patienten wie auch für seine Kollegen sind von unschätzbarem Wert und werden nur von seiner Fähigkeit als Lehrer übertroffen. Elana Rosenbaum, L.I.C.S.W., und Kacey Carmichael, B.A., danke ich ebenfalls für ihren Einsatz und dafür, daß ihre Herzen stets für die Nöte der Patienten offen sind. Sie alle haben mich auf ihre Art und Weise unterstützt und mir beim Schreiben beigestanden. Jeden Tag freue ich mich wieder, daß es uns gelingt, wie in einer Familie zusammenzuarbeiten, vor Besprechungen gemeinsam zu meditieren und vor allem unsere Arbeit als das zu sehen, was sie sein sollte: aktives Meditieren. Schließlich und endlich gilt mein Dank all jenen, die ihre Erfahrungen mit uns teilten und einverstanden waren, daß sie im Buch erwähnt werden. Mit ihrer Zustimmung geben sie gleichzeitig dem Wunsch Ausdruck, daß ihre persönlichen Meditationserfahrungen dazu beitragen mögen, andere Menschen mit ähnlichen Schwierigkeiten zu inspirieren und ihnen zu helfen, ein lebenswerteres Leben und inneren Frieden zu finden.

Muster-Tagebuch angenehmer/unangenehmer Ereignisse

Werden Sie sich eine Woche lang täglich einer angenehmen Begebenheit bewußt, noch während sie geschieht. Halten Sie später die Einzelheiten dieser

	Montag	Dienstag	Mittwoch
Welche Erfahrung haben Sie gemacht?			
Waren Sie sich der angenehmen/unangenehmen Empfindung bewußt, als es geschah?			
Wie fühlte sich der Körper während dieser Erfahrung an? Beschreiben Sie alle Empfindungen.			
Welche Gedanken gingen Ihnen durch den Kopf? Welche Gefühle oder Stimmungen erlebten Sie?			
Welche Gedanken und Gefühle steigen jetzt beim Niederschreiben der Erfahrung in Ihnen auf?			

Erfahrung fest. Eine Woche danach verfahren Sie genauso mit einem unerfreulichen Ereignis.

Donnerstag	Freitag	Samstag	Sonntag

Muster-Tagebuch stressiger zwischenmenschlicher Situationen

Werden Sie sich eine Woche lang täglich einer solchen stressigen Situation

	Montag	Dienstag	Mittwoch
Beschreiben Sie die Kommunikation. Worum ging es? Mit wem?			
Wie kam es zur Mißstimmung?			
Was haben Sie von der Person/ Situation wirklich erwartet? Haben Sie es bekommen?			
Was wollte die andere Person von Ihnen? Hat sie es erhalten?			
Wie fühlten Sie sich während und nach dem Vorfall?			
Wurde das Problem in der Zwischenzeit gelöst? Wie könnte es gelöst werden?			

bewußt, noch während sie geschieht. Halten Sie später die Einzelheiten dieser Erfahrung fest.

Donnerstag	Freitag	Samstag	Sonntag

Literaturverzeichnis

Achtsamkeits-/Einsichtsmeditation

Goldstein, Joseph, *Vipassana-Meditation. Die natürliche Entwicklung innerer Einsicht,* Frank Schickler, Berlin 1978.

–, und Jack Kornfeld, *Einsicht durch Meditation. Ein Meditationshandbuch für die Übung im Alltag,* O. W. Barth, Bern/München/Wien 1989.

Hanh, Thich Nhat,, *Being Peace,* Parallax Press, Berkeley 1987.

–, *The Miracle of Mindfulness,* Beacon Press, Boston 1976.

–, *The Sun My Heart,* Parallax Press, Berkeley 1988.

Levine, Stephen, *A Gradual Awakening,* Anchor/Doubleday, Garden City, N.Y., 1979.

Suzuki, Shunryu, *Zen-Geist – Anfänger-Geist,* Theseus, Küsnacht 1975.

Meditation allgemein

Benson, Herbert, und Meriam Z. Klipper, *Gesund im Streß. Eine Anleitung zur autosuggestiven Entspannung,* Ullstein, Berlin 1978.

Borysenko, Joan, *Gesundheit ist lernbar. Hilfe zur Selbsthilfe,* Scherz, Bern/München/Wien 1989.

Goleman, Daniel, *Meditation: Wege nach innen,* Beltz, Weinheim 1990.

Levey, Joel, *The Fine Arts of Relaxation, Concentration and Meditation,* Wisdom Publications, London 1987.

Ram Dass, *Be Here Now,* Crown, New York 1971.

–, *Alles Leben ist Tanz,* Frank Schickler, Berlin ²1977.

Trungpa, Chogyam, *Das Buch vom meditativen Leben,* O. W. Barth, Bern/München/Wien ³1988.

Yoga und Stretching

Anderson, Bob, *Stretching,* Oesch, Zürich ⁹1989.

Christensen, Alice, und David Rankin, *Easy Does It: Yoga for Older People,* Harper and Row, New York 1979.

Iyengar, B. K. S., *Licht auf Yoga,* O. W. Barth, Bern/München/Wien ²1975.
–, *Der Baum des Yoga,* O. W. Barth, Bern/München/Wien 1991.
Lysebeth, André van, *Durch Yoga zum eigenen Selbst,* O. W. Barth, Bern/München/Wien ⁴1980.
Mishra, Rammurti S., *Vollendung durch Yoga,* O. W. Barth, Bern/München/Wien 1985.
Patanjali, *Die Wurzeln des Yoga,* O. W. Barth, Bern/München/Wien ⁴1982.
Weiss, Hartmut (Hrsg.), *Quellen des Yoga,* O. W. Barth, Bern/München/Wien 1986.

Heilen und Meditation

Achterberg, Jeanne, *Heilung durch Gedankenkraft,* Scherz, Bern/München/Wien 1989.
Borysenko, Joan, *Die Kunst, sich selbst zu lieben,* Moewig, Rastatt 1990.
Boyes, Dennis, *Autogenes Yoga,* O. W. Barth, Bern/München/Wien 1983.
Cousins, Norman, *Der Arzt in uns selbst,* Rowohlt, Reinbek 1984.
–, *The Healing Heart,* Norton, New York 1983.
–, *Head First: The Biology of Hope,* E. P. Dutton, New York 1989.
Dossey, Larry, *Wahre Gesundheit finden,* Scherz, Bern/München/Wien 1986.
Gawler, Ian, *Die Mitte finden. Meditation leicht gemacht,* Scherz, Bern/München/Wien 1990.
Levine, Stephen, *Healing into Life and Death,* Anchor/Doubleday, Garden City, N.Y., 1987.
Locke, Steven, und Douglas Colligan, *The Healer Within,* E. P. Dutton, New York 1986.
Lynch, James J., *The Broken Heart. The Medical Consequences of Loneliness,* Basic Books, New York 1977.
–, *Die Sprache des Herzens. Wie unser Körper im Gespräch reagiert,* Jungfermann, Paderborn 1987.
Ornish, Dean, *Dr. Dean Ornish's Program for Reversing Heart Disease,* Random House, New York 1990.
Pelletier, Kenneth, *Unser Wissen vom Bewußtsein,* Kösel, München 1982.
Siegel, Bernie, *Liebe, Medizin und Wunder,* Econ, Düsseldorf 1991.
–, *Prognose Hoffnung,* Econ, Düsseldorf 1988.
Tulku, Thartang, *Selbstheilung durch Entspannung,* O. W. Barth, Bern/München/Wien ⁴1983.
Williams, Redford, *The Trusting Heart: Great News About Type A Behavior,* Times Books, New York 1989.

Streß

Eliot, Robert, und Dennis Breo, *Is It Worth Dying For?*, Bantam Books, New York 1987.
Maddi, Salvatore, und Suzanne Kobasa, *The Hardy Executive: Health Under Stress*, Dow Jones-Irwin, Homewood, Ill., 1984.
Ornish, Dean, *Stress, Diet, and Your Heart*, Holt, Rinehart and Winston, New York 1983.
Selye, Hans, *Stress. Bewältigung und Lebensgewinn*, Piper, München 1988.

Schmerz

Bogin, Meg, *The Path of Pain Control*, Houghton Mifflin, Boston 1982.
Bressler, David, and R. Trubo, *Free Yourself from Pain*, Simon and Schuster, New York 1979.
Colegrave, Sukie, *Der Weg durch den Schmerz*, O. W. Barth, Bern/München/Wien 1990.
Melzack, Ronald, *Das Rätsel des Schmerzes*, Hippokrates, Stuttgart 1978.

Neues Denken / Neues Bewußtsein

Bohm, David, *Die implizite Ordnung – Grundlagen eines dynamischen Holismus*, Dianus-Trikont, München 1985.
Capra, Fritjof, *Das Neue Denken*, Scherz, Bern/München/Wien 1990.
Chang, Garma C. C., *Die buddhistische Lehre von der Ganzheit des Seins*, O. W. Barth, Bern/München/Wien 1989.
Hayward, Jeremy W., *Die Erforschung der Innenwelt*, Scherz, Bern/München/Wien 1990.
Laotse, *Tao Te King*, O. W. Barth, Bern/München/Wien [4]1979.
Lappe, Francis Moore, *Diet for a Small Planet*, Ballantine Books, New York 1971.
Miller, Alice, *Das verbannte Wissen*, Suhrkamp, Frankfurt am Main 1990
Montagu, Ashley, *Körperkontakt. Die Bedeutung der Haut für die Entwicklung des Menschen*, Klett-Cotta, Stuttgart 1988.
Schell, Jonathan, *Die Abschaffung. Wege aus der atomaren Bedrohung*, Ullstein, Berlin 1987.
Walsh, Roger, *Überleben. Die psychologischen Ursachen der globalen Bedrohungen und Wege zu ihrer Überwindung*, Droemer/Knaur, München 1987.
Weir, David, und Mark Schapiro, *Circle of Poison: Pesticides and People in a Hungry World*, Institute for Food and Development Policy, San Francisco 1981.
Wilber, Ken, *Wege zum Selbst. Östliche und westliche Ansätze zu persönlichem Wachstum*, Kösel, München [4]1988.

Forschungsarbeiten im Hinblick auf Achtsamkeit und Meditation

Bernhard, J., J. Kristeller und J. Kabat-Zinn, «Effectiveness of relaxation and visualization techniques as an adjunct to phototherapy and photochemotherapy of psoriasis», *Journal of the American Academy of Dermatology* 19 (1988): 572/3.

Kabat-Zinn, J., «An out-patient program in behavioral medicine for chronic pain patients based on the practice of mindfulness meditation: Theroetical considerations and preliminary results», *General Hospital Psychiatry* 4 (1982): 33–37.

–, L. Lipworth und R. Burney, «The clinical use of mindfulness meditation for the self-regulation of chronic pain», *Journal of Behavioral Medicine* 8 (1985): 163–190.

–, L. Lipworth, R. Burney und W. Sellers, «Four year follow-up of a meditation-based program for the self-regulation of chronic pain: Treatment outcomes and compliance», *Clinical Journal of Pain* 2 (1986): 159–173.

–, und A. Chapman-Waldrop, «Compliance with an outpatient stress reduction program: Rates and predictors of program completion», *Journal of Behavioral Medicine* 11 (1988): 333–352.

Kutz, I., J. Z. Borysenko und H. Benson, «Meditation and psychotherapy: A rationale for the integration of dynamic psychotherapy, the relaxation response, and mindfulness meditation», *American Journal of Psychiatry* 142 (1985): 1–8.

Murphy, M., und S. Donovan, *The Physical and Psychological Effects of Meditation: A Review of Contemporary Meditation Research with a Comprehensive Bibliography 1931–1988,* Esalen Institute, San Rafael 1988.

Shapiro, D. H., und R. W. Walsh (Hrsg.), *Meditation: Contemporary and classical Perspectives,* Aldine, New York 1984.

Walsh, R. N., «The consciousness disciplines and the behavioral sciences: Questions of comparison and assessment», *American Journal of Psychiatry* 137 (1980): 663–673.

Die im Buch erwähnten Kassetten können interessierte Leser auch bestellen. Es gibt sie allerdings nur auf englisch; sie werden vom Autor wie folgt angeboten (alle Angaben im Zusammenhang mit diesen Kassetten – Adressen, Preise etc. – erfolgen von seiten des Verlages ohne Gewähr):

Tape 1. Guided Body Scan Meditation/Guided Yoga 1 (45 Minuten pro Seite) wie in Kapitel 5 bzw. 6 beschrieben, s. a. Abb. 6)
Tape 2. Guided Sitting Meditation/Guided Yoga 2 (45 Minuten pro Seite) (wie in Kapitel 4 bzw. 6 beschrieben, s. a. Abb. 7)

Bitte fügen Sie pro Kassette $ 1 für Porto und Verpackung bei.

Wenn Sie eines oder mehrere Bänder bestellen wollen, gehen Sie bitte nach folgendem Muster vor:

SEND ORDERS TO: STRESS REDUCTION TAPES
P.O. Box 547
Lexington, MA 02173
USA

Please send me:

	# of copies		Total $
Tape 1	________	$ 10.00 per tape	______
Tape 2	________	$ 10.00 per tape	______
		add $ 1.00 per tape for postage and handling	______
		Total enclosed	______

Der Bestellung legen Sie am besten eine internationale Postanweisung über die entsprechende Summe bei oder fragen bei der obengenannten Adresse an, ob es noch andere Zahlungsmöglichkeiten gibt.

Im übrigen gibt es auf dem deutschen Markt eine ganze Reihe recht guter Kassetten, die dem Anfänger den Einstieg in Meditation und Yoga erleichtern können.

Personen- und Sachregister